中医药如何在困境中突围

诸国本　著

中医古籍出版社
Publishing House of Ancient Chinese Medical Books

图书在版编目（CIP）数据

中医药如何在困境中突围 / 诸国本著 . —北京：中医古籍出版社，2022.6

ISBN 978-7-5152-2215-8

Ⅰ . ①中…　Ⅱ . ①诸…　Ⅲ . ①中国医药学－文集
Ⅳ . ① R2-53

中国版本图书馆 CIP 数据核字（2021）第 147856 号

中医药如何在困境中突围

诸国本　著

责任编辑　张　磊　于　佳
封面设计　韩博玥
出版发行　中医古籍出版社
社　　址　北京市东城区东直门内南小街 16 号（100700）
电　　话　010-64089446（总编室）　010-64002949（发行部）
网　　址　www.zhongyiguji.com.cn
印　　刷　宝蕾元仁浩（天津）印刷有限公司
开　　本　710mm×1000mm　1/16
印　　张　24.25
字　　数　410 千字
版　　次　2022 年 6 月第 1 版　2022 年 6 月第 1 次印刷
书　　号　ISBN 978-7-5152-2215-8
定　　价　98.00 元

自　　序

本书收集了我从2008年以来10年间所写的部分文稿（仅两篇除外），主要包括三部分内容：一是中医药，二是陆广莘医学思想，三是传统医药与非物质文化遗产保护。

关于这一时期的民族医药文稿，已另行编集。

这个文集取了一个颇为时髦的书名——《中医药如何在困境中突围》。这原是其中一篇文章的题目。其他文章，絮絮叨叨、重重复复，也可以勉强归结在这个题目的范围之内。此外，论"陆广莘医学思想"和"传统医药与非物质文化遗产保护"的文章均有多篇，分别列为两个专题部分。

我们这一代从事中医药工作的人，既看到中医药事业的成就，也充满杞人忧天般的忧患意识。

所忧之核心问题，是中医理论之淡化，中医思维之退化，中医临床之西化，中医教育之异化。

林和靖说："金谷年年，乱生春色谁为主？"

冯延巳说："百草千花寒食路，香车系在谁家树？"

李煜说："雕栏玉砌应犹在，只是朱颜改！"

我们所担心的，也就是这一点。

至于说这些话是不是说到了点子上，我不敢自信。管窥蠡测，只是供大家参考罢了。

2019年8月15日

目　录

第一部分　中医药

第二部分　论陆广莘医学思想

第三部分　传统医药与非物质文化遗产保护

第一部分

中医药

《邓铁涛医集》序

邓铁涛是我国当代著名的中医学教授。他不仅在内科、医史等学术领域有深厚的造诣，而且对整个中医药的医疗、教学、科研工作，对国家中医药政策的讨论和制定，对全国中医药事业的建设和管理，均做出了重要的贡献。

邓老出身于中医世家，家学底子颇深。后来又入学系统学习，1937 年毕业于广东中医药专门学校。当时正是中医备受压迫摧残之秋，国民党政府勒令他的母校改名为“中医学社”。半个多世纪来，他经历了中医事业的风风雨雨、坎坷曲折、兴衰继绝，始终考虑着“中医出路何在”这样一个大问题，为中医学的继承与发展呕心沥血，魂断梦系，奔走呼号。

邓老之学，博而不失其精，实而不失其高，近而不失其远。他说:“通过学习、跟师、临证，深深体会到中医这个伟大宝库有三大构成部分：一是浩如烟海的中医典籍，二是在中医尤其是老中医脑海里的宝贵学识、丰富经验，三是在广大人民群众之中的秘方验方。”这可以说是邓老之学的三个来源和三个组成部分。大至天人之相应，小至蟑螂之应用；远至医易之相通，近至方药之创新，都贯穿了邓老开阔的视野、辨证的思维、孜孜不倦的学习态度和勤勤恳恳的实践精神。

邓老非常重视中医的基本理论和临床特色，提出“以我为主”的发展方向。他说:“要想达到中医学的飞跃发展，在战略上必须以我为主，即以中医理论体系为主体，去发展中医，是用中医理论体系去推动新技术革命而不是改造中医”“如果靠中医技术不能为人民解除疾苦，中医学就没有存在的必要了。”但同时，他又积极主张中医学习、掌握、运用现代科学技术。他说:“西医的一些检查手段，大多借助于生化、物理学之成就。这些成就也可以为中医之辨证论治服务，我们不可拒而不用。应该看到，越是采用最新的自然科学技术，越能发展中医学”“中医医院的仪器设备越新越好，但必须说明的是，借用西医的诊断仪器和方法，其目的在于发展中医的技术与理论”“更重要的是‘勿忘我’！”

邓老也特别重视临床教学，“年轻时曾标榜擅治顽疾”。20 世纪 60 年代初期，他在解放军一五七医院协作搞“脾胃学说研究”时，积极参与危重症患者的抢救工作。为了坚持以中医为主的治疗，他捏着汗守护在危重患者床边度过了无数个日日夜夜。他多次提到，就目前而论，中医学的继承工作做得很不够，特别是临床学科方面丢失的东西太多了。他说：“我们广州的广东中医院建立于 30 年代，解放后却要改名为实验中医院，只是实验性的！乃使整个中医界在实践方面，只守住了门诊阵地，丢掉了抢救急危重症的阵地。因为公费医疗，大量的病人只能往西医院送。中医学院先天不足，招生人数少，而附属医院的建成又很不相称，病床太少，这样一来，新旧交替，临床技术的传授中断了”“由于临床教学是个大漏洞，当时四十岁以上有丰富临床经验的教师不能在医院中大显身手。中医院病床很少，收住的又是慢性病患者，中医治疗急危重症的优势，不但无法发挥，而且无法继承。”因此，他提出中医事业的发展，“人才是根本，医院是关键”，医院的问题，主要在病房，这是邓老在 1984 年的呼吁。今天我们关于加强中医急症、加强中医病房建设的意见，和邓老当年的呼吁是一脉相承的。

邓老知识渊博、议论纵横，这与他博览群书有很大关系。邓老认为“读书乱不好，但读书杂有好处”。他认为《黄帝内经》充满哲理，其理论的产生和古代哲学有联系，金元时期我国医学的争鸣亦与当时哲学上的争论有直接和间接的关系。因此，他总是把通史、哲学思想史列入自己学习领域的必修课。新中国成立后他较早从事中医教育工作，对交给他的教学任务从不推脱和挑拣，先后任教数门课程。“你给学生一壶水，自己必须有一桶水。”他说，“长时间的教学，迫使自己不断学习，不断吸取营养，在理论上日渐有些收获，从而在前人的基础上，能提出一些自己还不成熟的见解。”他的“温病学派实在是伤寒学派的继续发展”之论和“《〈伤寒论〉叙例辨》等论文，不仅反映了他的学术功力，也反映了他客观、公允和严谨的治学态度。我认为，今日的中医药界，不乏学富五车的专家教授，不乏慷慨激昂的卫道勇士，不乏埋头苦干的“老牛”精神，但对中医药学术和中医药工作方方面面的问题，能像邓老这般深入浅出、酣畅淋漓地表述者，实在不多。他言之有据，言之成理，言之有力，言至行随，识胆俱全。没有对中医学的底蕴无比深刻的理解，没有对中医事业的振兴铁肩担道义的责任感，没有对中医学发展的时代气息高度的敏感性，是很难做到这一点的。邓老做到了！这是他的过人之处，也是他使人膺服、使人学习、令人敬佩的地方！

我曾多次聆听邓老的教诲。今年3月我从澳洲访问归来，回到广州，到他家里看他。他对五百名老中医的师承工作结束之后，徒弟的职称待遇未按原文件的规定兑现一事发表了意见。他说："1991年拜师大会上，我代表带徒的老师在人民大会堂发言。今天，我仍有责任为他们讲话，表达老师和学生的意见。"这种为事业的耿耿忠心和磊落胸怀，深深地感动了我。我曾经反复阅读他在1988年出版的《耕耘集》，得益匪浅。每逢工作迷惘之时，翻翻老一辈中医名家之所论所述，心里就踏实得多。今日《邓铁涛医集》问世，必将为中国中医药事业的振兴和发展树立学术的丰碑，留下不朽的教诲。

（1995年1月）

在朱良春先生从医60周年纪念会上的祝词

我从北京来南通之前，向崔月犁老部长打了招呼，并两次遇到老局长田景福同志。他们嘱我代表他们问候朱老！向他从医60周年表示祝贺！这种良好的祝愿，代表了全国中医界的心声。

朱良春先生早年受孟河学派的熏陶，后又考入上海中国医学院，师承近代名医章次公先生。他是我国老一辈中医中功底深厚、医道高明、成就卓著、德高望重的代表人物之一。

我和朱良春先生是1984年8月在青海认识的，那时他访问青海，我陪同他访问了青海省中医院，参观了藏族名胜塔尔寺。此后我就一直追踪他的文章著述，受益匪浅。

朱良春先生治学的特点，首先是精于医理又博采众长。他勤奋学习，不耻下问。他对仲景学说有深入的研究，对张景岳的《类经》也十分推崇。从整体的辨证论治到一方一药的精巧构思，都赋予深厚的功力；另一方面，对民间草医如蛇医季德胜、专治瘰疬的陈照、专治肺脓疡的成云龙等有一技之长的“土专家”，也虚心求教，广收博采，发掘验证，从而使自己如海纳百川，得到极大的丰富和提高。

朱良春先生治学的第二个特点是根底坚实且善于创新，临床诊断知常达变，处方用药于豁然贯通之处，多有新意。他认为，“辨证是绝对的，辨病是相对的”。对西医已经明确诊断的病，也不简单地“对号入座”，而是同样地认真辨证，而后施治，这就比泛泛而论的“辨证与辨病相结合”要高一筹。对类风湿关节炎，兼顾标本，“从肾论治”，研制“益肾蠲痹丸”。特别是他对虫类药的研究与应用，是对我国本草学的一大贡献。这种刻意进取的创新精神，使他的医学生涯充满了生机和活力。

朱良春先生治学的第三个特点是既富良医之才，又具良相之心。他处处以医学为本，临证为业，同时关心社会，广交天下，热心公益。我读他的《医学微言》一书，总觉得他比一般的医生站得更高、知识更宽、意境更远。

综上所说，朱良春先生善于处理医学理论和群众经验的关系，善于处理继承与发展的关系，善于处理医学专业和社会活动的关系。这是他的经验，也是我们对他的认识。我看他年届八旬，思维敏捷，精力充沛，感到无比高兴。但愿他智能远射，功业日增，健康长寿，阖家幸福！

（1997 年 9 月 3 日，南通市天南大酒店）

当前中国医改与传统医药发展

由国家发展改革委和卫生部牵头、相关部门参加制定的《关于深化医药卫生体制改革的意见（征求意见稿）》（简称《医改方案》）已经公布并继续征求意见。这个《医改方案》的制定从2006年6月30日正式启动，实际上是改革开放30年来医改的一个总结，是一项集体智慧的成果，总体上应该予以充分肯定。

一、《医改方案》的主要内容

《医改方案》共分六个部分，包括了医药卫生体制改革的方向、目标、基本原则和主要措施，即“一个目标、四大体系、八项支撑”。

“一个目标”：深化医药卫生体制改革的总体目标是建立覆盖城乡居民的基本医疗卫生制度，为群众提供安全、有效、方便、价廉的医疗卫生服务。

“四大体系”：

（一）公共卫生服务体系；

（二）医疗服务体系；

（三）医疗保障体系；

（四）药品供应保障体系。

“八项支撑”：

（一）建立协调统一的医药卫生管理体制；

（二）建立高效规范的医药卫生机构运行机制；

（三）建立政府主导的多元卫生投入机制；

（四）建立科学合理的医药价格形成机制；

（五）建立严格有效的医药卫生监管体制；

（六）建立可持续发展的医药卫生科技创新机制和人才保障机制；

（七）建立实用共享的医药卫生信息系统；

（八）建立健全医药卫生法律制度。

这里重点的重点，或者说是医改的灵魂，是“以人为本”的思想。一切为人民利益考虑，使改革成果为人民共享，消除背离人民利益的某些做法，使人民公正、公平地享有医疗保健权利。

二、《医改方案》的中国特色

《医改方案》的中国特色，首先是基于国情四要素：

（一）“我国人口多，人均收入水平低，城乡、区域差距大，长期处于社会主义初级阶段的基本国情，决定了深化医药卫生体制改革是一项十分复杂艰巨的任务，是一个渐进的过程，是一项涉及面广、难度大的社会系统工程”。

（二）“工业化、城镇化、人口老龄化、疾病谱变化和生态环境变化等，都给医药卫生工作带来一系列新的严峻挑战”。

（三）“充分发挥包括民族医药在内的中医药在疾病预防控制、应对突发公共卫生事件、医疗服务中的作用”。这是中国特有的、发达国家少有的、发展中国家罕见的特殊因素。

（四）“深化医药卫生体制改革要立足当前，从着力解决人民群众反映强烈的‘看病难，看病贵’问题入手”。中医讲“急则治标，缓则治本”，这就是从“急则治标”入手。

《医改方案》明确提出，这个方案是“从我国国情出发，借鉴国际有益经验，着眼于实现人人享有基本医疗卫生服务的目标，着力解决人民群众最关心、最直接、最现实的利益问题”。所以说，这个方案是一个国际与国内相结合、起持久作用的基本国情和阶段性具体国情相结合、远见和眼前相结合的一个方案。工作过程中，我认为还应该防止两种倾向，一是脱离人民，漠视“以人为本”的官僚主义；二是脱离现实的急躁情绪。好大喜功，急于求成，甚至不惜玩弄投机政客的“选举语言”，一时很得人心、很见政绩，但劳民劳财，欲速则不达，最终“人亡政息”，这是中国近半个世纪来受过的惨痛教训。因此医改进程既要积极又要稳妥，坚持公平正义，必须是逐步公平论、统筹公平论，使医改是改革性的，又是渐进式的。

三、医药改革和医药利益

（一）“广覆盖”意味着医药市场的扩大。“广覆盖”的含义为三个方面：

1. 公共卫生（包括疾病预防控制、健康教育、妇幼保健、精神卫生、应急救治、采供血、卫生监督、计划生育）供居民均等共享。

2. 给四类人群提供基本医疗保障：

城镇干部职工——基本医疗保险（以原公费医疗为基础）；

城镇居民——基本医疗保险（以社区卫生服务为基础的新型城市医疗卫生服务体系）；

农民——新型农村合作医疗；

特殊困难人群和特殊病种——医疗救助。

3. “广覆盖、保基本、可持续的原则”是一个不可分割的、符合科学发展观的完整概念。

（二）基本药物制度使经营者向基本药物靠拢

《医改方案》专设“建立健全药品供应保障体系”一节，指出：“以建立国家基本药物制度为基础，以培育具有国际竞争力的医药产业、提高药品生产流通企业集中度、规范药品生产流通秩序、完善药品价格形成机制、加强政府监督为主要内容，建设规范化、集约化的药品供应保障体系，不断完善执业药师制度，保障人民群众安全用药。”

建立国家基本药物制度，首先要出台和调整“国家基本药物目录”，按照“防治必需、安全有效、价格合理、使用方便、中西药并重”的原则，结合我国用药特点，参照国际经验，合理确定我国基本药物的种类和数量，西药由原来的733个调整为430个，中药由原来的1260个调整为326个，中西药原则上控制在400个左右。从国际经验来看（统计了大约60多个国家的基本药物目录）：泰国最少，90个；日本360个；德国、法国均不超过400个（以上数字未经核实，仅供参考）。其中，日本有汉方药，德、法均有部分植物药，中国人口多、民族多，传统医药丰富，基本药物略多一些是合理的。需要补充的是：①现代医药和传统医药的药品使用，原来是基于不同医学理论体系各行其道的。中国的情况有些特殊，中医可用西药、西医可用中药，造成一部分医生用药不当导致浪费，这个问题如何解决尚待深入讨论。②西药的机理、靶标明确，中药的功能比较宽泛，一般而论，中药的品种可适当扩大一些。③民族药种类较多，突出的有藏药、蒙药、维药、苗药、彝药，如果各行其道，也存在每一个医类需要“十八般武器”的问题。目前全国有民族医医院197个，主要包括藏、蒙、维三个医种，他们对本民族医建立基本药物目录也非常迫切。当然，每一种医都建立基本药物目录尚需一个过程，有些规模过小的民族医也不必强求，但至少对若干个医学体系完整、医生队伍较大、医疗服务量较多的民族医，其民族药的发展务必通盘考虑，万万不可粗心大意。如果我们站在全民族的立场，尊重各个民族的传统文化特别是传统医药文化，那么我们必须认真地考虑这一点。

（三）“国家基本药物目录”中的药品将受到更加严格的监管

国家基本药物既为“防治必需、安全有效、价格合理、使用方便、中西药并重”的药物，其定点生产、质量、价格、销售必将受到更加严格的监管，其利润空间也将适度压缩，大部分经营者安于收取阳光下的利润，某些经营者则会有“鸡肋”之感。同时，“基本药物目录”未收入的大量药品，不得不在提高质量、扩大宣传、精心经营上下功夫。

这里带有共性的问题是：

1. 如何公正、公平、合理地建立国家基本药物制度。这个制度以药品安全、有效、廉价（即药品质量、人民需要、医学公认）为准则，切不可被企业攻关力度所左右。

2. 培育具有国际竞争力的医药产业，提高药品生产流通企业集中度。就是多年来强调的整合企业，做强做大，减少数量，扩大规模，改变当前中国药品生产流通企业太多、太小、太散的状况；同时要苦练内功，增强实力，加强规范化、集约化建设，提高国际竞争力。

3. 完善药品价格形成机制。基础是科学定价，矛头是取消虚高定价，杜绝商业贿赂。取消虚高定价既为了减轻患者负担，也为了减轻企业负担；不仅是为了减轻经济负担，也减轻各方面的精神负担，从而建设规范化、集约化的药品供应保障体系。

值得研究的是，从医药发展的历史来看，最初是医药不分，后来是以医带药——医药并重——医药分治——医药分开——以药带医——以药统医，走的是一条学术从商之路。医生消极地等待新药的出现，医药企业积极地支配医药卫生事业的未来。目前世界上庞大的医药企业正在显示这种力量和引领这种趋势。医生的智慧灵光和独立思考已变得无足轻重，医生越来越成为诊断仪器的奴隶和仰仗新药的仆佣。德国有一本畅销书叫《疾病发明者》，讲现代医药产业如何让你没病生病。中国要不要走这样一条“国际化”的道路呢？要不要在这条道路上加速与国际“接轨”呢？中国目前多的是崇拜洋学、不察国情的高智商人才，我们应动员他们深入基层、接近人民、了解国情。这关乎中国医改的中国特色，关乎真正的而不是口头的“中国特色”。我们必须考虑这个问题，现代医学必须考虑未来，不能回避这个问题。

于是，我们有足够的理由把希望转向中医学。

四、中医药和民族医药的前景

（一）中医药在中国医药卫生事业中的特殊地位

中国社会有中医药和民族医药，这是一个特殊的国情。《医改方案》把中医药单独重点提出，有意关照医改中必须充分发挥中医药的作用。医改方案虽然提到了民族医药，但在实际工作当中，有关部门对民族医药的使用依然举棋不定、躲躲闪闪，原因是对民族医药不甚了解、不够信任，不敢委以重任，不能“充分发挥”它们的作用。

而且，根据以往的经验，光在理论上阐述“充分发挥中医药的作用”，并不等于实际上“充分发挥”。由于某些体制性因素，在不少医药卫生领域中医药无权介入，体制的封闭性具有排外性，既得利益具有先期占位性。例如传染病管理，传染病院（科）有自己的一套“针插不进”的常规方法，不是每个环节都允许中医介入的。《医改方案》提到“组织开展中医药防治疑难疾病的联合攻关”，但到了急症阶段，中医攻关的可能性会遇到严格的限制。当然在很大程度上也决定于中医处理传染病和应对急症的条件和能力。

（二）关键在于中国医药卫生事业的模式

中国的医药卫生事业是用中国人自己创造的中国模式呢？还是抄袭或变相抄袭西方模式？

变相抄袭就是西方模式的实质加上“中国特色”的外衣。

中国模式与中医诊疗思想有关。

中医诊疗思想的核心是“医者，乃生生之具”（来源于《汉书·艺文志》中“方技者，皆生生之具”）。医的作用是动员、利用、发挥人体生命本身的能动性。世界卫生组织把西医称为“对抗疗法”，为了对抗疾病，有病菌杀病菌、有病毒灭病毒、有炎症消炎症、有肿瘤切肿瘤、血脂高降血脂、血压高降血压、血糖高降血糖。用著名中医学家陆广莘先生的话说，西医是“努力找病，除恶务尽”，但中医认为这里的“病”“恶”“除”和“尽”的概念和方法都值得考虑。中医学亦曰除病，但以人体为本，以扶正为本，医和药只起“扶正”作用，扶其正，让正自己去驱邪，即所谓“针药治其外，神气应乎中”。从哲学上讲，就是“外因只有通过内因才能起作用”。这样，就把医和药的地位和作用做了不夸张、不喧宾夺主的合理评估，医学也就从疾病医学向生态医学和健康医学转变。

（三）中国医学模式的探索

根据中医学的特点和医学的目的，我们对以往的医学实践不得不进行深刻的总结和反思，认识到人类生存的经验既是递嬗的，又是不断变革的。我们充分肯定现代医学为人类健康做出的巨大贡献，但同时也看到它的不足。

如果把中医学作为中国特色医药卫生事业的基础，中国医药卫生事业的模式将经历艰苦的改造过程。

中国的卫生宣传必须以保护生态环境和养生保健为主。

中国的预防医学必须以增强人的体质、贯彻身心养生之道、提高人的防病能力为主。

中国的医疗必须以努力寻找、发掘人体内在的、固有的抗病能力，并用相应的手段和药物帮助、配合、提高这种抗病能力为主。

医就不是现在这个地位、现在这个作用、现在这个态度。

药也不是现在这个地位、现在这个作用、现在这种运作。

中国的医药卫生界将重新考虑“医学的目的”，回归医学的本位，预防机构、医疗机构的模式将做相应的改变。

近百年来，中国的医生一心向往西方医学，殊不知自己离“医学之目的”渐行渐远。一旦幡然反思，真有点不容易了。

今天的医药卫生界听到这个意见，可能会产生应激性的反感和错愕，产生各种各样的迷惘和忧虑。于是，无论是医和药，利益观需要重建和调整。

这是一个值得大家考虑的意见。中国人真要创出一条自己的医学之路和医改之路，必须从头思考问题。仅仅从既得利益和眼前利益向前延伸，是没有出路的。

（2008 年 10 月 20 日）

全神贯注的时刻

——《医林拙集》序

福建省福安市老中医林仙兴先生把几十年来的医疗心得，包括在各种学术会议和医学刊物上发表的论文汇编成册，公开出版。这是一件好事，一件值得鼓励和赞赏的好事。

林仙兴先生幼时家境贫寒，是一位自学成才的民间中医，长期扎根畲族地区，始终在苦读、苦干、应诊、奔忙，深得患者好评。在广大的乡镇农村，到处可见像他这样的基层中医来去匆匆的身影。他们为人民群众防病治病做了大量的、平凡的好事善事，但出人头地者并不多见，林先生算是幸运的一位。

在我看来，一个人的成功，一靠勤奋，二靠天赋，三靠专注，四靠机遇。这是一般比较公认的道理。专注为何？专注就是非常专心，就是在做一件事情的时候，精神的高度集中，就是百折不挠的毅力在咬咬牙的那一瞬间。这全神贯注的时刻，往往是灵感的叩击、智慧的闪光、诗兴的勃发、难题的顿悟、知识的升华。事业成功之揭秘、医生妙手之回春、鲤鱼龙门之一跃，大抵出于此时此刻。一个人能否专注，专注到什么程度，常常成为平庸与天才的分界线。而大千世界，平庸是广泛的存在。山不在高，有仙则名，平庸是逶迤无仙的群山；水不在深，有龙则灵，平庸是浩瀚无龙的弱水。天才不可自求，勤奋与专注可以自得，世俗和浮华可以自律。更重要的一点是，我对基层的医务工作者一直充满敬意，我对他们点点滴滴的成绩感到惊喜，因为他们生命的价值就是用分分秒秒和点点滴滴来衡量的。

故乐而为之序。

（2009 年 8 月 20 日）

仰视秦岭七药

——《秦岭七药》序

秦岭奇药（又称秦岭七药、太白七药）是我国丰富的草药资源的一部分，凡草药皆有地域性，秦岭七药自有其区域分布、区系优势和人文特色。上溯隋唐孙思邈的开拓影响，下延20世纪70年代大搞中草药群众运动的普及应用，秦岭七药饱受风霜而傲然存在，很值得我们认真加以发掘和总结。毛水龙先生编著的《秦岭七药》一书，正是他几十年来研究秦岭草药的成果汇集。在众多的本草著作当中，这是另有蹊径的一片天地。

1982年，国务院决定对全国中药资源进行一次全面普查，以摸清家底，为制定中医药发展的长远规划做准备。这次普查从1983年开始，共有4万人参加，历时5年，采集了近200万份标本和药材样品，收集了10万多个民间单验方，后来又用5年时间整理资料，编写了《中国中药资源志要》《中国中药区划》《中国药材资源地图集》《中国民间单验方》《中国中药资源》等六本书。在《中国中药资源》一书中，谈到“中药材、民间药和民族药的种类”时，提出了几个重要结论。今援引如下：“由于历史文化、地理环境和社会发展水平不同等多种原因，各地区的中药资源开发利用程度和应用范围存在着很大的差异，形成了具有不同内涵，相对独立又相互联系的三个部分，即中药材、民间药和民族药。”

“民间药也称草药，多在民间使用，是中药资源应用的初级阶段，也是药品药材产生的基础和资源。我国现有商品药材1000余种，仅占全部中药资源的10%以上，其余85%以上的品种都属于民间药和民族药。”

“民间药是以实践所产生的感性认识为基础，缺少比较系统的医药学理论。陕西太白草药就是这方面的一个典型”“太白草药习惯上以‘七’字命名，称为‘七药’”“根据有关单位的初步调查，陕西太白山区以七字命名的草药有104种。”（《中国中药资源》，第33—39页）

后来，我提出“中国传统医药包括中医药、民族医药和民间草医草药三个组成部分”，根据之一就是这次中药普查的结论。但同时，我对民间草医草药还有一些不同的理解，例如：

一，民间药和民族药不是或不完全是“中药资源”的一部分，而是“中国传统医药的一部分”。

二，有一部分民间草药是“中药资源应用的初级阶段”，但有一部分民间草药则分别属于不同的民族药。

三，还有一部分民间草医草药则可能属于广义的中国医药学的另外一个医学体系，尽管它不像中医学那样资源丰富和体系完整，但确实是生长于深山老林的另一处土著的医学宅第。因为它有独特的文化背景、用药经验和理论骨架，秦岭草药的“四梁八柱”和历史发展证明了这一点。它没有从“初级阶段”上升到以《黄帝内经》为代表的中医药学，而一直保留了“七药”的泥土气息，在秦岭山脉悠然存在，这难道不值得我们深长思之吗?

于是我进一步地认为，中国的传统医学也存在“多元一主”的格局。其“多元”，不仅指民族医学，也指以汉文化为代表的除中医学以外的若干传统医学，“一主”当然是指历史上长期以来的主流医学，即中医学。换句话说，以汉文化为代表的传统医学，不是中医学一家，还有其他一些医学流派。例如云南的“黄氏医圈”，陕西的“秦岭七药”，以及道家的、佛家的某些医学流派，它们和中医学互有联系，受到中医学的极大影响，但在学术上又有一定的相对独立性，令人无法忽视它们的存在。

在中华民族大家庭的历史生活中，统一、和谐、发展是各民族的共同思维和共同愿望。以医药学文化而言，汉族和少数民族之间互相交流、随时交融是很自然的。纵然有国家意志的统一性、强势文化的穿透性，但毕竟人同此心、心同此理，更多的是从善如流的趋同性和向心性。“秦岭七药”的学术价值和开发价值都可以交付心平气和的“冷板凳”去解决，我们不必急于用现代医学的眼光去审视它，更不要赠以峨冠、施以博带，使它进入“高级阶段”或达到“国际标准”。秦岭七药过去和当今的存在，为中国传统医药的发展提供了基础、提供了选择，这就足矣!

附：致毛水龙先生的信

毛水龙先生：

把“七药”改成奇药，当然我只能尊重作者的意见，当初你把“太白七药”改成“秦岭七药”，又把“秦岭七药”改成“秦岭奇药”，看起来把“太白七药”的地域拓宽了，把功效提高了，把土名典雅了，但“七药”的草药味也淡化了。

其实，“奇”仅是“七”的解读之一。“七药”之名，分布甚广，早已约定俗成，带有泥土气息。老百姓为啥叫这个“七”那个“七”，自有某种缘由，也许很简单，他们绝不会想得那么深，更想不到《孙子兵法》中的“奇”，现在我们是有意把它拔高了。同时，“七药”也不会误解为七个药。如果你回到太白山下，问普通群众，他们是不会误解的，倒是不知道底细的知识分子会做种种联想和挑剔。如果仍叫“七药”的话，这本书出来了，“七药”也出名了。

（2009 年 9 月 25 日）

养生之道是中医学的底色

健康是人这个生命体处于正常运行过程中的生机状态，是人与自然、人与环境、人体内部包括生理与心理保持的平衡状态，即中医所谓“阴平阳秘”的相对稳定状态。世界卫生组织对健康下过一个定义：“健康是一种在身体上、精神上和社会上的完好状态。”在这里，平衡状态、稳定状态、完好状态和正常生机状态应该是一个意思。

一、中医学养生之道

中医学养生之道在《黄帝内经》中已有全面而明确的表述。养生又名道生、摄生。明末李中梓著《内经知要》一书，把《黄帝内经》理论归类成八章，第一章就是“道生”。中医学养生之道是基于对人体生命运动的深刻认识。这种认识不在于微观的深度，而是一种抽象的哲学，重在对生命运行过程的高度概括。《易传》云：“形而上者谓之道，形而下者谓之器。”中医之道，属于“形而上”的医学哲学和人文精神，它表述的是生命过程和系统功能，而非人体的结构。它指出主导生命过程的是气，或称人的正气或神气，而形器只是神气的载体罢了。因此，养生的最高境界就是“调神”和“调气”。中医学要求“治病必求于本”，这个“本”就是人的正气。“生之本，本于阴阳”“标本已得，邪气乃服”“标本不得，邪气不服”“标本不得，亡神衰国”“得神者昌，失神者亡”。这里很有意思的是“标本不得，邪气不服”。正气盛了，邪气就退，而且乃服。正气衰了，光靠药石，邪气不服。在人体盛衰、疾病进退过程中，正气永远起着主导作用，养生也永远起着支持和保护作用。

二、中医学“养生十要”

我把《黄帝内经》的养生理论，归纳成十条，称为“养生十要”。

（一）法于阴阳。“天以阴阳而法生万物，人以阴阳而荣养一身”（张介宾语)。阴阳观念的存在,是宇宙的启示,不是人为的杜撰。

(二)和于术数。术数,可理解为修身养性的方法,如四气调神之类。

(三)饮食有节。

(四)起居有常。

(五)不妄作劳。

(六)精神内守。关键在一个“守”字,或者叫“自制”或“自控”,人们常说“性格决定命运”。率性而为,任性而行,不仅有害事业,而且易损健康,故理学家有“制欲”之论,林则徐有“制怒”之术。只要不自抑而郁,内守是必要的。

(七)志闲少欲。有些人欲望膨胀、贪婪成性、张扬露己、心无宁闲,于人于己,均无益处。

(八)避虚邪。指避“六淫”时邪。

(九)治未病。

(十)善摄生。

以上十条,共37个字,是保健养生的自身守则,其中(二)(三)(四)(五)(六)(七)属于生活方式和行为方式,(一)和(八)属于自然和环境因素。(九)“治未病”有关医疗服务,只是没有提及遗传因素。可见,中医学对健康因素的主次之分,重在自身养生。

养生是健康的基础,是医药的基础。这个养生之道,贯穿生命的全过程,当然也包括病中和病后,而且病中和病后的养生更为重要,我们说养生之道是中医学的底色,原因就在这里。人体自身的免疫机制和抗病能力永远起着主导作用。

三、“治未病”的真谛

中医学将养生的功力和成效分为四等:第一等是把握天道的“真人”,第二等是协调天道的“至人”,第三等是适从天道的圣人,第四等是效法天道的贤人。《素问·上古天真论篇》说:“有真人者,提挈天地,把握阴阳,呼吸精气,独立守神,肌肉若一,故能寿敝天地,无有终时,此其道生。有至人者,淳德全道,和于阴阳,调于四时,去世离俗,积精全神,游行天地之间。视听八远之外,此盖益其寿命而强者也,亦归于真人。有圣人者,处天地之和,从八风之理,适嗜欲于世俗之间,无恚嗔之心,行不欲离于世,被服章,举不欲观于俗,外不劳形于事,内无思想之患,以恬愉为务,以自得为功,形体不敝，精神不散，亦可以百数。有贤人者，法则天地，象似日月，辨列星辰，逆从阴阳，分别四时，将从上古合同于道，亦可使益寿而有极时。”这一段文字可以作为养生者的座右铭。

《黄帝内经》把医者分“上守神”的“上工”和“粗守形”的“下工”。《素问·四气调神大论》云：“是故圣人不治已病治未病，不治已乱治未乱。此之谓也。夫病已成而后药之，乱已成而后治之，譬犹渴而穿井，斗而铸锥，不亦晚乎！”如果我们认识了真人、至人、圣人、贤人的养生之道，也就比较容易理解“上工治未病”的真意。所谓“治未病”，实际上是一种保全正气、防止生病的战略意识。《黄帝内经》一书前面有宋代高保衡和林亿的一篇序。这序一开头便说：“安不忘危，存不忘亡者，往圣之先务。”这种超前的预防思想，是养生之道的第一要义。

“上工治未病”作为一种预防为主的强身防病思想，是贯穿整个医学思想的核心价值。“未病”不是“亚健康”，甚至不是“御敌于国门之外”。因为当时还没有真正的敌人，而是“巩固国门以御可能来犯之敌”，战略之谋大于战术之用，虚拟之敌大于实有之敌，要点在“防”。现在我们对这个未病之“病”理解得太实、太窄，理解为一种“潜伏病”“早期病”。而且设计了某些药，开发了某些药，经销了某些药，启示企业生产了某些药，把形而上的思维变成形而下的物质，从而把“上工治未病”实质化、世俗化和商业化，以至误导了真正的养生之道和预防观念。当然，真正要把养生纳入医药卫生事业，涉及医学模式的改变。西医学的模式是以疾病医学为中心；中医院应该集养生、保健、医疗、康复于一身，医疗前移就是养生，医疗后移就是康复。

四、重新回到“医学之目的”

1996 年 11 月，世界卫生组织鉴于医学宗旨的偏离而组织了一场关于“医学的目的”的国际性大讨论。当年中国有少数学者参加了这次讨论，在国内并没引起大的反响和震动，使我们失去了一次反省的机会。由世界卫生组织成立的医学的目的（GOM）国际研究小组提供的报告指出：“目前医学的发展是在全世界制造供不起的不公正的医学”“现在许多国家已经走到了可供性的边缘。”要解决这场全球性的医疗危机，必须对“医学的目的”做根本性的调整，把医学发展的战略优先从“以治愈疾病为目的的高技术追求”转向“预防疾病和损伤，维持和促进健康”。只有以“预防疾病，促进健康”为首要目的的医学，“才是供得起，因而可持续的医学”“才可能是‘公平的’和‘公正的’医学”。这个结论和告示，是西方国家在后工业化时代面对医学的危机获得的一种觉悟。可惜西方觉醒了，东方还没有觉醒。但不论觉醒与否，东西方都面临着旧的医学模式难以转变的惯性，面临着“疾病医学”培养起来的无比精明的医疗队伍的既得利益，面临着居于朝阳产业前列、善于在公益卫生事业面前呼风唤雨的医药企业的反制，更重要的，还面临着广大受害者、一切已病和未病的人群对医疗的不切实际的期望。他们的健康掌握在谁的手里？应该说是掌握在他们自己手里。但无知和习惯使他们一味追求医生的神功和药物的奇效，而忘记了真正的养生之道。

今天上午和陈可冀院士在一起，我给他写了两句话：“卜前途事业，可冀还道非可冀？问脚下征程，此山过后是何山！”从目前态势看，中国医学模式的转变非常困难，前途还未可预料，欲求成功，非得下真功夫不可！

（2009年12月13日）

致邓铁涛老师的一封信

铁涛吾师：

收到你寄来的“国医大师——邓铁涛教授掠影”台历，十分高兴。放在案头，时见你的风采，一如聆你的教诲。我记得5年前在科技部信息所召开的一次讨论中医问题的会议上，你使劲地在我腰部捶了3下，你说“关键是腰杆要硬！”此番情景，我一直记在心里。

台历上一共13张照片，我最喜欢的照片是：封面、二月、三月、五月、六月、八月、十一月。这份台历，是2010年春节你送给我的最珍贵的礼物！为此，我写了一首小诗，请你指教：

岭南名花老更俏，
春雨秋风任逍遥。
卓然自立成大师，
万顷碧波扬铁涛。

祝你春节愉快！全家幸福！身体健康！扎西德勒！

学生 诸国本
2010年2月1日

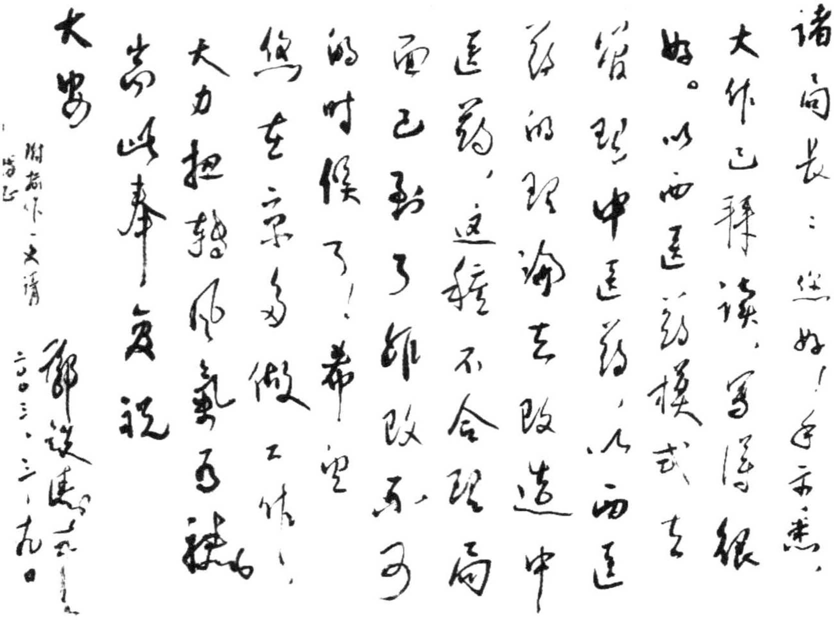
诸局长：您好！手示悉，大作已拜读，写得很好。以西医药模式去管理中医药，以西医药的理论去改造中医药，这种不合理局面已到了非改不可的时候了！希望您在京多做工作，大力扭转风气为祷。专此奉复，祝大安
附拙作一文请指正
邓铁涛敬上 二〇〇三.三.十九日

图：邓铁涛信影印件

诸局长：您好！手示悉。大作已拜读，写得很好。以西医药模式去管理中医药，以西医药的理论去改造中医药，这种不合理局面已到了非改不可的时候了！希望您在京多做工作，大力扭转风气为祷。专此奉复，祝大安。

邓铁涛　2003 年 3 月 19 日

喜读《景福医谈》

读了中国中医药出版社刚出版的《景福医谈》一书，感到既兴奋又亲切。事在人为，文如其人。田景福同志是卫生部中医司和国家中医药管理局的老领导，他对当代中医药事业的系统回顾充满了真情实感。这种情感是和崇高的革命理想、深刻的忧患意识和敬业如山的历史责任感联结在一起的。

景福同志是辽宁省义县人，1948 年参军，随即入中国医科大学学习，因抗美援朝提前毕业。1954 年调卫生部工作。1958 年底下放青海。1970 年起参加河北省西医学习中医班学习 2 年，1972 年回青海省人民医院从事中医临床工作。他经历高低两重境界，兼通中西两种医学，为以后从事中医药管理工作打下了坚实基础。作者在这本书的开篇中说："我始终认为在中医药管理岗位上的公务员的核心任务是贯彻党的有关中医药方针政策。在这个核心问题上必须强调统一认识，不能各行其是。这是我在多年的中医药管理工作中所坚持的一条基本原则。为此，竭尽了自己的全力。"景福同志把贯彻执行党的中医药政策作为"核心问题"和行动准则，认为这是中医药事业兴旺发达的根本保证。早年他在卫生部工作时，经历了 50 年代中央纠正卫生部领导歧视中医的错误的全过程。事隔 20 多年，中共中央于 1978 年 9 月转发卫生部关于《认真贯彻党的中医政策，解决中医队伍后继乏人问题的报告》，即 [1978] 56 号文件。正是在这个节骨眼上，他于 1979 年回到卫生部中医司工作。当时国家关于中医药工作的每一项重大决策，景福同志都是积极的参与者和忠诚的执行者。从中医药战线的拨乱反正到国家中医药管理局成立，从县县建中医院的战略决策到中医机构的内涵建设，从衡阳会议突出中医特色到医教研机构多项管理条例出台，从中风、厥脱、血证、痛证、热病（南北两片）、剂改等七个中医急症协作组的成立到大力开展中医急症建设，景福同志作为郭子化副部长、崔月犁部长、胡熙明副部长、吕炳奎老司长的得力助手，对中医药事业改革发展的各项工作都倾注了大量心血。他激情洋溢的演讲、潇洒稳重的风度，印刻在全国中医药队伍的心里。

在长期的中医药管理岗位上，景福同志始终坚持走中医自主发展的道路。在《衡阳会议大放异彩》和《衡阳会议为中医机构指明了方向》等文章里，他明确提出：“不把中医机构建立起来，中医的医疗、教学、科研工作就没有基地；有了中医机构，不保持发扬中医特色，也就失去了发展中医事业的意义。”他把大卫生的医、教、研机构与中医机构相比较，认为必须分清其共性和个性、普遍性和特殊性，从哲学原理上把问题搞清楚，以便使中医药事业沿着自身的内在规律前进！

特别值得一读的是《综合篇·历史的回顾》一文，景福同志对国内外中医事业颠沛兴衰的历史，做了全面系统的概括与分析。尤其是“新中国成立后中医药工作的回顾”一节，记录了中医药事业步履维艰的前进历程，透露了不少鲜为人知的“内部消息”。这些史实，很大一部分属于前车之覆，足以为后车之鉴。历史的曲折是难免的，但从曲折的历史中汲取经验、增益才智，才是最重要的。

当前，全国中医药工作形势很好。2009 年 4 月，国务院发布了《国务院关于扶持和促进中医药事业发展的若干意见》，即国发［2009］22 号文件。在这个文件里，国务院又一次重申了中医药为中华民族繁衍昌盛做出了重要贡献，充分肯定了新中国成立特别是改革开放以来中医药事业取得的显著成绩，指出“中医药作为中华民族的瑰宝，蕴含着丰富的哲学思想和人文精神，是我国文化软实力的重要体现”。同时指出，“随着经济全球化、科技进步和现代医学的快速发展，我国中医药发展环境发生了深刻变化，面临着许多新情况、新问题。中医药特色优势逐渐淡化，服务领域趋于萎缩，老中医药专家很多学术思想和经验得不到继承，一些特色诊疗技术、方法濒临失传，中医理论和技术方法创新不足；中医药发展不协调，野生中药资源破坏严重；中医药发展基础条件差，人才匮乏”。国务院对当前中医药工作形势的正确分析，得到全国中医药界的热烈响应。景福同志提出“必须强调统一认识，不能各行其是”，显然应该统一到国务院文件的精神上来，以科学发展观审视中医药改革发展的崎岖道路，抛弃任何不切实际的政绩观和学术偏见，团结一致向前看。景福同志丰富的工作经验和深刻的人生感悟，应该成为我们共同的财富。

（2010 年 6 月 22 日）

重视养生，又不刻意养生

中国人的养生之道，除了少数民族的养生知识和养生习俗，主要是中医养生学。最近一段时期，群众性的养生活动出现了一些虚假宣传，有些人不敢提中医养生了，这是不对的。中医养生，是中国人民几千年来的生活经验，是人类生命科学的重要组成部分，是一门博大精深的学问。现在应是中医养生学大放异彩的时代。

近几年来养生热的兴起，是有一定的社会历史背景的。一是在全民奔小康的过程中，人口老龄化很快到来，健康长寿成为巨大的社会需求，花钱买健康形成时尚。这种现象，在温饱问题没有解决以前，是不可能出现的。二是整个社会的健康理念、卫生观念、医学模式尚未发生新的转换，疾病医学模式仍占主导地位，“预防为主”虽然作为卫生工作方针，但一直没有取得“为主”的实际地位，养生保健长期处于自发状态，在巨大的社会需求面前表现得相当被动。三是少数人哗众取宠、投机炒作的养生术趁机泛滥，出现了一些歪门邪道，以至连“治未病”都很快地被商业化了。所有这些，都需要我们用清醒的头脑加以认真分析，不能乱了自己的阵脚。

中医养生学的内涵和真髓是什么？我想让专家们去做全面的论述。我这里谈几点相关的意见：

一，中医养生学一方面需要坚持它的基本原则和核心内容，另一方面要和时代精神、环境变迁、现实生活相联系。《黄帝内经》从“上古圣人之教”的高度指出：“虚邪贼风，避之有时，恬淡虚无，真气从之，精神内守，病安从来。”这个养生思想，从自然环境因素到精神生理心理，都提出了明确要求，对当代社会生活中出现的过度紧张和疲劳综合征，具有极强的针对性。现在所说的放松、放松、放松，就是“恬淡虚无”的一部分。但说归说，做归做，实际却很难践行。要做到彻底的放松，从思想上根本放松，没有一定的思想基础，是非常不容易做到的。因为除了现实生活的激烈竞争，中国人的传统道德所赞赏的内敛、谦虚、韬光养晦、慎独自守，也正在淡化和丢失，现在倡导的是张扬、靓丽、崛起，“一个不想当元帅的士兵不是好士兵”，追求一鸣惊人、一举成名，于是很难做到“志闲而少欲，心安而不惧，形劳而不倦”。

二，中医养生学提示了人体养生保健、健康长寿，以提高生活质量和生存质量的一般规律，但一般规律必须和个人的年龄、体质、健康状态、生活习惯紧密结合，找出适合自己的、个性化的养生之道来，而不宜教条式地一般化、一刀切。最好是要找出影响自身健康的基本因素和主要因素，以最有效的方式和最大的毅力战而胜之。历史上，诸葛亮是最主张“恬淡虚无”的，他没法做到形劳而不倦，只活到 54 岁。曾国藩有很深的养生理论，他提出的“养生以少恼怒为本”就很有道理，他提倡睡前用“极热之水洗脚”也有效而易行，但只活了 62 岁。所以，具有养生知识和能否真正践行是有距离的，我们提倡的正是知和行的结合。

三，一个人的养生生活，以适当为度。过犹不及，忽视养生不对，刻意养生、过度养生也不好。真正的养生生活是将养生理念自然地融入日常生活中，不露痕迹地、不故作姿态地成为生活节奏的一部分。国医大师陆广莘告诉我，于右任先生有一副对子（书法）——“不养生而寿，处尘世亦仙”。我认为说得真妙！于右任先生是辛亥革命老人，1964 年 11 月病逝于台湾，享年 85 岁，也算是高寿了。难道于右任先生本人真的不养生吗？难道他真的不提倡养生吗？不是。他只是不专门地、刻意地去养生，实际上过着符合生命规律的健康生活，而且不论住在乡村还是闹市，都尽可能地活得像神仙那样逍遥自在，这是最高境界的养生之道。

四，人们的养生生活，应该从改善生活方式做起，从最简单、最细微处做起，从青少年时代做起，从日常生活的健康化做起，其中最重要的一条是要有自制能力。所谓“持之以恒”，就是一个恒心问题！人们常说，迈开你的腿，管住你的嘴。我认为一个人能管住自己的嘴就很不容易，包括我这个毫无养生经验的人在这里讲养生之道，实际上也是一种不自量力，没有管好自己的嘴。

（2010 年 8 月 5 日）

发展传统医学的哲学思考

从20世纪80年代至今，中国关于医学哲学的回顾，西方关于“医学目的”的讨论，都希望跳出当代医学的困境，争取以高屋建瓴之势，在“形而上”的层面上挽狂澜于既倒。或者说，是想从科学的荒谬和荒芜处祭起哲学的旗帜，引领未来医学发展的方向。

原来，医学和哲学不在一个平面上。医学是具体的学科领域，哲学是世界观的宏观思考，只是在探索人体生命健康的时候，医学和哲学互相叩问。这部分哲学称为医学哲学，用18世纪意大利哲学家维柯的话来说，它是文化人类学的一部分。

中国医学哲学的经典著作首推《黄帝内经》。《黄帝内经》的理论核心是人与自然的关系，即“天人相应”。《黄帝内经》最重要的关键词是阴阳。阴阳的概念，来自白天和黑夜的交替，来自雌性和雄性的分合，来自先民对人体阴阳平衡的哲学思考。“黄帝曰：阴阳者，天地之道也，万物之纲纪，变化之父母，生杀之本始，神明之府也。治病必求于本”（《素问·阴阳应象大论篇第五》）。对病人来说，“阴平阳秘，精神乃治；阴阳离决，精气乃绝”（《素问·生气通天论篇》）；对医生来说，“善诊者，察色按脉，先别阴阳”（《素问·阴阳应象大论篇》）。唐代王冰在《黄帝内经·素问序》中说：“夫释缚脱艰，全真导气，拯黎元于仁寿，济羸劣以获安者，非三圣道则不能致之矣。”什么是“三圣道”？孔安国《尚书序》曰：“伏羲、神农、黄帝之书，谓之三坟，言大道也。”今天我们可以套用一句，要解脱医学之困境，非哲学之指点不可。只有大道正行，方可一泻千里，一道百通。其实哲学并不想包办一切，哲学仅仅是把医学引向正道，回归其本位而已。

医学的本位是什么？是凡见一种感染就消灭一种病原菌？有一个肿瘤就切除一个肿瘤？有一种症状和阳性体征就平抑增补或止利导泻？不是。《汉书·艺文志》云：“方技者，皆生生之具。”医学是一位慈祥的老人，是帮助人体以自身内在的力量恢复健康的智者。他善于体察，善于点拨，善于利导，善于调整人体内部和外部的失衡状态。尽管有时也运用药石针砭等手段，但这些手段不是“越俎代庖”的工具，而是指点迷津、扶正祛邪的功夫。

从世界医学史来看，医学的发展大致经历三个阶段或三种类型，即传统医学、疾病医学和健康医学。首先是传统医学。世界卫生组织指出，“传统医学是传统中医学、印度医学及阿拉伯医学等传统医学系统以及多种形式的民间疗法的统称”（世界卫生组织《2002—2005 年传统医学战略》）。这样的传统医学，在中国，除了中医学以外，还包括藏医学、蒙医学、维医学、傣医学、壮医学、苗医学等少数民族医学以及多种民间医学。其次是疾病医学。疾病医学是建立在微观分析和实验研究基础上，以攻克疾病为目标的对抗疗法，其代表就是现代医学。疾病医学是历史的产物。在人类生产力极度低下的情况下，医学一开始就负有解除病痛的使命，其功能的偏颇无可厚非。所以疾病医学的存在是合理的，对疾病医学的过分否定是缺乏历史唯物主义的表现。问题在于发展到今天，疾病医学离医学之初衷和医学之目的越来越远。医疗和药物的作用被夸张到不适当的程度，人体自身的免疫功能、自愈能力和主观能动性常被忽视，医药企业主导卫生事业的趋向在西方世界已成事实，医药的商品化正在逐步取代医学的人性化，现代医学披上科学的神圣外衣以唯我独尊的姿态傲视医学文化的多样性，以至由政府主导的公益事业很难从医疗改革中得到公平正义。这就是我们今天请哲学“老大哥”出来商讨的问题。第三是健康医学。健康医学是在天人相应、阴阳平衡的理论指导下以提高人体自强自愈功能和生存质量为目标的生态医学。它是人类生命科学的一部分，是以人的健康和发展为终极目标的人类文明的标志之一。

最近，中国民族医药学会在湘西怀化举行了全国民族医药养生保健学术研讨会，有 45 篇论文比较集中地论述少数民族传统医药的养生保健和健康长寿问题，其内容归结起来有以下七点：

（一）山水秀美的自然环境；

（二）良好的食物结构和饮食习惯；

（三）能歌善舞的健康生态；

（四）坚持终生的劳动生活；

（五）平静寡欲的心理素养；

（六）无疾而终的归天理念；

（七）草医草药的基本保障。

这七点均和那里的少数民族的自然观、人生观、生死观有关。实际上，不少少数民族的生存环境并非都是山清水秀、四季如春的宜居之地，相反，有不少是穷山恶水和瘴疠之区，但人民早已把它耕耘成为热土。湖南怀化这块地方，是土家族、侗族、苗族的聚居地之一，屈原在那里流放过，二酉山曾经是焚书坑儒中的逃亡者躲避秦乱的藏书之地，满腹委屈无从诉说、只能表白“一片冰心在玉壶”的唐代诗人王昌龄曾被贬谪到这里的古龙标县。在历史上，这里的人民生活相对平静、平和，它是“五溪文化”的源头，也是武陵山区桃花源的一角。人们的养生之道不是对疾病医学的追求，而是对生态医学的留恋和期盼。

（2010 年 12 月 5 日）

中医走向世界的真诚目的和人文境界

自从 20 世纪 70 年代针灸受到西方社会关注并引用以来，“中医药走向世界”成为中国中医界的历史任务和心理骄傲。中医学在世界范围内逐步得到传播，并引起不少国家政府部门的重视。这个时候，我们必须整理一下发热的头脑，想一想中医走向世界的真诚目的是什么？我们应有的人文境界是什么？

中医走向世界的目的是什么？是推行中医学使其造福人类的宏伟志愿吗？是将中国具有优势的医疗技术用来劳务输出吗？是扩大中药贸易以取得更大经济效益吗？是开展医药文化交流显示中医的学术能力吗？坦白地说，在改革开放前夕和改革开放早期，什么动因都有。那时候我们自顾不暇，没有力量去拯救全人类，不可能像西方传教士那样虔诚地宣扬中医福音。中医人才正常的劳务输出机会极少，大多是出于其他因素的自发的人才外流。中药出口基本上保留在华人世界的传统市场。中医药文化交流旨在提高国外中医的社会地位并活跃学术气氛，大量精力花在争取合法执业并取得疗效扩大影响方面。但是，在经过 40 年的奋斗和积累以后，随着中国经济的飞速发展、综合国力的大幅提升、中国传统文化的软实力明显加强，外国人通过学习汉语了解了中国文化之后，有可能从根本上改变中医走向世界的处境。中医药为世界各国人民提供医疗保健选择，为各国人民健康服务的时代必将到来。这个走势，主要表现在七个方面：

（一）在心态上，中医走向世界将从急功近利转向平和从容。

（二）在学术上，从技术层面上追求立竿见影、着手成春到中医学文化的全面传播和中医学基础理论的逐步阐明，从临床治疗到养生保健治未病，形成全方位的传承发展。

（三）在文化上，将成为孔子学院的教学内容之一。从中华大文化的角度进一步深化对中医学的理解，真正学会与异质文化的对话，全面促进中西医药文化的交流，甚至影响人类生命科学研究的进程。

（四）在中医学普惠全世界全人类之际，自觉意识到中医学基础理论的局限性。天人相应论必须从“中原立场”扩大到地球意识，“东西南北”地域论扩大到大洲大洋、南极北极、寒带热带、赤道丛林。四诊八纲必须考虑到不同地域、不同气候、不同人种、不同信仰、不同习俗、不同生活方式、不同饮食结构的人群，从而带来中医学基础理论的突破和发展。

（五）开创中药吃世界的时代。中国的中药资源供应不起世界 60 亿人民吃中药。世界上仅高等植物就有 30 万种。中药供应不是“一方吃全国”的问题，而是“一方吃世界”的问题。除了现知的 12807 种国内的药材资源以外，中药学家应放眼世界，从全世界的自然资源中利用洋中药，发现新药材。

（六）老老实实向世界学习。学习世界各地的传统医药，把它们当作滋养中医学的养料和借鉴。中国的中医界一定要谦虚谨慎，切勿盲目自大、自带高帽、自以为执世界传统医药之牛耳。要认识和尊重世界传统医药文化的多样性，多看人家的长处并认真学习。

（七）正确理解世界卫生组织发表的《北京宣言》和 2009 年 5 月 22 日第 62 届世界卫生大会关于“传统医药”的报告，这是两个面对全世界传统医学的比较中性的文件。文件指出“注意到传统医学一词涵盖范围广泛的各种治疗方法和实践，这些方法和实践在国与国和区域与区域之间可能存在很大差异”，要求“根据国家能力、工作重点、相关立法和具体情况，在有安全性、有效性和质量方面证据的情况下，酌情考虑将传统医学纳入国家卫生系统”。这就是说，从全世界而言，传统医学在各国卫生事业中的地位，不会都像中国这样“中西医并重”和“大力扶持中医药和民族医药发展”，中国也不必回到《北京宣言》的水平。《北京宣言》曾表述过这样一个意思：“确认传统医学为初级卫生保健的一项资源。”2008 年 11 月 8 日世界卫生组织传统医学大会通过《北京宣言》的那一天，我也在会场上。我当即给卫生部副部长兼国家中医药管理局局长王国强同志递了一张纸条：“国强同志：千万不能把传统医学限制在初级卫生保健范围内，中国的中医一直参加高级卫生保健的。”但宣言文本初稿是早已讨论过的，在大会现场要做重大修改已不可能。因为这是针对全世界的文件，我不知道参加文件起草的中国专家是谁？他当时有没有意识到把传统医学限制在“初级保健”范围内是不公平也是不尊重的。当然也可能即使在讨论初稿时提出来，中国的意见也不一定会被接受。但我们中国人心里明白，中医学既参加初级卫生保健，也参加高级卫生保健，并取得了崇高的威望。

（2011 年 1 月 22 日）

佛教医学的原创性与中国化

值“首届中国佛教医药高峰论坛”召开和《中国佛教医药全书》首发之际，我想对佛教医学的原创性和中国化，即佛教医学的源与流做一番探讨。

一、佛教医学是我国传统医药文化多样性的内容之一

自古以来，人类就生活在一个生物多样性和文化多样性相组合的绚丽多彩的星球上。于今，更处在一个生物多样性屡遭摧残、文化多样性备受质疑、政治多极性充满矛盾、经济全球化艰难趋同的时代。生活环境不同、文明进程不同、民族生态不同、政治模式不同是当今世界的主要特点。人类追求健康长寿的欲望及其所积累的知识，是医药文化多样性的动力和源泉。

但是，人类创造了丰富多彩的传统医药，又为保护和继承医药文化的多样性付出了极大的代价。特别是在西方工业革命以后，现代科学取得了辉煌成就，也取得了至高无上的统治地位，以至排斥和歧视历史上创造的包括传统医学在内的各种传统文化。而传统医学内部，或由于学习不够，见解太窄，或由于精力不足，无暇四顾，或急于投身科学，有意与“封建迷信”“下里巴人”划清界限，对民族医药、铃医串雅、佛教医药、宫观道医都孤陋寡闻或避之唯恐不及。这种外有强邻、内失自信的境况，使中医史越编越薄，中医的路越走越窄。20 世纪 90 年代，李良松先生主编了《中国佛教医学丛书》。汤一介先生称“《中国佛教医学丛书》是一项宏伟的系统工程。佛教医学是一个全新的研究课题”[①]。为了全面、系统地反映佛教医籍的全貌，李良松先生参阅了古今 1000 多种佛学书目、中医书目和综合性图书目录，并通读了 2236 部、9006 卷，近 1 亿字的《大正新修大藏经》[②]。李良松认为，“佛教医学是以古印度《医方明》为基础、以佛教理论为指导的医药学体系”“中国佛教医学是佛教医学与中国医学相互融合的医药学”“中国佛教医学是佛教文化与中医文化相互融合的产物”[③]“我们现在所说的佛教医学，是由经藏医学（以古印度医学为主体）、寺院医学和居士医学三大部分组成”[④]。由此可见，佛教

医学是通过“医方明”的隧道和《大藏经》的载体所表述的古印度医学，并与中医学相结合而为寺院医学和居士医学。这门医学，不是我们今天才发现的，而是从东汉以来很多医家和僧侣做了大量研究和实践取得的成果，我们仅仅是在解放思想、改革开放的形势下给佛教医学重塑金身罢了。

世界卫生组织指出：“传统医学是传统中医学、印度医学及阿拉伯医学等传统医学体系及多种形式的民间疗法的统称。”⑤据考察，印度的传统医学有阿育吠陀（Ayurveda）、尤那尼（Unani）、锡达（Siddha）、瑜伽（Yoga）等。阿育吠陀是印度最古老、最有代表性的传统医学，一直是印度古代社会的主流医学。尤那尼是随着伊斯兰教传入印度带来的阿拉伯医学，其渊源可上溯至古希腊医学。锡达是以印度耆那教为背景的，崇尚测算、预卜、神验的心灵医学。瑜伽是一种心神贯注的肢体运动，以达到性命双修的目的。此外，印度还有一些外来的传统医学和自然疗法，如顺势疗法等。我国的传统医学内容更为丰富，中医学是中国社会长期以来的主流医学。从医学体系分，可以分中医学、藏医学、维医学等；从民族文化背景分，可以分各种民族医学。至于佛教医学、宫观道医，前者是融入中医学的佛门医学，后者是突出养生宁心的中医流派，在历史上并未形成独立的医学体系，在临床上也未分列出特殊的医学专业，只是医者的身份有所归宗而已。

二、佛教医学的源头是阿育吠陀医学

佛教在东汉早期传入中国以后，印度的古典医学——阿育吠陀医学也随着佛经翻译和僧侣交往传入中国，在东土往返西天的驼铃声中，留下了许多当年中外文化交流的足迹。这不仅在新疆出土和敦煌保存的文物文书中有不少反映，唐代孙思邈的《千金要方》《千金翼方》和王焘的《外台秘要》等著作中也均有记述。

阿育吠陀是梵文 Ayurveda 的音译，Ayur 指生命，veda 指知识，阿育吠陀就是“生命的认知”。远在 4000 多年以前，印巴次大陆出现了已有文字记载的“印度河文明”。大约在 3500 年以前，雅利安人侵入印度，开始了“吠陀文化”时代。阿育吠陀就是这个时代的文化标识之一。而佛教的出现，已经是公元前 500 年左右的事了。所以，讨论佛教医学必须上溯到吠陀时代。陈明先生在《殊方异药》一书中说：“通过将西域现存的梵语、于阗语、粟特语、龟兹语、回鹘语医药比对，基本上可以看出，以梵语为载体的印度古典医学的主流体系——生命吠陀的内容，以及一部分佛教医学对于阗、粟特、吐火罗和回鹘的地方医学都有比较大的影响……它们的知识谱系是建立在生命吠陀之上的。”他甚至说：“在伊斯兰教势力占据西域之前，印度医学对西域多民族医学文化的影响，要大于中医在此地的影响。”[⑥]廖育群先生在《阿育吠陀——印度的传统医学》一书中讲得更为明确，他说：“人们往往习惯于将印度的医学体系称之为佛教医学，这或许是因为佛教在印度历史上，以及在中印文化交流中，曾经扮演过怎样说都不会太过分的重要角色”“所以如果想要了解印度传统医学的基本内容，就必须跳出佛经的范围，直接进入阿育吠陀原始文献的领地。”[⑦]从印度古典医学著作的实际情况来看，阿育吠陀的经典著作主要有四部，即《阇罗迦集》《妙闻集》《八心集》和《病因论》。当代印度的阿育吠陀教育，均把《阇罗迦集》《妙闻集》《八心集》列为基本教材。而在《大藏经》里，正如汤一介先生所言，“佛经书目中多不著录医药书，只有《龙树菩萨和香方》见于《历代宝记》《开元录·元魏录》中，《开元录》并有小注谓‘凡五十法，今以非三藏，故不录之’，可见佛经目录不著录医药图书是由于宗教的原因”[⑧]。李良松《佛教医籍总目提要》所引“佛经医论概观”前 68 种书，均是翻译佛经，其中佛教医学经典之作很少，69 种以后，则都是后代汉文著作。在佛教医学著作中，祈愿辟邪和修身养性占很大比重，医论和方药居于次要地位。而修身养性确是健康之大道，远比方药重要得多，这是和佛教本身的宗旨相一致的。特别是禅宗一脉，属于中国化的佛教，吸收了儒道两家的思想，更注意身心的和谐统一。

三、佛教医学的中国化

佛教医学进入中国以后，汉传佛教医学与中医学相结合，藏传佛教医学与藏医学相结合，南传佛教医学与傣医学相结合，普度众生，各展所长。汉传佛教方面，又可分为僧院医学和居士医学。但佛教医学的传入中国是书本的、零散的、非专业的，而中国本土的中医学已是相当成熟的学术体系，与其说是佛教医学的继承，不如说是中医学对印度医学的吸纳、消化和融通，鉴真和尚东渡日本，带去了佛学和中医。孙思邈的《千金要方》30 卷，合方论 5300 首，其中引入佛教医学 3 处，如“地、水、火、风，和合成人……一气不调，则百一病生”。《千金翼方》也是 30 卷，载方 2571 首，其中引入佛教医学内容 6 处，如“有天竺大医耆婆云：天下物类，皆是灵药”。清代著名的妇科专著《竹林寺女科两种》，系浙江萧山竹林寺僧人撰。通观全书，均为地道的中医方子。这些高僧手下的临床经验，可称之为佛门医学。

四、结束语

中国的佛教医学是存在的，它来源于佛教经典和僧侣居士的临床实践，根植于阿育吠陀医学，但多半是从佛教教义出发的自然观、生命观及修心养性之学，其传承空间为寺院医学和居士医学。随着寺庙功能的萎缩、医学专业化程度的提高和居士数量的减少，佛教医学和佛门医学的临床已不多见。在实际生活中，佛教医学特色已融入中医之手，只有在藏医学中保存仍多。其修性养心守静之学，是养生哲学和治疗现代病的良方。

我国魏晋南北朝时有一位文人叫丘迟，他在《与陈伯之书》中描绘了江南春天的景色。他说："暮春三月，江南草长。杂花生树，群莺乱飞。"充分反映了祖国大地生物的多样性和文化的多样性。今年5月在苏州举行的首届太湖文化论坛上，台湾的星云法师说"文化的多样性恰似桃花满树"，把"杂花生树"更具体化了。承认这种文化的多样性，提供对文化多样性的宽容精神，就可能给佛教医学提供必要的空间。

这正是我们所希望的。

（2011年5月25日）

参考文献：

①李良松．佛教医籍总目提要［M］．厦门：鹭江出版社，1997：1.

②同①.

③李良松．佛教医药纵横谈［J］．亚洲医药，1997（9）：2.

④同①.

⑤世界卫生组织，世界卫生组织2002-2005年传统医学战略（中文版）［R］. 2002：1.

⑥陈明．殊方异药：出土文书与西域医学［M］．北京：北京大学出版社，2005：1.

⑦廖育群．阿输吠陀印度的传统医学［M］．沈阳：辽宁教育出版社，2002：21.

⑧同①.

中医药如何在困境中突围

——学习《国务院关于扶持和促进中医药事业发展的若干意见》的体会

我国的传统医药资源非常丰富，一是传统医药体系呈多样性，如中医学、藏医学等医学理论和临床实践博大精深；二是人才队伍庞大分散，不乏藏龙卧虎之辈；三是药物资源丰富多样，药理奥妙无穷。新中国成立以来，国家制定了“团结中西医”“发展现代医药和我国传统医药”“中西医并重”“大力扶持中医药和民族医药发展”等一系列法规和政策，形成了中国医药卫生事业的特色。所谓特色，无非是两个方面：一是中国医药卫生事业的社会主义性质。这一点不完全为中国所独有，但在13亿人口的大国达到基本医疗“广覆盖”，世界各国无法与之比拟。二是现代医药和传统医药并重并举。这一点也非中国所独有，但中国继承发展传统医药的方针政策和丰富经验，为世界医学史所罕见。

中国传统医药当前的困境，主要来自三大矛盾：第一是科学主义统治了传统文化，第二是现代医药统治了传统医药，第三是市场经济统治了医药产业。在20世纪90年代西方发现医学偏离了它原有的方向，引起了一场关于“医学之目的”的大讨论，进而引发了世界范围内的医疗改革。医疗改革按其原义讲，是解决医疗体制问题，即国家如何管理医药卫生的问题。但医药面临的问题，除了体制和管理层面的问题以外，还有医学模式问题，即医学本质的回归和律化。也就是说，从西方文艺复兴以来，近代科学飞速发展，取得了巨大成就，但也产生了一个问题。在体制上，现代医学一统天下，成为至高无上的命令。在学术上，现代医学拜倒在物质科学的脚下，成为狭隘的疾病医学，以微观分析为基础、以找病治病为第一要务、以对抗疗法为基本方法。总之，以对待物质科学的方法对待整体的、活态的、微妙的生命科学，将人类几千年来对生命科学的认知排除在外，视一切传统医学为“不科学”“伪科学”。尽管这种疾病医学模式正在发生变化，正在从单纯的生物医学模式转变为“生物—心理—社会—环境”相统一的医学模式，但仍然没有摆脱疾病医学的窠臼，与生命科学、健康医学、生态医学相去甚远！

于是，中国和世界的医疗改革，既要改革医疗管理体制（属于政治体制和经济体制改革的一部分），又要进行医学模式的改革（属于医学本身的主体性改革）。我国传统医学的发展，正处在这两种改革的风暴中。中医学面临巨大的压力，第一，卫生体制改革必须跟上，否则分不到应有的“一杯羹”；第二，医学模式改革“必先求我之卓然自立”，按中医学的自主规律办事。这些，既需要大卫生幡然憬悟，更需要中医界涅槃更生。

世界卫生组织指出：“传统医学是传统中医学、印度医学及阿拉伯医学等传统医学体系以及各种形式的民间疗法的统称。”《中华人民共和国宪法》明确规定，国家“发展现代医药和我国传统医药”。中国的传统医学包括中医学、民族医学和民间医药三个部分。民族医学是各少数民族的传统医学，民间医药是指中医学主流以外的传统医药和散在民间的草根医药，包括串铃草医和一技之长者。

2009年4月，国务院发布了《国务院关于扶持和促进中医药事业发展的若干意见》（简称22号文件）。这个文件对中医药事业的性质和任务、继承和发展、战略和措施都做了明确规定，是对几十年来中医工作的基本总结，是全国中医药管理部门的执法依据，也是包括国家中医药管理局在内的国务院中医药工作部际协调小组的“共同纲领”，是全国人民发展中医药、关心中医药的共同的政治基础和思想基础，对中医药事业的发展具有重要的现实意义和久远的历史意义。

第一，文件指出了发展中医药事业的重要性和紧迫性。“中医药（民族医药）是我国各族人民在几千年生产生活实践和与疾病作斗争中逐步形成并不断丰富发展的医学科学，为中华民族繁衍昌盛做出了重要贡献”“长期以来，中医药和西医药相互补充，协调发展，共同担负着维护和增进人民健康的任务，这是我国医药卫生事业的重要特征和显著优势。中医药临床疗效确切、预防保健作用独特、治疗方式灵活、费用比较低廉，特别是随着健康观念变化和医学模式转变，中医药越来越显示出独特优势。中医药作为中华民族的瑰宝，蕴含着丰富的哲学思想和人文精神，是我国文化软实力的重要体现。扶持和促进中医药事业发展，对于深化医药卫生体制改革、提高人民群众健康水平、弘扬中华文化、促进经济发展和社会和谐，都具有十分重要的意义”。这一结论，大大地提高和统一了全国人民对中医药的认识，从而否定了一切关于“中医不科学”“中医是伪科学”“要把中医从现代卫生事业中剔除出去”等取消中医的谬论。

第二，文件指明了当前中医药发展中存在的问题。文件指出：“随着经济全球化、科技进步和现代医学的快速发展，我国中医药发展环境发生了深刻变化，面临许多新情况、新问题。中医药特色优势逐渐淡化，服务领域趋于萎缩；老中医药专家很多学术思想和经验得不到传承，一些特色诊疗技术、方法濒临失传，中医药理论和技术方法创新不足；中医中药发展不协调，野生中药资源破坏严重；中医药发展基础条件差，人才匮乏。”

由于几代中医界人士的不懈努力，在解放思想、改革开放的大好形势下，近二十多年来中医药事业取得了不少进展，中医药的基础设施建设有所加强，中医药事业的基本规模扩大了，中医药的社会地位、学术地位保住了。但盛名之下，其实难副。大楼之下，大师寥寥，学术发展继承不足，创新甚少。中医药发展中存在的诸多问题，如中医特色淡化，服务阵地萎缩，中医医院西医化倾向严重，不按中医药内部规律办事，而是用管理西医西药的方法去管理中医药，造成诸多不良后果，从上到下，议论纷纷。

但是，对以上这些问题，卫生部门内部、中医药部门内部，看法却不尽一致。1982 年 4 月，卫生部在湖南衡阳开过一个全国中医医院和高等中医教育工作会议，俗称“衡阳会议”，会议提出“中医机构要突出中医特色”“要把中医医院办成名副其实的中医医院”“要把中医学院办成名副其实的中医学院”。当时的卫生部部长崔月犁在会上说：“中医医院不能挂着梅兰芳的牌子，唱着朱逢博的调子。”但马上就有人反对这个提法，说“衡阳会议的这些估计和判断是不符合科学和客观的实际的”。反对的人，不是一般的人，一个新领导召开衡阳会议，一个老领导马上出来反对衡阳会议，这就是中医的难处。衡阳会议的判断究竟符不符合“科学”和“实际”？ 30 年过去了，事实胜于雄辩，是衡阳会议做对了，反对衡阳会议的人错了。在后来的医疗卫生改革中，还有人提出中医医院突出中医特色是“保守”“倒退”“缺乏时代感”“搞纯中医行不通”等等。对于坚持中医医院姓“中”，一些人也不以为然，针锋相对地提出中医医院不能姓“中”，中医医院姓“医”，以“医”的共性代替“中医”的个性。更有人直接提出：“中医西医化，是时代的潮流，有什么不好？”国务院文件对澄清这些错误认识和模糊认识，提供了思想基础和理论基础，具有极强的针对性和说服力。

第三，扩大和加强了中医药部门的管理职能。其重点有五：

（一）“促进统筹兼顾，推进中医院医疗、保健、科研、教育、产业、文化全面发展”，国家中医药管理局把它简称为“六统一”。

（二）“积极发展中医药预防保健服务”，恢复和重申中医药在预防保健领域的作用和传统优势。

（三）“促进中药资源可持续发展”“建设现代中药工业和商业体系”，又一次为中医中药的统一管理指明了方向。

（四）“完善中医药师承和继续教育制度”，不仅肯定了“探索不同层次、不同类型的师承教育模式”，而且“落实名老中医药专家学术经验继承人培养与专业学位授予相衔接的政策”，令师承教育进一步合法化和深刻化，使之成为国家教育体制的一部分。

（五）“遵循中医药发展规律”“按照中医药自身特色和规律管理中医药”，从而纠正了近百年来历届中国政府的失误。在民国政府时期，于右任先生就提出“西医管理中医就像基督教管理道士”。但直到现在，基本上还是用管理西医西药的办法管理中医中药。对历史上管理中医中药的经验、制度、规律不研究、不学习、不继承，是相关部门、相关官员“顶牛不作为”的表现。

总之，国务院《国务院关于扶持和促进中医药事业发展的若干意见》是继承发展传统医药的纲领性文件，是统一认识、建设中国特色社会主义医药卫生事业的政治思想基础和业务指导方针，为发展新的医学模式开阔了思路，为当前中国医改指明了方向。

至于中医如何振兴，就要靠中医界自信自立、自己努力了。

那么，中医在西医化的困境中如何突出重围而卓然自立呢?

在此，我提出七点建议：

（一）解放思想，总结经验，回归中医药自身发展规律

1949 年中华人民共和国成立以后，卫生部采取了歧视和消灭中医的政策，20 世纪 50 年代初有所纠正。但当时创建中医学院和中医医院的时候，是在思想禁锢、顾虑甚多、中医实际上处于无职无权的情况下进行的。创建的基本框架，均属西医模式和苏联模式，而且不久即受到“反右派”“大跃进”“反右倾”和生活困难的冲击，后来又经过“文化大革命”十年动乱，中医被定为牛鬼蛇神集中的重灾区。中医政策时断时续，难以贯彻执行，中医磨难一直不断。今天，已经比较有条件总结 60 年来中医走过的道路，从根子上考虑中医的继承发展了。对“中医本色”“中医特色”“中医优势”“扬长避短”“中西医团结、合作、配合、结合”等概念，已经到了认真审视、重新认

识的时候。

重新认识的基本点是中医和西医是两个不同的医学体系应该采取两种不同的管理模式。中医是对人体生命的宏观观察，大别阴阳，整体调整，充分利用自然资源，充分调动人体自主能力，治愈疾病，恢复健康。西医是对人体解剖和生理的显微观察，分析还原，发现病因，研究病理，找准病位，针对病症，拮抗治疗。我们不能简单地认为，同样是治病救人，同样是医疗卫生事业，中医西医都是医，于是用一个管理模式去套用，而必须把中医和西医摆在同等重要的地位，采用统一的方针政策和不同的管理措施，使两者互相补充、互相促进、共同发展。

但在实现“四个现代化”过程中，西医属于现代科学，是现代化的；中医属于传统医学，是不属于现代化的。实现医药卫生现代化，各级领导有责任发展西医，这是伟大任务，也是鸦片战争以来几代仁人志士的朝思暮想。而对于中医，可以质疑、可以非议、可以不信、可以挤压、可以蚕食，可以找一个“科学”的理由予以取缔。纵然有“中医政策”保护，也仅仅是一定时间、一定条件下领导指示的政策化，经常随着领导者的态度变化而潮起潮落。卫生部门以发展现代医药为天下之己任，综合部门、计委、经委、发改委、经贸委、科技部、教育部、各级政府，也以发展现代医药为己任。发展西医是硬指标，“漏列”中医是难免的。西医在朝，中医在野。重西轻中，是明摆着的体制现象。现在要扭正过来，要认识中医和西医是两个不同的医学体系，暂时还不能结合成一个新医学，也不能以先进的西医引领落后的中医，必须贯彻执行“中西医并重”的方针；要求卫生部、医药管理部门按中医中药的自身规律办事；其他综合部门，科技、教育部门，都要按中医中药的自身规律办事。要转这样一个大弯子（思想的弯子、工作的弯子、财政的弯子），就不是一般的改革，而是重大的改革，是中国医药卫生体制机制的重大改革。

（二）从根本上振兴中医学术

中医的衰败，根本问题是学术的衰败。

中医的振兴，根本问题是学术的振兴。

现在面临的情况是，几十年来，西医发展很快，中医发展缓慢，差距越来越大。人们普遍认为，治病找西医，调理找中医；急症找西医，慢病找中医。中医实际上沦为西医的补充和附庸。

西医的强势，主要靠三条：一是外科手术动刀子，二是抗生素防感染，三是急症手段抓静脉。西医外科抢救了许多急症病人。从20世纪30年代应用青霉素以来，西医在抗感染领域占尽优势，压倒中医。静脉输液提供了快捷给药和抢救的机会。

其实，在抗感染领域，抗生素只抗细菌，不抗病毒，抗菌谱并不广。而且，细菌变异，产生耐药性，抗生素必须不断更新。中医药抗菌、抗病毒，首先靠自身抗病能力，正气存内，邪不可干。其次，不论中药还是草药，单方还是复方，抗菌的路子都比较宽，疗效并不比西医差。

至于给药途径，中医静脉给药也是可以的。20世纪80年代，重庆中医药研究所黄星原先生多次讲过，“西医抓住静脉，中医为什么不能抓住静脉？西医用生理盐水、葡萄糖液等等补液，中医的增液汤也是一种补液。至于中药大分子的问题，我们要深入研究”。后来，出现了许多中药注射剂，也发生了一些不良反应，有些中药注射剂就被废用或搁置了。其实，根本的问题是对中药制剂重不重视、研不研究。中药注射剂的副作用早已被发现，但后续的研究跟不上。有些问题涉及基础研究，上级部门支持不够。中国的药物专家大多是搞化学药的，对西药研发一向是眼睛朝外、朝上。他们朝外看望尘莫及，朝内看一筹莫展。对中医传统名方的开发，对中草药和民族药的研究利用，不屑一顾，真正使劲的少，评头品足的多，设置障碍的却也不少。

急症和外科，本来是中医的强项。中医外科，在治疗疮疡、骨伤、肛肠、皮肤病、急腹症等方面，与西医相比，有明显优势，差的是颅脑外科、胸外科、腹部外科、泌尿外科、肿瘤外科。一句话，中医开刀外科不行。由于多年来对“扬长避短”的误解，由胆怯而藏拙，认为有了西医强项，中医自愧不如，就放弃了。于是在学术上步步退缩，渐至兽困牢笼，鸡翅不飞。历史上记载，后汉华佗的外科医术，非常了得。“若病结积在内，针药所不能及，当须刳割者，便饮其麻沸散，须臾便如醉死，无所知，因破取。病若在肠中，便断肠湔洗，缝腹膏摩，四五日瘥，不痛，人亦不自寤，一月之间，即平复矣。”（陈寿《三国志·魏书·方技传·华佗传》）《后汉书》李贤注引《华佗别传》，重复过类似的故事。这个故事之所以可信，在于写得平实、不夸张。他讲华佗做外科手术，先是麻醉（麻醉到醉死无所知），二是破腹（破取），三是断肠（截去患病的肠子），四是湔洗（冲洗），五是缝合，六是膏贴（膏摩），七是四五日瘥（手术后下床），八是一月之间平复（出院），全部符合外科手术规律。如果华佗当年不是死于非命，如果当时不是兵荒马乱、医道中阻，如果后来中国的中医继续沿着这条路钻研下去，那么，中医外科就不是今天的面貌，而肯定会取得伟大的成就，这就是我们今天所期盼的。

20 世纪 80 年代初，卫生部中医司为了从学术上提高中医对危重症的抢救，在崔月犁、胡熙明等领导的支持下，由田景福司长牵头，动员全国力量，分别对中风、厥脱、血证、痛证、热病（分南北两片）、剂改等 6 个课题，组织 7 个协作组，从中医基础领域开始，针对急重危症，协作攻关，取得不小成绩。1992 年，国家中医药管理局为了改变中医“慢郎中”的形象，专门加强中医急症工作，要求开创中医急症工作新局面。当时要求，一要提高对中医急症的认识，重拾中医妙手回春的信心；二要加强基本功训练，提高中医急症临床水平；三要在中医医院建立急症科室，使急症工作制度化、规范化；四是提供和改善中医急症手段，配备中医急症用药，特别是加强中药注射剂的开发研究；五是制定和修订中医医疗事故鉴定制度，实行同行评议，以免中医一只脚在医院、一只脚在法院。在发展中医外科方面，吸取七个协作组的经验，重点对开刀（切开）、止痛（麻醉）、止血、消炎（防感染）、缝合、康复、护理等外科手术的几个基本环节深入研究。这些工作坚持了 3 年左右，可惜后来由于种种原因，未能继续下去。

实践证明，中医“扬长避短”，把外科和急症当作“短线”避了，把开刀外科丢了，这是一大失误，是中医学术的重大倒退。复兴中医外科，不是和西医赌气，明明知道技术不如人家，硬要把中医外科撑起来。完全不是！这是中医学术发展的内在需要，是一个中医发展的突破口。打攻坚战，啃硬骨头，是长中医之志气，扬中医之所长。抓住了中医急症，抓住了前沿，也就抓住了龙头，抓住了起死回生的机会。拿下这个难题，就有了与西医平起平坐的本钱。当病人生死存亡的紧急关头，西医忙得满头大汗，中医冷冷地站在一边，是没有岗位、没有志气、没有前途的表现。当时有人认为啃这块硬骨头有点不自量力，但试问什么时候抓才算最佳时机呢？而你想回避，又回避到何时？现在回过头看，如果加强中医急症、复兴中医外科这两件事，从 20 世纪 90 年代抓起，锲而不舍，坚持不懈，30 年下来，今天应该大有起色，当是另外一番景象。当然，现在开始，亡羊补牢，也未晚也。

（三）从法律上规定中医不开西药，不做西医治疗

中医不开西药，历来如此。今天的国医大师人人如此，各地的名老中医也基本如此。台湾的中医、香港的中医、澳门的中医，国外的中医，也都是这么做的。但在中国国内，在中医故乡，情况并非如此。中医门诊部一般不开西药；中医医院的中医病房，常用西药，公开地用、合理合法地用。中不

足，西来补，美其名曰“中西医结合”。现在提出中医不开西药，实际上是一种“倒逼机制”，叫“置之死地而后生”，使中医丢了西医的拐棍，发挥专长，独立行医。突出中医特色的问题，说了几十年，不但没改进，反而更加西化，这就必须猛省，必须下猛药。在端正中医医院工作方向、突出中医特色这个根本问题上，我们再不能犹豫了。君子弃瑕，壮士断腕，中医断的腕，就是西药。否则，没有大气魄、大手笔，没有果断措施，就不能挽狂澜于既倒。

我们正处在现代科学技术日新月异的时代，各行各业全面实现现代化。今日之中医所处的环境，已非古代之中医，中医必须与时俱进。对西医的学术成就，我们必须学习，不能盲目排斥。但不是无原则地顶礼膜拜，不是简单地抄袭借用，更不是用西医改造中医，也不是靠西医“拉兄弟一把”。中医必须坚持和提高自己的诊疗水平，坚持用中医的理论和方法治疗疾病。对于西医，“心知其意而不为其所囿”。先进的检查设备和诊断设备，是人类五官的延长，可以根据实际需要合理使用，关键是“以我为主，为我所用”。我们不会因噎废食，因为利用现代诊断设备与中医的西医化是两个不同的出发点、两个不同的概念、两个不同的结果。在临床治疗上，我们强调的是中医应坚持不用西药。中医医院中西药并用，不等于中西医结合。中医师不好好地发掘利用中医中药，而放纵于利用西医西药，在临床上中西药并用，必将日益依靠西药，妨碍学术之自主创新，使中医消弭于无形。长此下去，中医必亡。

（四）中医医院加强改革，彻底改变中医病房管理

为了保证中医医院不开西药、不做西医治疗，中医医院内部必须做一系列改革，特别是要改革病房管理。

20 世纪 50 年代中医医院的建设，基本上按照西医医院的模式。中医病房的诊疗程序、病历书写，完全套用西医。所谓“双重诊断，双重病历”，实际上流于形式。中医护理从内容到细节，更是模仿西医。在西医的病房管理体制下，中医的项目针插不进、水泼不进。中医想独出心裁，有点创意，打乱病房原有的管理程序，加入若干中医内容，不但得不到同意，还会挨批评。一些中医人员特别是院领导和科室领导，也认为西医是先进的，中医是落后的；西医的管理是成熟的，中医的管理是不行的。多一事不如少一事，不改不争最省事。中医另搞一套不仅是自找麻烦，而且没法和大卫生同步，考查考核也没有统一标准。更重要的是，中医在外科、儿科、急症等领域日渐萎缩，西医在抗生素、外科手术、静脉输液、急症抢救等方面优势突出，中医医院的病房管理，不自觉地越来越西医化。患者反映，“中医医院，门诊是中医院，病房是西医院；白天是中医院，晚上是西医院；慢性病是中医院，急症是西医院”。

中医病房的改革，原则是向人性化管理、中医化管理、民俗化管理发展。

现在，中医病房的管理和西医病房是一样的。清晨，病人尚在朦胧睡眠当中，护士就会给病人送体温表，量体温，数脉搏。上午一上班，医生查房，开医嘱，护理部马上忙碌起来，给病人挂吊针，大都是点滴抗生素之类。下午，中医病房显得清闲一些，病人老老实实地在床上躺着。有人因此提出，在清晨给病人量体温的时候，中医值班大夫应利用“平旦血气未动”之时，给病人诊脉。一天诊 2 个病人，一周就 14 个病人。上午查房时候，中医望闻问切，按中医的临床手册诊察病情，也可以加上西医设备做检查，当然更应该开发和应用中医自己的诊断设备。治疗环节，应该全套中医疗法。该开汤头的、成药的，挂中药注射剂的，均随证施治；该针灸的，医生（或护士）直接下针。下午，按病人实际状况，由医生或护士领着病人选择做太极拳、八段锦、五禽戏等活动，或分别去做针刺、按摩、拔罐、导引等综合治疗和辅助治疗。晚上，焚香、沐浴、听乐，给病人一盆洗脚水，都可以择善而从。在古代，中医的护理是由家属承担的，其看护的贴心，在于温暖。我提出中医病房管理的民俗化，就是这个道理。

为了使中医不开西药有一个过渡期，建议:（1）中医医院按实际能力收治住院病人。（2）中医医院与有关西医医院协作，建立转诊应急通道。（3）继续加强中医对中风、厥脱、血证、痛证、热病、肿瘤、外科、儿科的研究，提高医疗水平。（4）加强中医医院急诊科建设。由急诊科收治急症病人，需要用西药时请西医会诊，按规定处理。（5）大力开发中药急症用药。（6）根据中药机理，大力开展中药注射剂的研究，包括辨证用药的研究。（7）大量引入中医、民间医、民族医的有效治疗和非药物疗法。

（五）实行中医中药统一管理，全面改革药政体制，创建中国特色的药品管理制度

医药原是一家，但在市场经济和现代医学模式管理下，西医和西药日趋分离。医越来越依靠药，医越来越等待新药的出现，医生用药受药师的监督指导。药离医独大，已成定局。医药生产财源茂盛，药成了有权有势有钱的主。有钱能使鬼推磨，医药专家以药厂老板的马首是瞻。

中医中药是一个完整的理论体系，结合得比较紧密。但当今社会，药事越来越大于医事，也存在医药分庭之势。中医中药分割管理，主要是西医化

管理中医中药的结果。

有人认为，药品生产按经济规律办事，医药企业为利润而生产，何必问中药西药？药有药的共性，中药西药都是药，理所当然由医药部门统一管理，更何况西药管理的模式更为“科学”，这是中医中药分割管理的基本理由。但医药经济不是一般的物质生产，其产出属于公益产品。卫生是公益事业，药品是特殊商品。药品生产来自民生的需求，受到国家政策的保护及制约。何况中药有一般药物的共性，更有其特殊性。中药和西药来源不同、开发途径不同、制作不同、机理不同、评价体系不同，因而药政规范和药事制度也不一样。

中药管理体制改革的目的，是实现中医中药统一管理，即按中医中药发展的自身规律办事，按中医中药共同的基础理论办事。医知药情，药为医用。中药发展规划与中医发展规划同步制订，同步实行。药材生产由国家中医药管理局会同农业部门管理，中药饮片和中成药生产由国家中医药管理局会同工业部门管理。中药科技由国家中医药管理局和科技部独立进行。南京中药学院是世界上唯一一所中药专科大学，应该从中国药科大学分出来，还给中药。中药质量由国家中医药管理局制定规范、标准、要求，用中医中药标准进行评估和取舍。

中药管理体制改革的结果是国家中医药管理局受权扩容，由国务院组织协调机制予以促进和平衡。中医中药由国家中医药管理局统一管理、统一规划，一个新的、完整的传统医药管理体制终于建成，中药管理九龙治水的局面宣告结束。

（六）把中西医结合工作移交大卫生管理，主要在西医医院内进行；而不是作为中医药管理部门的职能之一，重点放在中医医院进行

中医和西医是各有理论、各有特色的医学体系。他们为人民健康服务，甚至在一个医院内工作，他们共事、合作、团结、切磋、互鉴，都是正常现象。清末民初以来，中医和西医界三四代人，从中西汇通到中西并重，做出了巨大努力，取得了不少成绩，这是一个学术的风云际遇、学术研究的自然过程。“中西医结合”这个口号，是在一定的历史条件下提出来的，是用最高指示和行政命令的方式，要求把中医中药和西医西药的知识结合起来，创造中国统一的新医学新药学。是用强力的政治动员，人为地创造一种新医学，而且不能遥遥无期，规定卫生部门和各级政府要用几个五年的时间，实现伟大领袖的伟大理想（见 1975 年全国卫生工作会议文件）。这种做法，不符合科学发展的一般规律，在20世纪80年代初已受到医学哲学的批判和否定。但作为一种文化理想、一项科学研究和医学实践，中西医结合应该被允许存在，应该受到支持。事实上，从“文化大革命”以来，国家花了巨大力量，把中西医结合作为一项既定的卫生工作方针，予以积极倡导和支持，总结了不少经验。

中西医结合怎么搞？几十年来做过不少探索。中西医结合既然是一个伟大政治任务和卫生工作方针之一，卫生部门应该全面动员，全面贯彻，紧抓不放，西医单位应该义无反顾，全面执行。但从实际情况看，中西医结合最后落实为国家中医药管理局的“三定方案”之中，成为国家中医药管理局的职责之一，中西医结合工作主要是在中医医院内进行。西医医院也搞中西医结合，但不是主要任务。不少西医连中医都看不起，更何况中西医结合！1982年衡阳会议期间和衡阳会议以后，卫生部部长崔月犁说，中西医结合要搞，西医医院开展中西医结合具有更大的优势和更好的条件。现在中医医院刚建立起来，中医力量很弱，让他们专心致志搞中医，把中医医院搞像样，不要分心又去搞中西医结合。一搞中西医结合，必然要引进西医人才，引进西医设备，引进医技人员，让大量中医去学西医，仪器上的检测指标弄得老中医晕头转向。西医医院里西医科室齐全，中医科力量很强。中医科的中医，都是医院挑选来的，多半是有名气的、有学历的。西医医院有高水平的中医，更有高水平的西医，临床条件好，研究条件好，搞中西医结合的条件比中医院好得多。搞中西医结合的人，中医要强手，西医也要是强手，这样才能搞得出名堂。现在，西医好比一垛砖墙，中医好比一垛土墙。你不去拱砖墙，却专门去拱土墙，算什么科学研究！我们要让中医和中西医结合各得其所，下半年专门研究中西医结合问题，争取办一批中西医结合医院。

崔部长的这一番话，有的是在大会上说的，有的是在小会上说的，我听过不止一次，一直没有忘记。

（七）继续提倡“西学中”，让中国的西医中国化

中国的西医在中国土地上为中国人服务，有别于外国的西医在外国土地上为本国人服务，中国的卫生事业应该有中国特色。近几十年来，中国的中医和西医团结合作得比较好，这与西医学习中医、西医了解中医、越来越多的西医尊重中医有很大关系。可惜20世纪70年代以后，“西学中”基本上中断了，西医院校的中医课被取消了，这是造成今天中西医结合人才断层、中西医结合学术进展缓慢的重要原因。

中西医结合是中医学和西医学两种学术体系高度交融、融合创新的成果，应有高明的中医和高明的西医一起来做。如果西医不学习中医，中医和西医一条腿长一条腿短，那是结合不好的。现在有中西医结合的专业教育，不是搞两个中低水平的拼凑，而是高水平上的融通创新，难就难在中西医的基础都要坚实牢固。在平时，中西医团结协作，各展所长，互相补充，属于正常的工作关系；而学术体系上的结合和新生，才是创新的目的。中国的西医不管他是否搞中西医结合，都应该学习中医，成为中国式的西医，成为接地气的、更懂得中国老百姓的西医。西医学习中医，是中国医学教育的重要的基础性任务。中国的西医学习中医，使中国的西医中国化，使医学真正成为人学。这不是浪费时间，而是给中国的西医锦上添花，为虎添翼。

若干年以后，当中国终于保存、继承、发展了中医，中医将做出更大贡献，历史会做出正确评价。

反之，中医可能会继续沦亡，只剩下一些雕虫小技。中华大地，沦落到跟西方一样，找不到传统医药的踪影，如此，历史也会做出无情的结论。

（2011 年 6 月 2 日）

莫道斯人已远去　举头如见音容在

——悼景福同志

一部当代中医史，景福同志是难得的当事人和见证人之一。1954年初，他从东北调到中央卫生部人事司工作，正值卫生部个别领导在中医工作上犯了方针性错误，受到中央严厉批评和处分。景福同志身临其境，感受极深。他在大学里学的是西医，1957年“反右派”运动中受到不公正对待，流放青海，自学中医，善用中西两法治病，积累了丰富的临床经验，也尝到了中医工作的甘苦。十一届三中全会以后，他回到卫生部工作，不久被任命为中医司司长，为中医工作的恢复和发展尽心竭力。他深谋远虑，迎难而上，在崔月犁部长和胡熙明同志支持下，中医司一方面拨乱反正，深入贯彻中医政策，恢复和加强中医机构建设；一方面举全国之力，成立了中风、厥脱、血证、痛证、热病（南北两片）、剂改等七个中医急证协作组，以图从根本上提高中医临床水平，改变中医“慢郎中”的形象。1986年1月4日，他和崔月犁、胡熙明同志一起参加了国务院第94次常务会议，亲历了国务院决定成立国家中医管理局的那一刻，回来后立即写了《国务院第94次常务会议记录》，这份手稿已经成为国家中医药管理局重要的历史档案。

景福同志1958年到青海，1980年回北京。这段时间，我也在青海工作，但彼此并不相识。1978年以后，我开始在青海省卫生厅负责中医工作，经常到北京开会，才与景福同志有了交往。1985年三四月间，青海省卫生厅接到中医司通知：派诸国本同志参加代表团，于年底赴斯里兰卡和泰国访问。那时斯里兰卡政府成立了传统医学部（我们翻译为土医部），卫生部利用世界卫生组织提供的经费，让中医司派人去考察，景福同志为代表团团长。这是我和景福同志第一次亲密接触，觉得他既有水平，又有风度，心甚仪之。1986年我调到国家中医管理局工作，与景福同志朝夕相处，更感到十分亲切。那时整个领导班子，好像一驾艰难爬坡的马车，只知道使劲地往前拉。对中医事业的共同理解、重如泰山的振兴责任、拂之不去的忧患意识，把我们紧紧地团结在一起。景福同志作为熙明同志的主要副手，四处奔波，多方协调，殚精竭虑，不知疲倦。领导班子中，他年龄最大。退休以后，我和洪魁副局长私底下叫他“老大”。一起参加什么活动，只要“老大”在，我们就很放心。一旦主席台上宣布请老干部讲话，景福当仁不让。讲完，大家热烈鼓掌，我们更热烈鼓掌，并声称这个讲话内容是经我们讨论过的。他血压偏高，讲话多了，脸部会发红。届时，我们会给他递一个眼色，或拉一下他的衣角，他立即会意，赶紧结尾。如今景福一走，我有一种茫然若失、不知所措的感觉。

景福年长，1987 年上半年赴南方调研，劳累过度，病了一场，此后心脏功能一直不好。但他善于调摄，健康状况维持得不错，大家都称他养生有方。今年 4 月底他体检以后，5 月初患了感冒，住院治疗。我到朝阳医院去看他。他说：“不是感冒，是肺炎。”但他精神很好，自认为只要扛过感染，调理一下，即可出院。加上他自我保健意识较强，因此我对他这次住院，没有十分在意。谁知几天以后，说是肺部真菌感染，病情危重。接着又转入急救病房，陷入昏迷。苏醒后，6 月 26 日，我和洪魁去探视。他特别兴奋，戴着氧气面罩，用颤抖的手，在小板上写“肾（可能是‘肺’字之误！——著者）功能衰竭了”！我们尽力安慰，依依不舍而别。7 月 3 日晚，离退休干部办公室马继红主任告诉我，田局长走了。正好我次日早晨要去广西调查仫佬族、毛南族、京族三个少数民族的民族医药，于是连夜赶到他家里，在灵堂前默哀。我告诉他我要出差，要走得很远，这几天回不来了。我向他告别，他从来就是最支持我工作的，我请他原谅！夜很黑，灵堂的灯光很暗。他的遗像带着亲切的笑容，却显得特别清晰，这笑容一直留在我心里。

我和景福，与其说是同事，不如说是君子之交。他礼贤下士，洁身自好。我过分拘谨，不善社交。他走了以后，我写了两句话：亦师亦兄亦友，长者风范，学者风度，宰相肚里曾行船。无酒无剑无琴，青年从医，中年从政，百姓眼中不朽人。

他就是这样一个大写的人、不朽的人。他到了天上，一定会安息的。

（2011 年 8 月 7 日）

《医方守约》序

启年同志校完《医方守约》即付出版，嘱我作序，我欣然从命。但这篇序言，却整整拖了一年之久。除了冗务缠身以外，最大的原因是，《医方守约》内容丰富，引述深广，病案亲切生动，乡土气息极其浓郁，我必须静下心读。读完之后，一个孜孜屹屹的医林先贤的身影，萦回在我的脑海当中。作者胡先容先生是老一辈中医的一个原型，从他身上可以反映出中国的中医如何通过前人的积累和自己的探索，一步一步地走近对生命和疾病的认知。反思近百年来中医的命运以及被阻断和扭曲了的医学前行之路，禁不住见贤思齐，百感交集。

掩卷沉思，胡老先生这本书有四个特点：一是严格守约，特别是精读《伤寒论》《金匮要略》《千金要方》等经典，恪守方义，辨证八纲，忠诚学习原著、运用原著。二是广泛集注，以病证为纲，将在当时条件下能够收集到的有关方药，无论经方、时方、验方、土方，分门别类，条列于后，便于取用。三是随俗博取，主要是对湘西以及湖南甚至外省的民间治疗经验、针灸、医技、验方、草药处处留心，收入囊中。四是灵机活用，善待病者，细心诊治，对证用药，把点点滴滴的医疗经验和其他医生的临床得失都用于临床，记录在案。可以想象，在一百多年前的湖南西部，那隐藏着桃花源的地方，张家界的水墨江山如此秀美。但那里生产落后，交通不便，人民生活贫困，医疗设施很差。却有这样一位老中医，医德高尚，医术高超，内外妇儿各科都能诊治，骨伤、大出血、高热、惊厥、各种急症都得找他。他文人出身，当过管教育的下层官吏，关心民间疾苦，一生苦读，晚年行医。其既学医籍经典，又重民族民间医药，广采博取，多法并用，游刃有余，且著述传人，终成一代名医。

这使我想起大湘西乃人杰地灵、藏龙卧虎之地。“大庸十八坪，坪坪出狠人”。张家界天门山有十六奇峰，为武陵之魂。其轿顶峰下，为三岔坪。胡氏望族，世居于此。“医脉相承，代有良医”。当年秦始皇焚书坑儒，博士伏胜冒着灭九族的危险，将1000多捆竹简偷运出咸阳，藏于沅陵西北二酉山的二酉洞内，使“学富五车，书通二酉”成为典故。湘西龙山县的里耶古镇，在一口古井里发掘出3万多枚秦简，相当完整地记录了秦代的吏治典章。湘西的文化底蕴，湘西人民对文化的保护意识和保护能力，于此可见一斑。

胡先容先生是清末人，他特别推崇张仲景和孙思邈，所以“《金匮》《千金》为一书”“简编而赅”，供“穷乡备急”之用。《医方守约》成书于光绪十一年（1885年）。这本书甫一问世，就有人“展读一过，极为钦佩”。这个人就是首先为《医方守约》作序的“海虞翁曾桂筱珊”。翁曾桂，字筱珊，海虞（今常熟）人，是翁同龢的侄子，在当时是一个很出名很有地位的人。同治十二年（1873年）11月，浙江余杭发生杨乃武与小百菜案，翁曾桂作为刑部浙江司的承办人员，主审了这个案子。

我非常感谢侯启年同志。启年同志在本书的“校注后记”中说：“三年前，我从旧书摊上发现了本地三岔乡土家族名医胡先容所著的《医方守约》的木刻翻印版书稿，二话没说，我就把它买回家并仔细阅读一遍。”他毫不犹豫地买下这本书稿，反映了他极强的求知欲和责任心，对家乡的传统文化有一种深藏于灵魂深处的自豪感和保护意识。他说，他为什么二话没说就把《医方守约》书稿买下来，“因为我有个上当的经历。有一次，我在旧书摊上发现了大庸崧梁书院的一套藏书，可惜要我半年的工资才能购买，等我讨价还价之余，让人捷足先登，我至今隐隐作痛”。在许多人看来，这是“傻冒”，但这种“傻冒”反映了当代难得一见的文人气质，值得告慰胡老先生，也值得我们珍惜和尊敬。

（2012年2月20日）

《王氏保赤丸》序

王氏保赤丸是清末南通名医王胪卿的祖传药方。王氏行医，至王胪卿已是第十七代，王氏保赤丸的创意、应用、化裁过程也许更早。据说王胪卿父亲在世的时候，王氏“小丸药”已很出名。于是在绅耆父老的极力推荐下，王氏保赤丸正式作为成药生产销售，一直延续至今。所以从王氏保赤丸的原创思维和制作技艺来说，它属于江苏省的非物质文化遗产之一。

王胪卿是当代国医大师王绵之教授的祖父，绵之先生是北京中医药大学教授，既是一代名医，又专攻方剂学。在他手里，王氏保赤丸做了若干改进，例如去掉了“朱砂为衣”和“金箔包衣”，以减少毒副作用，使之更加平民化。剂型也改为“极小丸”，以利幼儿服用。这一切说明王氏保赤丸是一张经历了时间考验的中药时方，更是一种屡试屡效的儿科用药。小儿乃稚阳之体，外感六淫、内伤饮食均可引起疾病。王氏保赤之意，保者，保障也，防卫也；赤者，光露无饰也；赤子，初生之婴儿也。王氏对药丸取名的深意，显然是仔细斟酌过的。

王氏保赤丸的方剂组成比较简练，一组药为大黄、黄连，清脾胃积热；一组药为天南星、川贝母，泄肺经痰湿。主要走肺、脾二经，针对的是肺脾实热。中医理论认为，肺为华盖，肺为娇脏，肺朝百脉；脾主运化，脾统血液，脾胃为后天之本；肺为贮痰之器，脾为生痰之源，肺与大肠相表里。这一连串相关信息，使人们豁然开朗。原来这肺脾二脏，乃幼儿、老人以至成人常易致病的地方，王氏保赤丸的广泛适应证正在这里。而中医治病，“察色按脉，先别阴阳”，讲究的是路数。脉把得准不准、药用得对不对，这是大局。王氏保赤丸对食积便秘、咳喘痰鸣等一般常见病的“通方通用”，正是它容易对证、容易取效的关键所在。既然如此，王氏保赤丸就可以不局限于儿科用药，存在二度开发、扩大临床的机会。故本书在介绍王氏保赤丸的历史沿革和药理研究之后，不仅论述了它的儿童应用，还论述了它的成人应用。这种深度研究和深度开发，重写传统中药的“老兵新传”，是非常值得我们思考的重要课题。

我与王绵之教授相识20余年，他一直是我心中仰慕的师长。2002年正值他从医65周年之际，我曾在他的纪念册上题词："钢到至坚似绵之，烟将燃指亦泰然。医占高岭药占神，岐黄庭院尽芝兰。"我对他的人品和性格、他在医林的地位和成就，做了实事求是的品评。对王氏保赤丸的继承和发展，特别是对于一个儿科用药的扬弃存废，我也比较关心。这不仅是个人的感情或心结，更是关乎对中医药的爱护和忠诚，与王氏保赤之心，是相通相印的。

（2012年3月1日）

此书正式出版时更名为《王氏保赤丸与国医大师王绵之》。

在王崇焕拜师会上的讲话

今天，我有幸参加王崇焕拜周超凡研究员为师的拜师会，感到十分高兴。

周超凡是全国著名的中医学者。首先，他是中国中医科学院的资深研究员，一位经验丰富、疗效卓著的临床家、理论家和中药专家，对中医治则治法有深入研究。在中药理论如道地药材、中草药、饮片、炮制加工、性味、归经、功能主治、毒性、配伍、禁忌、用法用量等方面，均有深刻而独到的见解。在中成药的研究、开发、评审、管理、注射剂、毒副反应等方面，更是一个思路开阔、立论公允的专家。林育华主编的《周超凡论中药》、孙尚见主编的《周超凡临证用药经验集锦》等著作，发行很广，深得好评。周超凡是温州人，在温州家乡收温州人氏王崇焕为徒，含有深厚的人脉因缘和感恩情怀。少小离家老大回，难忘故乡山与水，我是体会到他的这种心情的。

王崇焕是一位年富力强的成功的民营企业家，他从一介平民白手起家，遇上改革开放年代，凭着勤劳、刻苦、执着、奋发的温州精神，跨越了多个行业，积累了巨额财富，也积累了人生经验。从2002年起，他涉足医药领域，经营中华老字号药店叶同仁。十年之间，使叶同仁老树开花、历久弥新，而且延伸到更广阔的健康产业，全面弘扬瓯越传统医药文化。从王崇焕的人生轨迹，我们可以看到他干一行、学一行、爱一行、钻一行、成一行的奋斗精神。既然从事中华医药，必须深入岐黄门庭。今天的拜师会，无论未来产生多大影响，现实的意义就是这么简单。

人类社会的发展，给自己制造了不少条条框框，以维护正常的社会秩序。但有时也容易走到它的反面，成为套在自己脖子上的绳索。孔子说:“有教无类。”韩愈说:“师者，所以传道，授业，解惑也。”这是最基本的教育原则。但现在搞拜师会，光是师徒之间两相情愿还不够，还得讲师生的条件、资历、级别、身份、动机、目的、功利、出路、规格、要求以至预后。王崇焕的企业家地位、不在编的民营企业成分、不显眼的大专学历、多专业的广泛经历，都成为拜师会合格与否的焦点。其实，拜师会的实质，是一种教育和继续教育形式。人们的疑虑是出于形式大于内容的考虑。最近，有一位教育家提出要“重拾中国教育的信心”。我想，我们这样一个只重内容、不拘形式、唯求实效的拜师会，正是突破某些既成的模式，重拾中国教育的信心。

当然，周超凡与王崇焕人分两地、事各繁忙，如何完成教学计划，如何开展必要的面授，如何利用便捷的交通、通讯和远程教育手段，严守教学合同，全面完成教学任务，都值得认真探索和不断实践。但我们相信，三年之间，师徒双方会有阶段性的教学小结。三年以后，会有全面的测评和总结，一定会向全国中医界和温州父老提交一份满意的答卷。

（2012 年 5 月 19 日）

保护自然生态　坚持健康之道

关注民生问题，首先要珍爱生命、尊重生命、保护生命。当今世界，严重的环境污染、严酷的战争创伤、急剧的社会动荡、纷扰的生活矛盾，都直接影响人们的生命与健康。其中，如何保护生态环境，寻觅健康之道，是人们越来越关心的话题。在此，我谈一点自己的看法。

（一）天人相应，道法自然

我们要从天人相应、道法自然中寻找古人养生的原创思维。

《黄帝内经》的开篇“上古天真论”一开始，黄帝就向岐伯提出了一个有关生命的根本性问题：“余闻上古之人，春秋皆度百岁，而动作不衰；今时之人，年半百而动作皆衰者，时世异邪？人将失之耶？”

岐伯回答说：“上古之人，知其道者，法于阴阳，和于术数，食饮有节，起居有常，不妄作劳，故能形与神俱，而尽终其天年，度百岁乃去。今时之人不然也，以酒为浆，以妄为常，醉以入房，以欲竭其精，以耗散其真，不知持满，不时御神，务快其心，逆于生乐，起居无节，故半百而衰也。夫上古圣人之教下也，皆谓之虚邪贼风，避之有时，恬淡虚无，真气从之，精神内守，病安从来。是以志闲而少欲，心安而不惧，形劳而不倦，气从以顺，各从其欲，皆得所愿。”①

黄帝的问话虽然已经过去两千多年，且实际上古人思考这个问题的时间还要更长，但岐伯的回答几乎为我们今天所有关于养生之道的讨论做了结论。其区别只剩下四个字——“时世异邪”。

可话又说回来，不管时世如何变化，古人养生之道的“道”没有变，其原创思维和道法自然的真谛依然启示我们追求健康的未来。

《黄帝内经》关于天人相应、阴平阳秘、恬淡虚无的理论，主要反映了道家思想。道家以黄老为祖，所以道家亦称黄老。这里的黄就是黄帝，老就是老子。在战乱不已、纷争不断的春秋战国时期，大家盼望安宁。到西汉初期，人民受秦代苛政之苦，又经楚汉相争之后，人心思定，统治者实行休养生息政策，用的是无为而治的黄老之学。当然，黄老之学中还不能忘记庄子。陈鼓应先生说："老子的道，本体论与宇宙论的意味较浓，而庄子则将它转化而为心灵的境界。"并转引徐复观先生的话说："庄子主要的思想，将老子的客观的道，内在化而为人生的境界。"这一点对养生来说，十分重要。庄子在《逍遥游》中说："乘天地之正，而御六气之辨，以游无穷""乘云气，御飞龙，而游乎四海之外。"②这大大地开阔了我们的视野，舒展了我们的心胸，使人们驰骋于无垠的宇宙之中。

但是，老庄的思想有其消极的一面。正如淑女遛狗，道有狗矢，就得要有人管，就不能无为而治。于是到了西汉中期，汉武帝罢黜百家，独尊儒术。儒家是主张积极进取的，而且抱负很大，要格物、致知、诚意、正心、修身、齐家、治国、平天下，"为天地立心，为生民立命，为往圣继绝学，为万世开太平"（张载语）。儒家的思想逐渐渗透到中医学中，"中和""中庸"的观点贯穿于中医基本理论。如阴阳平衡、不偏不倚、过犹不及、以平为期、"四君子汤中和义""三分医药七分养"、药石治病、"衰其大半而止"等，无不与儒家思想有关。而且，医家的地位也有提高，从与"医、卜、星、相"并列之"工"提升为"大夫"。特别是儒家将医学称为"仁学"。孔子提出"仁者寿"。《春秋繁露》解释说："故仁人之所以多寿者，外无贪而内清净，心平和而不失中正，取天地之美，以养其身，是其且多且治。"

东汉初期，佛教传入中国，并不断融入中国文化，也影响到中国医学。尤其是修心养性之说，广泛融入养生之道。佛家主张慈悲、善良、宽容、随和、平静、"平常心"、"宠辱不惊，得失不计，默雷止谤，化毁为缘"，都与"恬淡虚无"颇为一致。

当然，文化如水，无隙不注，恣意交流，难分界限。《黄帝内经》中的道家思想，可以上溯至《周易》。《周易》的观念，均为道、儒两家所接受和发挥。汉代儒家认为《周易》是"六经之首"，魏晋道家说《周易》为"三玄之一"，于是后人把《周易》分为"道家易"和"儒家易"两派。其实，两边各有各的道理。我们不必用现代的眼光要求古人去选边站队。儒、道、佛三家的融合，构建了中国文化的连绵高峰，其中对生命、健康、疾病的认知，深受天人相应、阴阳平衡、道法自然等哲学观念的指引。天不变，道也不变，其原创思维、理论真谛至今还闪耀着真理的光芒。

（二）时世之异，在于天人之际

孔子曰："子在川上曰：逝者如斯夫！"我们和古人可能站在同一条河

里，但已经不在同一种水里了，这就是黄帝说的时世之异。这种时世之异，略举几项。

1. 大自然缩窄且缺乏绿色，地球村变得紧密且十分拥挤。人们从广袤无垠的大自然中寻找世外桃源，世外桃源已变成人工园林，人工园林倏而只剩下三角绿地。人民省悟到金山银山不如绿水青山，城里人想去农村踏青。《人民日报》今年 6 月 11 日的一篇文章说："现在，许多地方的农村正在告别世外桃源，远离鱼米之乡，成为污水横流、黑烟四散、土壤含毒的污染重灾区。"

2. 小康而不轻松，现代而不文明，有钱而不幸福。大楼高墙，空调温凉。腿不漫步，汽车扬长。饮食不节，营养过量。张弛失据，劳累紧张。迟睡晏起，起居无常。嗜欲过度，随心所想。高下攀比，不平难安。告别了饥寒贫困以后，营养过剩成了新的社会问题。体内脂肪堆积过多，肥胖人群大量增加，胃肠、肝脏、心脏、脊柱、膝关节负担过重，现代病、社会病、非传染性慢性病不断增加。

3. 亲情解体（大义灭亲之后，又遇上离婚率升高、不孝者增多），人情淡薄（电梯见面，不识邻里；老人跌倒，无人扶起），世态炎凉（北京奥运会刘翔因伤痛退出比赛，有一条手机短信传送："歌曲:《你伤害了我，却一拐而过》；表演者：刘翔"）。灵魂深处闹革命之后，灵魂里不知道装了什么。当年批斗知识分子的积极分子，"文化大革命"中打砸抢的红卫兵，有的走了，有的老了，有的富了，有的贵了，没见过几个人站出来忏悔的。周扬表了一点态度，令人感慨不已。"十年动乱"的灾难，正在被遗忘或已经被遗忘，于是"七情和合"，就有了难度。

4. 看病难，看病贵。医生和药品的作用被无限夸大，患者自身的防病抗病能力被无限缩小。"预防为主"，却担心医药企业亏了生意，过度医疗和过度保健成为时尚。"上工治未病"，本来的意思是"未雨绸缪"，现在已引出一大批"治未病"的保健品来，弄得养生满堂，红利滚滚。

但是，"古方今病，不相能也"，刻舟求剑，因时过境迁而不可得。养生之道，必须与时俱进。不变的一点就是，相信人间正气总是主流。"吾养吾浩然之气"，这种浩然之气，是中华民族几千年来凝聚起来的堂堂正气。其养生之道，即中国人的健康之道，依然深藏在《黄帝内经》的绿荫深处。

（三）让养生之道回归本位

1. 积极保护自然，尽力回归自然。近几年来，保护生态，建设环境友好型社会，发展绿色食品，防止环境污染，消除大气、大地、江河公害的呼声越来越高。在不少居民小区，垃圾分类早已开始。这使我们看到希望，也要求我们监督政府、监督企业，发展生产不能以牺牲环境为代价，并保证从自己做起，从小事做起。

2. 认识自然，敬畏自然，不忘天人相应。虚邪贼风，避之有时。寒热温凉，自当调摄。人类是大自然的一部分，是造物主最得意的杰作。但人类仍然在进化之中，人类的力量不足以抗拒自然，只能与自然友好相处，这是根本的养生之道。

3. 以《黄帝内经》的指导思想结合社会环境和个人生活的实际，开展有效的养生实践。养生之道是高度个体化的。“自家有病自得知”，养生因人而异。养生个体化、养生个性化，是养生之道的特点。

4. 重视饮食食品卫生。一方面，我们要吃得好，吃得适量，吃得均匀；另一方面，又要警惕某种误导。现在有不少“科学”说法，哪些杂粮有营养，能防糖尿病；哪些蔬菜有降压作用；哪些肉类不能吃，吃了会得冠心病、脂肪肝，等等。说来说去，只剩下黄瓜、西红柿、洋葱是好东西。中医认为，饮食宜忌是必要的，但有明确的体质和病因指标。总地来说，中国的饮食主张“杂”，吃得适量。吃得“杂”是中华民族的伟大创造和伟大进步，既是对自然万物的了解，又是对人体消化吸收能力的信心。中国的饮食、食品、烹饪如此丰富，为人类的生存发展创造了条件，开辟了道路。我们可不能被人误导，把路子走偏了、走窄了，退回到什么都不敢吃的地步。

5. 注意精神卫生，保持情志稳定。社会生活的复杂性，表现为情志为病的多源性，也告诉我们“心病得用心药医”。中医临床很关心患者的“心曲”“心结”“郁结”和“隐衷”，认为需要开导、疏通、条达、逍遥、排遣、抒发，不一定要吃更多的药。

6. 增强自身的防病抗病能力，勿迷信医生，勿迷信药物，勿迷信保健品，勿迷信药品广告。

7. 重视养生，又不刻意养生。不要把一天吃几两米、喝多少毫升水、走几步路，规定得像机器人似的。养生是为了活得好，而不是增加条条框框，使人活得太累，这种累是心累。可以豁达一些，灵活一些，自由一些，宽松一些。为了养生，弄得思想非常紧张，那就得不偿失了。

（2012 年 6 月 15 日）

参考文献：

①人民卫生出版社．黄帝内经素问［M］．北京：人民卫生出版社，1963：1.
②张松如，陈鼓应，赵明，等．老庄论集［M］．济南：齐鲁书社，1987：90、113.

《中国中药杂志·民族药专栏》刊头语

据 20 世纪 90 年代的调查，我国的药材资源有 12807 种之多，其中中药材品种数为 3000 左右。而临床上，常用中药仅 400 ～ 600 种。这个数字是统计出来的，也是推算出来的。明代李时珍的《本草纲目》载药 1892 种，清代赵学敏的《本草纲目拾遗》载药 900 多种（主要收录《本草纲目》未收载的），加上清乾隆以后至民国时期发现、积累的，以及 20 世纪 70 年代大搞中草药群众运动期间发掘出来的，中药材品种数量有大幅增加，但总数不会超过 3000 种。20 世纪 80 年代普查之后编写的《中国中药资源》一书指出，我国的“药材资源分三个部分，即中药材、民间药、民族药”，“我国现有的商品药材 1000 余种，仅占全部中药资源的 10% 以上。其余 85% 以上的品种都属于民间药和民族药”。说明实际调查和本草所载，基本上是一致的。民族药的总数，有七八千种之多。其重要性，于此可见一斑。至于民间药，也叫草药。草药之“草”，既是“本草”的意思，也有“草创”的意思。草药可能是中药或民族药的前身，也可能是属于另一个医学体系的药物。但在民族地区，草药和民族药是不分的，民族医药是少数民族的传统医药，其特点是：

（一）民族性：民族医药以民族文化为背景，具有鲜明的民族特征。民族药的基本理论反映了该民族的自然观、生命观和宗教意识，并用本民族的语言表述自己的医药知识。

（二）地域性：民族药在民族地区土生土长，为少数民族所熟悉，被当地的民族医广泛应用，地域分布相对稳定。这一点与中药不同，中医药作为长期以来的主流医学，从来就是分布广泛，“一方吃全国”。《神农本草经》里 365 种药物，分布在全国各地，到处都有道地药材。

（三）随俗性：行医方式和药物剂型均与当地的生产生活习俗有关。医生多用鲜草，房前屋后都能采到。藏药、蒙药多为散剂或丸剂，那是因为在游牧生活中便于携带、易于服用，且避免了燃料缺乏、煎煮困难的问题。

人们对民族药的概念，曾经历一个认识过程。有的人认为传统医药的来源有时是同一种动物、植物或矿物，分别称中药、藏药、蒙药是不合适的。还有人认为，所有的药都是化学药，其本质都是化学成分，审批都凭化学功能，吃进肚子都是化学变化，没有必要分中药、西药、民族药。这些论点只看到药物的共性，而忽视了药物的个性。民族药是由药物来源、药品功能、药理分析及其历史文化背景等综合因素决定的，是在特有的医学理论指导下应用的。它们是中医药必须平等相待的学术姊妹。我国的传统医药政策是“发展现代医药和我国传统医药”“把中医和西医摆在同等重要的地位”“大力扶持中医药和民族医药发展”。继承和发展民族医药，是人民防病治病的需要，是建设中国特色社会主义医药卫生事业的需要，是繁荣我国医学科学的需要。从这个大局来看，《中国中药杂志》出版民族药专栏具有非同寻常的意义。

因此，我对民族药专栏提出几点希望：

（一）继续支持民族医药做好发掘整理、开发利用工作，这是民族医药继承发扬的基础。近 30 年来已做了大量工作，但很不平衡，也不够深入。如不抓紧做好，很可能断了血脉，因此必须不误时机，积极抢救。

（二）坚持以医带药，用民族医药的基本理论指导药物的开发利用，防止废医存药，最后连药也不可存。

（三）从整体着眼，从保护文化多样性出发，探索民族医药文化蕴含的精神价值、原创思维及想象力，采取有力的保护措施，把根留住。

（四）我国有 55 个少数民族，目前已发掘整理了近 40 个民族的传统医药。尽管各民族医药的内容参差不齐，但尽量做到均衡报道，并多刊登基层民族医药工作者的文章。

（2012 年 8 月 11 日）

百草芬芳

——古广祥《中药趣联》赏读

医学是文化大屏幕上的一幅生命之画，医学的文化色彩太浓烈了，尤其是中医学，它蕴含着丰富的哲学思维和浓厚的人文精神。所以我认为，医学是两栖科学，既是自然科学，又是社会科学。民生关怀和人文精神是它的灵魂，医疗技艺和统率百草是它的武器。

古代有儒医。一是指“秀才学医，笼里捉鸡”，由儒生而学医成业；一是指“不为良相，即为良医”，良相在下野或退隐之后，以医道济世，相者怀救人之德，医者具儒雅之风。我读《中药趣联》之后，第一个感觉是古广祥先生竟有如此雅兴，“积二十余年从事中医药推广工作之感悟，日积月累不少佳名妙句”，而且“力图不重复使用药名，尽量做到合平仄、工对仗、求趣味”。其创作的药联，竟达两百余副。很多药名药性，即使是本草专家，也未必尽知。我想，这不是文字游戏，而是一种对中医药文化的高层次的钻研，反映了作者的热心、执着、兴趣、品位、文采以及治学精神，显然也带着弘扬中医药文化的使命感，是非常令人感佩的。

古先生提到，他为了写这本书，曾历时两年时间重温《汤头歌诀》和《药性赋》。应该说，在诸多中医药的启蒙读物中，《汤头歌诀》和《药性赋》是编得最好的，也是流传最广泛的。如果再补充一点，我十分偏爱李时珍的《濒湖脉学》，其中“七言脉诀”的“状体诗”“相关诗“和”主病诗”都是极好的科学诗。与这些经典读物相比较，《中药趣联》典雅有余，通俗不足；学术有余，趣味不足；赏析有余，记读不足。古先生有两百副之发表，必有四百副之构思，故此激励而共勉之。

（2012年8月16日）

传统医药的文化背景

一、传统医学的概念

欧洲文艺复兴以后，现代医学随之产生，有关的卫生保健法规首先在欧洲大陆出现。这些法规规定，只有受过正规教育的医生和少数专业工作者才能行医。这种医学教育一概以现代科学和现代医学为基础。他们认为，这一立法的动机是为了保障人类健康，反对和防止一切不合格的医生和庸医。他们高度自信自己是科学的、负责任的，相信现代医学代表着科学的未来，一定可以为人类健康打天下。同时为了维护从事这一职业人群的利益，形成了若干垄断性的利益集团。在卫生保健的各个领域，任何试图放宽垄断的主张，都遭到享有独占地位的职业医生的有组织的强烈反对（参见《传统医学和卫生保健工作》，人民卫生出版社，1985 年版，第 355 页）。中国辛亥革命以后建立的民国政府，其卫生部就是一个以现代医学为基础的西医卫生部，这种情况，到 1949 年以后才有所改变。

20 世纪 70 年代，世界卫生组织提出了一个振奋人心的口号："到 2000 年人人享有卫生保健。"但环顾全球，发现许多国家和地区连基本的医疗条件都不存在。有的地方，一直是传统医学发挥着保障人民健康的作用。于是从 1976 年起，世界卫生组织把发展传统医学事业列入工作计划，并于 1978 年在阿拉木图召开的国际初级卫生保健会议上，把发挥传统医生作用的问题，载入"阿拉木图宣言"。

这个时候，正是中国粉碎"四人帮"以后的"拨乱反正"、解放思想、改革开放时刻，中医学凭着深厚的文化底蕴和卓越的实践功能开始复苏。中共中央发表了《关于认真贯彻党的中医政策，解决中医队伍后继乏人问题的报告》的［1978］56 号文件。世界卫生组织重视传统医学的动向对中国的中医界无疑是极大的鼓舞。

于是，在 1982 年修订的新《宪法》中，规定"国家发展医疗卫生事业，发展现代医药和我国传统医药”，为中国的卫生工作方针从“团结中西医”到“中西医并重”提供了法律依据。

对传统医药（世界卫生组织一直称之为“传统医学”Traditional Medicine）的理解，世界各国是有差别的。西方有些学者认为，Traditional Medicine 代表丛林的、原始的、土著的、落后的医学。中国也曾经把它翻译为“土医”，但在英语词典里，Traditional Medicine 并无贬义。中国用“传统医学”这个词，相当准确地表述了中国历史上各个民族创造的医学遗产。2002 年，世界卫生组织在《2002—2005 年传统医学战略》中，给“传统医学”下了一个定义（What is Traditional Medicine）。文件说：“传统医学是传统中医学、印度医学及阿拉伯尤纳尼医学等传统医学系统以及各种形式的民间疗法的统称。传统医学疗法包括药物疗法（若使用草药、动物器官和 / 或矿物）和非药物疗法（如在基本不使用药物的情况下进行，比如针刺疗法、手法治疗及精神治疗）。”在主要卫生保健系统基于对抗疗法或传统医学尚未纳入国家卫生保健系统的国家，传统医学经常被称为“补充”“替代”或“非常规”医学。

我国的传统医学包括中医学、民族医学和民间医学三部分。中医学是我国社会长期以来的主流医学，民族医学是我国少数民族的传统医学。民间医学是指既无特定的民族文化背景，又非属于中医学主流的医学。说得明确一点，它是指《黄帝内经》系统以外的医学理论和医学实践，例如明末黄道周（1585—1646）以河洛象数为依据，提出了“五脏五系、四腑四房的藏象学说”[吴新明 . 黄道周的中医藏象新说 [J]. 集美大学学报（哲学社会科学版），2012（4）]，以及云南的“黄氏医圈”、陕西的“太白七药”等等。

二、传统医学的文化背景

生命的出现，是宇宙史上的重大事件。人类是大自然的杰作，大自然创造了人类，人类创造了文化。

医学不仅仅是文化广场的一角，它是文化天幕之上光照世界的生命之星，它是文化土壤之中挂满生命之果的民生大树。中医学和民族医学均有各自的文化背景，中医学是在汉文化背景下吸收融合了不少少数民族的医药创造形成的传统医学。中医学蕴含着丰富的哲学思想和人文精神，其他民族医学也是一样。但因为中医学是我国传统医学的当然代表，这里首先讨论中医学的文化背景。

中医学的文化背景，主要有三点：

（一）道、儒、释主导的中医哲学构架

《黄帝内经》的基本理论是道家思想。《黄帝内经》曰：“夫上古圣人之教下也，皆谓之虚邪贼风，避之有时，恬淡虚无，真气从之，精神内守，病安从来。是以志闲而少欲，心安而不惧，形劳而不倦，气从以顺，各从其欲，皆得所愿。”对外，是对虚邪贼风避之有时；对内，是恬淡虚无志闲少欲，这是道家思想的精粹。

中医的养生，分春夏秋冬，适应四时。“春三月，此为发陈，天地俱生，万物以荣，夜卧早起，广步于庭，被发缓形，以使志生，生而勿杀，予而勿夺，赏而勿罚，此春气之应，养生之道也。”此后是夏三月、秋三月、冬三月（参见《素问·四气调神大论篇》），各应自然气候变化，得生长化收藏之机，与道家思想一脉相承。

西汉武帝重用董仲舒，独尊儒术，此后，中医学受儒家思想的影响日深。《汉书·艺文志》说：“方技者，皆生生之具。”医学，是生化生命的工具。在儒学当家的年代，医生的主观能动性大大加强，使“医为仁术”，主张“仁者寿”“四君子汤中和义”，调药取中庸之道，药石治病“衰其大半而止”。

东汉以后，佛教传入中国，从南北朝到唐代，达一时之盛。佛教提倡修性养心，慈悲宽容。“宠辱不惊，得失不计，默雷止谤，化毁为缘”，与道家的清心寡欲、顺其自然相呼应，在临床上强调医药与内修相结合。

道儒释思想是中国文化的基本体系，形成中医学的思想内涵和哲学指导。

（二）五行学说配对人体功能属性

木、火、土、金、水五行，出于古人对自然万物的属性认识和归类变化。归类是对属性的认识，变化是指生克的关系。介入到医学，全面反映了人与自然的联系。一般可见“五行归类表”。

五行归类表

五行	木	火	土	金	水
方位	东	南	中	西	北
时序	春	夏	长夏	秋	冬
五气	风	暑	湿	燥	寒
生化过程	生	长	化	收	藏
脏	肝	心	脾	肺	肾
腑	胆	小肠	胃	大肠	膀胱

续表

窍	目	舌	口	鼻	耳
体	经	脉	肉	皮毛	骨
志	怒	喜	思	忧	恐
色	青	赤	黄	白	黑
味	酸	苦	甘	辛	咸
音	角	徵	宫	商	羽
声	呼	笑	歌	哭	呻

* 此表摘自《内经辑要》，科技卫生出版社，1959年版，第27页。

其中，木主东方，主春天，主风，属肝，开窍于目，颜色属青，味主酸性，音主角声。土主中央，主长夏，主湿，属脾，开窍于口，颜色属黄，味主肝，音主宫声。其他，火主南方，金主西方，水主北方，土主中央。在养生与临床实践中，均证之有据、论之有理、行之有效。

（三）养生之道融入社会习俗

中医学的原创思维首先是对人体生命与健康的认知。在中国人心中，确立了“天人相应”的宇宙观，形成了许多有关卫生与健康的习俗和节庆，如春节掸尘、端午辟邪、春捂秋冻、冬病夏治、三分医药七分养等等。曾国藩在日记中写道：“养生之道，视、息、眠、食四字最为重要。息必归海，视必垂帘，食必淡节，眠必虚恬。”息必归海是指呼吸要深沉，要达到丹田之内；视必垂帘是指眼睛要保持半视半开状态，以便守心静气，调息养神；食必淡节是指食应清淡；眠必虚恬是指睡觉时心境处于空虚状态，无思无忧，无牵无挂。许多长寿老人都有一套自己的养生保健经验，都受到中医学的直接影响，许多养生之道，都融入社会习俗，处处沿袭，久久为用。

我国有55个少数民族，其民族传统医学各有其不同的民族文化背景，例如藏医学，受藏传佛教文化影响很深。另外受佛教文化影响的还有蒙医学、傣医学等。我国有10个少数民族信仰伊斯兰教，受伊斯兰文化和阿拉伯医学的影响颇深，如回医学、维吾尔医学、哈萨克医学等。有许多历史上无文字的民族，在他们的古歌中保存了不少医学理论和知识，如湘西花垣苗族自治县著名老苗医龙玉六的《苗医生成学》，其中，“万事万物同一理，事物生成共根本。头号重要搜媚若（能量），第二是各薄港搜（物质），第三是玛汝务翠（结构），三本缺一不得生”，指出能量、物质、结构是事物生成的三个基本要素。瑶族也有山歌记录医事。广西都安瑶族自治县有一则赞美三介公的歌谣，说三介公走村串户救病人，“病人患处缠彩带，又照金书念咒经。仙棒轻轻敲三下，病人康复倍精神。骨折跛脚皆能治，几许病人转回春。浮肿病人重康健，多年瞎子见光明”。虽有医巫不分的成分，但反映了古代瑶医的行医情景。

目前全国民族医药的发掘情况，大体上分三类。第一类是全面发掘整理的，有 15 种，即藏、蒙、维、傣、朝、彝、哈萨克、回、壮、苗、瑶、侗、土家、畲、羌族医药。第二类是初步发掘整理的，有 19 种，即布依、满、白、哈尼、黎、傈僳、佤、拉祜、水、纳西、仫佬、布朗、毛南、仡佬、阿昌、怒、鄂温克、德昂、京族医药。以上两类，都有发掘整理的文本为准。第三类是尚待发掘整理的，有 21 种，即高山、东乡、景颇、柯尔克孜、土、达斡尔、撒拉、锡伯、普米、塔吉克、乌兹别克、俄罗斯、裕固、保安、塔塔尔、独龙、鄂伦春、赫哲、门巴、洛巴、基诺族医药。所谓一方山水养一方人，每个民族后面都有一部史诗。这些民族医药资源都属于非物质文化遗产，代表着少数民族寻找医药的原创思维和精神价值，十分值得我们珍惜。

三、自然科学与人文科学相整合的人体生命科学

在古代，人文科学和自然科学是不分家的。伟大的学者既是哲学家、文学家，也是自然科学家，都是综合各科知识的大家。“秀才学医，笼里捉鸡”，历史上许多儒医，有的是平时兼通医术，有的是晚年坐堂行医，不为良相即为良医，医儒不分非常自然。现代科学兴起以后，分科渐细，以致文理分家互不通气。到 20 世纪 50 年代，教育部门学苏联体制，拆大学，建学院，调整院系，倾斜于学科专业分化，大学的基础知识底盘太窄，影响到学术金字塔的高度。1976 年，美国学者恩格尔提出生物—心理—社会医学模式，取代单纯的生物医学模式。1998 年 3 月 27 日，美国的《科学》杂志刊登了美国科学促进会主席为该学会成立 150 周年写的一篇纪念文章，提出“人类不仅是生物学的而且还是文化的物种”“我们需要将自然科学与人文科学整合在一起探索生命”。可见，医学与文化相结合的呼声由来已久，已经到了必须“重归于好”的地步。本人的建议是：

（一）确认传统医学和人文精神相结合的“两栖”特征，并按照其自身规律办事。传统医学教育可以在理科办，也可以在文科办，但更重要的是建立文理兼修、文理兼通的中医药教育体系，有计划、有步骤地改造当代的中医

教育。

（二）扩大医学的概念，减少医学的职能。医学不能局限于疾病医学和对抗疗法。医学应该有更广阔的视野、更重要的人文精神、更彻底的民生意义。要进一步树立“预防为主”“治未病为上”的大医学观念，否定药物至上、技术至上的拜物倾向。医生要充分调动患者内在的健康力量和痊愈能力，对健康不能包办代替，要淡化药物的直接作用，防止神化医者的技术力量。

（三）坚持中医学原旨，回归中医姓“中”，准确评估和安排中西医结合工作。

多年来，尤其是医药改革以来，中医医院的西医化倾向非常明显。中医院在很大程度上应用西医手段看病，并用西药治疗，把急症抢救、“开刀”外科、产科、儿科全面让位于西医，有的中医院本质上已经成为西医院。1982年卫生部曾在湖南衡阳召开过一次“全国中医医院和高等中医教育工作会议”，就是著名的“衡阳会议”，当时的卫生部部长崔月犁主持了这次会议。会议面临的形势是，“文化大革命”结束以后，中医事业恢复很快，但不少中医院内涵建设不足，西医化倾向比较明显，于是提出“中医医院要办成名副其实的中医医院，中医学院要办成名副其实的中医学院”。崔月犁说：“中医医院和中医学院一定要突出中医特色的办院方向，不能挂着梅兰芳的牌子，唱着朱逢博的调子。”最近我到广西融水苗族自治县调查，县中医院院长告诉我：“崔月犁老部长于1987年来视察过，他告诫我们，‘中医医院要突出中医特色，不能挂羊头卖狗肉’。”我对这位年轻院长牢记老部长的教导充满敬意。但很可惜，由于种种原因，衡阳会议的精神至今未能很好贯彻。为此，我建议：

（一）“中西医结合”是整个卫生工作方针之一，中医院要搞，西医院也要搞，而西医院搞中西医结合更有优势，因此，我建议中西医结合方针回归卫生部门，而不宜主要挤在中医医院内。

（二）明令中医医院的医生不开西药，不做西医手术，诊断措施允许借用西医设备，但“心知其意，而不为其所囿”。

（三）限制中医医院应用中成药的比重。汤药配方比较遵循辨证论治，中成药一般是“通方治病”。中医医院应用中成药的比重，其处方量应适当限制。同时改进汤药的煎制与服用，以方便患者。

（2012年12月7日）

《历代中医治则精华》再版序

中医临证，必求理法方药。首先辨证论治，大别阴阳，明确诊断，而后确定治则，施以治法。或选方药，斟酌君臣佐使，加减化裁，圆机活法，丝丝入扣，以收桴鼓相应、拔刺雪污之效。

历代中医之治则治法，积累丰富，阐发剔透，散见于各种医学名著。1991 年，周超凡先生主持中国中医研究院基础理论研究所中医治则治法研究室期间，收集先秦至晚清历代医籍 300 余部，将其中有关治则之要言警句，撷英取华，编成《历代中医治则精华》一书。其文献资料之丰富、总则分则之严律、辨证辨病之胪列分类，20 余年来尝未见超越之作。

今之业中医者，临证施治大为粗放。更有甚者，似已不望、不闻、不问、不切。纵有问切者，心不在焉。白大褂穿在身上，听诊器挂在胸前。坐立于心猿意马之位，处方于龙飞凤舞之间。一摞化验单、一份心电图、一张诊断书，足以令辨证与辨病相结合而有余。然人穷思迁，理穷思变。多年来振兴中医的呼声不绝于耳。夫振兴中医之核心，在于中医学术之振兴。引之于临床实践，即理法方药之回归。中医医魂之重铸、中医理论之创新、中医治则之遵循、中医治法之探索，已成当代中医人之学术觉悟与历史责任。《历代中医治则精华》之再版，逢其时矣！

（2013 年 2 月 24 日）

《周超凡论集医》序

周超凡先生说："中医要发展，靠什么？最重要的一个方面是靠疗效。而疗效靠什么？首先是要有正确的诊疗思想，随之是遣方用药。"于是我问超凡先生："你认为，正确的诊疗思想是什么？"超凡先生不假思索，滔滔不绝地回答了我的问题。他说："时代已经改变，疾病谱也在改变。过去，哪有那么多肿瘤、冠心病、糖尿病、乙肝、艾滋病呀。中医应该面对新的情况、新的疾病谱。必须参照西医的诊断，参照西医的病名，把辨证和辨病结合起来。中医的辨证论治不是万能的，也不是很完善。宏观辨证要与微观辨证相结合，不断创新、不断完善，对此要有一个清醒的看法。有些病，早期没有症状，光辨证有困难；有些病，辨证了但治不好，中西医互补就比较好。中药也一样，过去对中药不知其科属，对有些中药的毒性认识比较笼统，如今有了检测条件，一些毒性不断发现了，比如首乌中毒，已报道1000多例，其中严重的也有100多例。不能说你没有发现，你的老师也没有发现，就不承认这一点。我编《历代中医治则精华》一书，是因为一些中医只知道'清热解毒''活血化瘀'，其他治法很少知道，也不会应用；或辨证之后，施治无方，没有疗效。当然，西医把病诊断清楚了也有无药可医、无计可施的时候。"

周超凡先生的这些意见，代表了一部分中医学者的探索精神和创新思维。我和超凡先生是老朋友，在中医学术上他是我的老师，对他的这些见解，我是很尊重的。我们两人对待学术问题经常是相互切磋、相互学习，但不追求统一思想、统一意见。周超凡先生出身于中医世家，1963年毕业于上海中医学院，是地道的中医科班。他勤于学习，善于思考，勇于纳新。他白天认真工作，晚上埋头读书、写作、审稿，基本上没有休息、没有娱乐。我曾经跟随他临证抄方，他用的是中西汇通的诊断、加减化裁的经方。对有些有毒有碍的中药，使用十分谨慎。如关木通为马兜铃科植物，含马兜铃酸，因而对同属马兜铃科的细辛就尽量少用，改用徐长卿替代。对朱砂、雄黄、五灵脂等一概不用。有的患者并用了中药加西药，他都能提出中肯的建议，使其有所选择。这些都是我十分敬佩的。但我认为，中医在临床上碰到困难和问题，应该从中医上想办法、找出路，总不能一遇到问题就靠西医来帮忙。中医本身不是简单的临床医学，更不是疾病医学，应从生命的认知和健康医学的角度去理解和把握中医的真谛。辨证论治是一种思维方法、是一个武器，现在的问题是没好好地用，没充分发挥它的作用。中医的治则治法，也没有学好学通、用足用够。我总是想，中医的困难，只能以发展中医来解决。中医的前途决定于中医的自信和自强。怨天尤人，是没有底气的表现。

《周超凡医论集》一书，是薛红卫向周超凡先生拜师学习期间收集的乃师著述和自己的学习心得，比较全面地表述了超凡先生的医学观点和医学实践。薛君勤奋好学，虚心求教，灵犀参悟，深得真传。今天他捧起恩师的衣钵，交出兰台的答卷，献于春天的杏林。此景此情，沛然蔚然，令人欣然。

（2013 年 3 月 30 日）

《庞宪清医海琐碎录》序

读《庞宪清医海琐碎录》一书，像是喝一杯醇酒。这种酒，不是国宴酒、不是迎宾酒，而是过年时候农民家里自制的一种土酒。这酒里盛满了一位农村老中医的学识、经验、感情和期盼，杯中散发出地道的、纯正的中医味。书里总共160篇文章，大都短小精悍、平实朴素，但有理有据、有滋有味，背后蕴藏着深厚的理论功底、丰富的临床经验和洞明的人生阅历。它不像当代学术期刊上的某些论文，虚高气岸，戴帽穿靴，弄虚作假；或者是名曰中医论文，实则不中不西，参中衷西，假中真西，与中医学术沾不上边，只能做“晋升”和“评奖”之用。

庞宪清先生是山东平邑县中医院的一名老中医。从家族谱系来看，庞氏业医始于清咸丰年间，应属中医世家。他在“苍生大医”一文中谈了“一个人民的好医生”的标准，令我顿生敬意。书中还有“庞氏颐寿堂业医训诫”一文，均切中时弊。庞宪清先生说“中医药之根在农村”。他结合当地农村中医药工作的现状，反映了当前中医药工作的一些问题，很值得我们重视。领导机关的干部也有经常下乡者，一部分老中医积愤在胸，急切中不善表达，真正能坐下来耐心倾听者，实在很少。这本书，名曰“琐碎录”，文章短小，一事一议，便于阅读，确是长处。从事中医药业务特别是做中医临床工作的人，从中可以得到很多知识、很多启示；从事中医药管理工作的人，于此可以听到春雨润物之心、振聋发聩之音，故值得推荐给大家一读。是为序。

（2013年8月15日）

《刘氏六世医方》序

刘彦普的《刘氏六世医方》的出版，好比有人在野地里挖到一个金光闪闪的宝盒，盒子里藏着辽西朝阳凤凰山下大凌河边刘氏家族六代医人的医学经验和祖传秘方。中医古籍出版社著名编辑伊广谦教授用相当大的精力责编此书。当他把清样送给我看的时候，万分感慨地说："确有经验，确有疗效。有真知灼见，有独到之处！"这应该是对本书最好的评价。

刘彦普少年时代虽然贫困，但倔强有志，敢于自立。他禀赋天成，又非常勤奋刻苦。尤其是自学中医，背诵《汤头歌诀》《医学三字经》《药性赋》《脉诀》等四小经典，自幼受家学影响颇深。早年行医道上，每有得心应手的机会，积累了不少临床经验。但我们这个时代，是倡导现代科学、建设现代工业、以现代科学为科学、以非现代科学为不科学的时代。就中医的命运来说，先是以"医学革命"的大旗"废止旧医"，后来以考试西医的办法淘汰中医，以"唯一道路"的口号改造中医，以立法立例的措施几乎把民间医、民族医及草根一族完全排除在执业医师之外，使他们无法取得行医资格，刘彦普就是一个典型的例子。刘彦普本来是一个农村中医，在家乡行医，颇有医名。后在上级要求下，考上了执业助理医师。在继续报考"一技之长"者的时候，他亦获得报考资格，正待应试，却突然意外受伤，导致一目失明。后久经医治，耽误了那次考试。而报考的证件已被主管部门收去，没有退回。三年以后，又有一次报考的机会，却因为缺乏证件而无法参加。尽管有原来的行医经历，有丰富的临床经验，有关领导都清楚记得为他办理过报考手续，证明他具备报考资格，但当地卫生部门的负责人强调非有"证件"不可。在万般无奈之际，他找到了时任辽宁省卫生厅中医处的从处长和温副处长，终于在省卫生厅中医处的档案里，找到了当年报考的全部原件，不仅报考没有问题，连行医资格都解决了，当地县卫生部门某负责人的梗阻也随之消于无形。一件复杂的事情本身就那么简单，刘彦普老骥伏枥、宝刀未老，在夕阳中意气风发。他的医道得到了更好发挥，继续为家乡人民的健康造福。

我们的祖国是一个历史悠久、地域辽阔、人口众多的多民族国家。文化底蕴的深厚性、文化内涵的多样性、文化表现的丰富性，让我们为人类文明做出了巨大贡献。中国广大农村，天覆地载，山高水长，历来乃藏龙卧虎之地。各民族人民对生命、对健康、对疾病、对草医草药的认知和实践，形成了多种多样的医药文化，中医学仅仅是其中的当然代表。时至今日，乡村医生、民族医生、民间医生、医疗方面的一技之长者，仍然是重要的卫生资源，是中国传统医学创新发展的源头活水，是一支不可忽视的力量。但历史的论证是一回事，现实的生活是另一回事。在现代化大潮中，这支力量已经衰败，或弃之如同敝帚，或终于后继无人，说明我们可爱的革命家、科学家们数典忘祖、魂断蓝桥，至少是缺乏政治度量和学术度量，更谈不上用全人类的知识武装自己的头脑了。《刘氏六世医方》一书的出版，是一项抢救性成果。如果作者不奋斗、编者不尽心，这本书也就没了。呜呼！赓续之艰，难以言表；庆幸之感，油然而生；珍惜之情，勉其晚景；敬学之心，共飨其文。是为序。

（2013 年 12 月 26 日）

《于氏皮内卧针疗法》序

长期以来，人们都非常关心中医药的继承与发展问题，继承不足，创新不够，成为上下一致的忧虑和呼声。其实，一门学术的发展，经常处于积累和渐进之中。蕴积既久，水到渠成，革新和突变也随之出现。于全义先生的“皮内卧针疗法”的研制成功，不失为针灸学上的一个创新。

首先，从学术上讲，它有充分的中医理论根据，尤其是经络学说中关于皮部、浅刺、留针的论说，作者理解和诠释得相当完整而深刻。其次，他在皮内卧针的解剖部位和进针手法的研究方面，画出了“皮部疆界图”，既遵循中医理论，吸收前人“皮下埋针”的经验，又有个人的探索创新。第三，在针具改良方面，充分利用现代科技成就，自主研发了一套针具，申请了专利。第四，对皮内卧针的临床应用，积累了 30 多年的临床经验，初步形成了一套治疗规范。为此，已故针灸专家王雪苔先生于 2007 年就做了很高的评价，认为“皮内卧针疗法在临床中具有明显的优势，操作极其简便，针刺十分安全，病者不觉刺痛，久留针又不妨碍病人活动，对很多疾病有较好的疗效，所以深受病人欢迎”。

《灵枢经》云:“经脉者，外合于皮毛，内络脏腑。”一方面，“视其外应，以知其内脏”；另一方面，“病应见于大表”（扁鹊语）。于是，外病内治，内病外治；上病下治，下病上治；针药治其外，神气应乎中，形成中医的一大特色。于全义先生的“皮内卧针疗法”，从理论和实践两个方面，对中医学的继承发展均做出了贡献。

（2014 年 3 月 1 日）

日暮未敢忘知遇　茶香有意品深情

——胡熙明与中医药事业之片段

我和熙明同志是在1978年12月的一次会议上认识的，至今已有36个年头。我刚认识熙明的时候，他是卫生部中医司副司长，后来调任中国中医研究院党委书记，后又回到卫生部任副部长。1986年国家中医管理局（今国家中医药管理局）成立后，由副部长兼任中医管理局局长。这段时间，是现代中医药事业的黄金时代。当时中医界人心之齐，士气之旺，中医事业恢复开拓发展之快，为历史所未有。中医药事业振兴发展中几个称得上战略性的重大决策，都是在这个时期提出并实施的。第一个战略决策是1978年中医事业拨乱反正的中共中央［1978］56号文件出台，这是在粉碎“四人帮”以后重新唤醒中医队伍，使中医事业走上正轨的一个历史性文件。第二个战略决策是1982年召开的要求中医机构突出中医特色的衡阳会议，这是明确中医的核心价值，指明中医医院及中医学院办院方向的一次会议。第三个战略决策是决定“县县建中医院”，这个最初的动议是衡阳会议提出的。1986年10月底在湖北沙市召开的全国县级中医医院工作会议把它作为一个主要议题和重点任务确定下来，为中医恢复基础力量留住了根脉。第四个战略决策是1986年初国务院决定成立国家中医管理局，这个决策使中医工作摆脱了从属地位，有了自主权，为中医药事业按自身规律办事提供了组织保证。

在这四个战略决策中，熙明同志都是做出了重要贡献的发动者、实践者和领导者。

一、坚决贯彻执行［1978］56号文件

近代以来，我国的中医药事业屡经摧残，命运多舛。北洋军阀时期和民国时期的景况且不说，“解放以来，中医事业几经反复，问题成堆，积重难返。建国初期，中医受歧视排斥。由于毛主席、周总理的关怀，1955年才有了起色，至1958年前后达高峰。三年困难时期，机构砍，人员散。‘文化大

革命’中，又遭到‘四人帮’的严重摧残。屈指算来，中医事业的好日子，只不过那么几年时间”（摘自胡熙明主持起草的“全国中医处长座谈会简报”第一期，1978年12月15日）。粉碎“四人帮”以后，1978年9月24日，“中央转发卫生部党组《关于认真贯彻党的中医政策，解决中医队伍后继乏人问题的报告》的批语”（附卫生部报告全文），简称［1978］56号文件。这个文件起草的具体情况，我不太了解。但当时卫生部中医司的司长是吕炳奎，副司长是胡熙明和张自宽，我知道吕老和中医司起了重要作用。

1978年12月5日至15日，卫生部在北京八大处装甲兵招待所召开了全国中医处长座谈会，汇报各省、市、自治区贯彻执行中共中央［1978］56号文件的情况，座谈会由卫生部中医司主持，吕炳奎、胡熙明、张自宽三位司长全部到会。12月4日会议报到那天晚上，吕炳奎、胡熙明和张自宽来到代表们住的房间，嘘暖问寒，一一问候。这段情节，我已经记述在《春天的落叶》一文中，载于《医林朝暮》一书。12月15日，由胡熙明副司长做了会议总结。会后，我和成都中医学院的教务长侯占元、重庆中医研究所副所长黄星垣、福建省卫生厅副厅长黄春源等四五个人留了下来，由熙明同志安排讨论会议简报。熙明同志说，这份简报要送达中央领导同志的，一定要如实反映情况，重点说明问题，文字不能太长。之后又把我留了一天，起草会议简报。这份简报的底稿，我一直珍惜地保留着（誊清稿交给了熙明同志）。在起草中，熙明同志缜密的思维、严格的文风、和蔼的态度、对贯彻执行［1978］56号文件的坚毅精神，给我留下了深刻印象。虽然只有短暂的共事，但大概他对我的印象也比较深。因为此后数年我陆续参与卫生部中医司组织的工作和召开的会议，他已去中国中医研究院工作，我们很少有见面的机会。相隔七八年以后，在国家中医管理局成立之际，他向崔月犁部长推荐了我。熙明于我有知遇之恩，绝非我谬托知己。

二、参与衡阳会议决策，贯彻衡阳会议精神

全国中医界把［1978］56号文件带来的大好形势喻为中医的“第二个春天”，此后三年，受十年浩劫破坏的中医事业得到比较好的恢复和发展。全国中医医院从1976年的171所发展到1981年的753所，中医队伍从1976年的236046人发展到1981年的289502人。探索中医医院的办院规律，成为各地中医部门面临的重要任务。而已经出现的严重问题是，不少中医医院在办院中没有充分体现中医中药的特点，在医院领导班子及技术队伍的结构上，中

医药人员没有占到应有的多数。许多中医医院名不副实，“打着梅兰芳的牌子，唱着朱逢博的调子”（这是崔月犁部长在衡阳会议上批评某些中医医院名不副实的一个比喻。梅兰芳是古典戏曲的代表，京剧大师；朱逢博是上海音乐学院教授，美声唱腔的代表）。于是从 1982 年 4 月 16 日至 22 日，在崔月犁部长亲自主持下，于湖南衡阳召开了全国中医医院和高等中医教育工作会议，简称“衡阳会议”。衡阳会议的基本结论和历史贡献在于以“我们要在中医事业上有所作为”的历史责任感，以“挽狂澜于既倒”的大无畏的勇气和魄力，指明中医机构必须突出中医特色，端正办院方向，把中医医院办成名副其实的中医医院，把中医学院办成名副其实的中医学院。为达到此目的，中医机构的领导班子、人员结构必须做相应调整。4 月 17 日，会议开幕的第二天，熙明同志发言。他说：“多年来的实践证明，人民需要中医院。办西医院，卫生部门有丰富经验；办中医院，我们还在摸索当中。中医医院必须突出中医特色，不能突出别的东西。以中医为主，也不全面，中医就是中医。中医医院的任务就是继承发展中医，就是用中医中药为人民服务。老百姓到中医院来看病，就是要找中医看病。办好中医院，必须端正办院思想，明白中医院是干什么的。”当天晚上，我去看他。他略带忧郁地说：“看来问题不那么简单，改变现状是不容易的，主要是人员问题。”在后来的工作实践中，他克服种种困难，坚定地贯彻衡阳会议精神。1986 年 10 月，熙明同志在全国县级中医医院工作会议上说：“在认真贯彻衡阳会议精神、保持和发扬中医特色方面，各地做了大量工作，基本端正了县级中医医院的业务指导思想和办院方向。”“对于县级中医医院来说，要求在领导班子配备上，必须以中医药人员为主体；在业务技术队伍建设上，中医药人员不低于医药人员的 70%；在科室设置上要体现中医特点。要遵循中医理论体系，提高辨证论治水平，积极运用中医的各种传统疗法，扩大收治病种，提高中医药治疗率。中医特色是中医机构的生命，关系到中医机构的发展方向。”［摘自《中医工作文件汇编》（1984—1988 年），第 276—282 页］。1989 年 7 月 20 日，国家中医药管理局在哈尔滨召开全国中医药工作会议。会议召开之前的 7 月 13 日，熙明同志就会议筹备工作向分管中医药的国务院副秘书长刘忠德做了汇报。熙明同志说：“当前中医工作的中心任务是加强内涵建设，充实、巩固、提高现有的中医机构，尤其是中医医院。从‘以机构建设为基础’转移到发展学术、充实内涵上来，把中医医院办成名副其实的中医医院。”会议期间（7 月 25 日），他听取了中医科技工作汇报。熙明同志说：“中医药的现代科技研究还很年轻，起步晚、条件差、力量弱，但基本的问题是科研领域应该遵循什么原则。最要紧的，是要有中医自己的特色，中医药理论体系不能丢。”熙明同志把衡阳会议精神融合到中医事业的每项工作当中，不苟且，不敷衍，表里如一，始终不渝。

三、全面实施“县县有中医院”

中医的力量在基层，中医的基础在农村。1986年10月29日至11月2日，卫生部在湖北省沙市召开了全国县级中医医院工作会议。熙明同志代表卫生部主持了此次会议。当时，全国有2046个县，有县中医院1120所，一半以上的县已建立了中医院。会议开幕式上，熙明同志做了题为《加快县级中医医院建设，为八亿农民的医疗保健服务》的工作报告。报告指出：“特别是1982年衡阳会议以后，由于提出省、地、县都要建立中医医院，并把县级中医医院作为中医机构建设的一个重点，因而使县级中医医院建设工作取得了显著的成绩。”他接着说，“我国有十亿人口，其中八亿多居住在农村。除边远地区外，每县人口少则几十万，多则过百万。要求这样的县每县建一所中医医院，不仅是十分必要，而且是起码要求，应该做到。……前几年卫生部提出进行三分之一重点县卫生事业整顿建设，其中要求加强县综合医院的建设，县防疫站的建设，以及县妇幼保健站、县药检所、县卫生学校的建设，就是不提县中医医院的建设，这不是个指导思想问题吗？一个县连一所中医医院都没有，八亿农民怎么得到中医药的医疗保健？”［摘自《中医工作文件汇编》（1984—1988年），第276—280页］实践证明，“县县有中医院”的建设，是一项气势宏大、富有远见的战略决策，它足以使中医机构和中医队伍“铺天盖地”，使中医事业的框架底盘全面张开，使城乡人民都有机会享受到中医中药。否则，中医只能像一簇鲜花那样，点缀在城市街头。

四、促进国家中医药管理局的成立，主持中医药管理局的工作

1985年6月20日，中央书记处、国务院联合听取卫生部党组关于整党情况和卫生工作几个问题的汇报，指出“要把中医和西医摆在同等重要的地位”。中医事业摆脱从属地位，具有独立自主的权力，按自身规律办事，又一次成为中医界的热门话题。为此，《光明日报》记者李家杰于1984年5月写了五篇关于中医工作情况的调查报告，其中有一篇题为《中医存在问题长期未能根本解决的原因》，专门采访了胡熙明同志。简报说道：

中医研究院党委书记、原卫生部党组成员、中医司副司长胡熙明，最近就中医存在的问题为什么长期得不到解决的原因，谈了如下意见。

他说："造成中医问题长期以来没有得到根本解决的原因，是卫生行政领导部门忽视和轻视中医的错误思想认识问题没有彻底解决。

首先是对中医的认识问题一直没有解决好。卫生行政领导部门长期以来对中医存在轻视、甚至排斥和压制现象。过去有人说，'中医是封建医''中医是封建社会的上层建筑''中医缺乏自然科学的基础''中医是建立在滑稽可笑的理论基础上的'。现在，公开压制中医的现象基本清除了。但说'中医是经验医学'，承认有可取之处，不承认中医理论是科学的现象还存在。正因为卫生行政领导部门的一些同志忽视中医的思想问题没有解决好，在实际工作中就出现了许多问题。如1978年党中央批发了至今仍是指导中医工作开展的56号文件，广大中医工作者认为，这是发展中医的'第二个春天'（认为50年代中央批评卫生部贺诚、王斌取消中医的错误后出现了'第一个春天'）。可是在卫生部召开的各省、市卫生厅局长会议上，有些地区的厅局长指责说56号文件是'左'的产物。卫生部领导面对这种错误思想，无动于衷，直到会议结束也不出来纠正，致使56号文件很难贯彻。

与之相关联的还有政策问题。因为忽视中医，一些卫生行政领导干部长期不认真学习党的中医政策。在卫生部机关，许多人都认为自己是管西医的，就连什么是中医政策也不清楚。还常把带'中'字的卫生部文件，当作中医司的事，对贯彻执行的情况不闻不问。如卫生部党组下达的解决中医药人员的技术职称的若干规定，执行中遭到各级卫生行政部门的非难。说这是'照顾中医的情绪'，是'吃中医政策的饭'，是'职称贬值'。而在制订旨在提高科技人员待遇的具体政策规定时，则又忽视中医药人员的特定历史情况，强调要有学历、懂外文，造成大批靠从师、家传出身的中医在政治、经济待遇方面偏低的状况，中医界出现了在老中医相继死亡的同时，中年一代被迫改行，青年中医感到前途渺茫的现象。

此外，还有措施问题。第一是我国缺乏健全的中医管理机构，卫生部有500多名干部，中医司分管全国中医科研教育、中医医疗机构，才有15人的编制。在省、地两级卫生局，要么根本不设中医管理机构，设了也长期有职无权，形同虚设。第二，在整个卫生事业发展中，对中医事业的发展从来没有定一个比例。这就导致了30多年来，西医有长足的发展，而中医事业则出现了后继无人的局面。"

尽管现在看来，各方面的认识已有很大提高，上面提到的不少现象已经不存在了。但在20世纪80年代，这些认识问题的确是阻碍中医事业发展的绊脚石。熙明同志反映这些问题，是做了调查研究的，而且是要有一定勇气的。正是认识到“缺乏健全的中医管理机构”，成立国家中医管理局才成为历史的必然要求。

中医界多年的呼吁，老中医们写信，引起中央领导同志的重视。1984年5月19日，国务院总理在一份“情况反映”上给卫生部部长崔月犁做了如下批示:“崔月犁同志：类似反映很多。有人担心长此下去，中国的传统医学不但不能发扬光大，将会衰败下去。但解决此问题仅是口头上喊一下，是不能解决问题的。需要对目前存在的问题，系统地加以分析研究，找出原因，找出根本扭转这种局面的有力措施，并向中央、国务院写出报告，取得支持。”1986年1月4日，国务院常务会议通过了成立国家中医管理局的决定。崔月犁部长、熙明同志和景福同志都参加了此次国务院常务会议。熙明同志多次提到，按理说，单独成立一个中医管理局是没有必要的。中国的国家卫生部，就应该既管好西医，也管好中医。但历史证明，西医当家的卫生部做不到这一点。我国的卫生工作体制是一个按照现代医学模式建立起来的管理体制。尽管有党的政策在，卫生部门总是自觉不自觉地把中医放在从属地位。中医要发展，只得靠老中医们呼吁，靠社会各界同情，靠卫生行政部门凭自己的理解办事，中医只能长期处于依附的、从属的、可有可无的地位。在管理体制上、在物质条件上、在立法上，都得不到应有的保证（参见胡熙明“历史性的重大转折”，载于1987年《中医年鉴》)。熙明同志认为，国家成立中医管理局，是中医药事业的历史性的重大转折，是我国中医事业发展的里程碑。

随后，国务院任命卫生部副部长胡熙明兼第一任国家中医管理局局长。国务院成立国家中医管理局的通知是1986年7月20日发出的，中医管理局实际挂牌上班已到12月20日。这中间有半年筹备时间，主要是物色干部，搭建班子。熙明同志的压力很大。多少同事，在“文化大革命”的同一个战壕里战斗过，结下了深情厚谊；多少同学，下放到西北西南，在落实政策中需要安排；多少领导，给你递来一张两张纸条，推荐一个两个干部。而组建一个国家机关，有严格的组织原则，有明确的干部指标，有“一个萝卜一个坑”的工作岗位。干部要德才兼备，来源要五湖四海，运作要符合程序。有的干部是上级介绍来的，资格很老，但根本不信中医，很难留在中医机关；

有的干部能说会道，看上去有见解、有魄力，但用了一段时间，发现他并不能胜任既定的工作。熙明同志退休以后，经常闷闷不乐，或耿耿于怀，谴责自己用人不当，说自己是一个“养狼专业户”。对此我深表同情，因为我知道他的难处，我深深地理解他的难处。

中医事业枯木逢春，百废俱兴，工作艰巨而辛苦。熙明是一个责任心极强的人，他经常皱着眉头，沉思冥想，香烟一根接着一根。和他一起开会或商量工作，屋子里总是烟雾腾腾。我经常劝人戒烟，对他则一筹莫展。有一次陈敏章部长因戒烟有功，得了一个国际大奖。我装得很不服气，对他说，我也力主戒烟，为什么你得了奖我没有奖。这太不公平！陈部长说，你回去先把你们老胡的烟戒了再说！

1995 年以后，熙明同志的健康状况一直不佳，经常住院治疗。有时有所好转，能参加一些活动，大家见了都很高兴。2007 年左右，他体力渐见恢复。熙明是山西人，家住北四环干杨树。国家中医药管理局几位退休的老领导、老司长有时相约在北四环的湘鄂情餐厅或亚运村附近的三晋酒楼一起聚餐，聊聊家常，其乐融融。有几年时间，广东省中医院的吕玉波院长邀国家中医药管理局的几位老领导去广东看看。我和景福、洪魁两位老大哥商量过多次，总感到“鸟无头不飞”，等熙明身体好一点再说吧！ 2007 年春夏之交，我们几个老战友在熙明带领下终于成行，到了广州、深圳、珠海，参观了多个中医医院。在旅途中，我们商量要把这种相聚形成制度。我提议在熙明家里开一个“干杨树茶室”。景福说：“现在我啥都缺，就是不缺钱，茶叶我全包了。”可惜不久，熙明在国外不慎摔了一跤，以至长期卧床，难以活动。我们祝愿他吉人天助，有一天能奇迹般地恢复健康，起来和我们一起品茶。我心里记得，日暮未敢忘知遇，茶香有意品深情，老天爷能给我这个机会吗？！

（2014 年 4 月 19 日）

防治老年病是中医药的强项

一、中国社会老龄化提前到来

到2013年底，我国60周岁及以上人口为20243万，占总人口的14.9%。专家预测，到2050年，老龄人口将达到全国总人口的1/3。这表明中国社会已经进入老龄化时代。但为什么说提前进入了呢？主要有两个理由：一是如果按社会人口结构的正常情况计算，人口金字塔还没到老龄化的比例，但改革开放以后，人民生活水平迅速提高，人均寿命延长；加上计划生育实行独生子女政策，一对年轻夫妇要抚养四个老人。老龄人口的绝对数和比例都增长较快，超过了预期。二是从社会发展的各项指标来看，社会养老事业比较滞后，老年保健及临终关怀事业建设不足，还没有做好迎接老龄化的准备，所以全社会都有一种提前进入老龄化社会的紧迫感。

二、生命的规律

人类作为自然进化中的高等生物，具有生、长、壮、老、已的生命过程，年过半百以后，虚、衰、弱、病随之而来。

第一阶段为体衰，自感精力不如从前，食欲不如从前，皱纹和白发悄悄出现，但还说不上有什么病。由中医来诊断，可发现一些虚证，无论是脾虚、肾虚，或是其他脏腑的虚损，西医的检测指标不一定有异常变化，这是属于“体力渐衰”阶段。

第二阶段是“虚弱多病”，由于年岁日长，正气渐衰，时见虚弱之象，各种疾病就会慢慢地“欺负”你。这时候，有病治病，多半会得到痊愈，只有少数疾病转为慢性。

第三阶段，“带病延年”。进入老年，总有一种或几种慢性疾病，时好时坏，缠绕终身。通常情况下，都是与病共处、带病生存，几乎每个人都会经历这个阶段。我们要很自然地把这种生活视为常态，而不能理想主义地要求完全健康地享受晚年。

第四阶段，因病而死或无疾而终。到了最后，总会出现压死骆驼的最后一根稻草。致命的一击，不一定是原有的那个器质性病变，而可能是一次感染、一次意外的伤害。

有人认为，人总是处在有病或无病的零有状态。要么是健康，要么是有病，“亚健康”也是早期的轻微的病，连中医所称的“未病”也当作“病”。其实，老年人大部分都处在虚、衰、弱、病的渐进过程当中，“体力日衰”“虚弱多病”“带病延年”是一种常态。《中药学》里有一章叫“补益药”（或称“补虚药”），其中分补气药（如人参、黄芪）、补阳药（如淫羊藿、巴戟天）、补血药（如当归、地黄）、补阴药（如沙参、麦冬）。《方剂学》也有相应的“补益剂”，也分补气剂（如补中益气汤、参苓白术散）、补血剂（如当归补血汤、归脾汤）、补阴剂（如六味地黄丸、左归饮）、补阳剂（如金匮肾气丸、右归饮），还有的《方剂学》单列“气血双补剂”（如八珍汤、炙甘草汤）和“阴阳双补剂”（如地黄饮子、龟鹿二仙胶）。用现代药品分类来说，药就是药，保健品不是药，对保健药、滋补药等概念持否定态度。这就是中医和西医的分歧之一。但这几十年来，南方的凉茶，上海、江浙一带的“膏滋药”（膏方）久盛不衰，就打破了药品的“科学”概念，客观上承认了中医滋补药的功能和补益药的存在。而这一类药，中医认为，它们对老年保健是非常重要的。

三、防治老年病是中医药的强项

中医学把衰老和老年病看作是一个自然过程，既看得很重，又看得很淡。人到老年，虚、衰、弱、病都是会体验到的。

首先是要顺应自然，滋润生活。对体能的衰弱有清醒的认识和预期。出现问题，不要大惊小怪，不过度反应，不过度保健，不过度医疗。

其次，要理顺情绪。年富力强时，要积极进取，努力工作。到了老年就要淡泊明志，急流勇退。思想要达观，处事应随和，行动要减速。不计得失，远避恼怒，善于自我消解一切烦恼和矛盾。

第三，适当活动。不在于活动什么，最重要的是随意、量力、坚持。

第四，学会带病延年。有病早治。但千万不要迷信医生，不要迷信药品，更不能乱吃保健品。

这些，都应该说是中医的理论和观点。

现在的养生保健知识太多，多到令人眼花缭乱、无所适从。实际上，长寿只有实践，没有秘方。但有两句话很经典，那就是“迈开你的腿，管住你的嘴”！

四、学习中医，尊重生命

（一）中医药是中国人民几千年来从生活实践中提炼出来的养生经验和医疗知识。它的特点不仅仅是驱邪服药，更重要的是对人体生命和健康的认知。地球上人类出现至今已有300万年的历史，人类从来没有停止过进化的步伐。进化的过程，就是不断地适应自然，善于与万物并育于生长之门，善于利用大自然的恩赐丰富自己的食养和生存条件，并善于化害为利、化毒为药、化无用为有用，为我所用。人的生命有顽强的自主力、自卫力、自生力。“正气存内，邪不可干”。人的生命，不是随随便便可以压倒的。人要养“吾浩然正气”，提高生存能力，增强生活信心。就是到了老年阶段，也要善于保护自己、保养自己，以应对一切疾病和灾难。

（二）中医学的核心是生生之道。第一个“生”是动词，指生长，帮助，催生，推动；第二个“生”是名词，指生命，生存，生活，生态。医学的任务、医生的使命、医院的职能，不是包办代替、包治百病，而是帮助人体的自我痊愈能力，增强人体的免疫功能，恢复人体的精气神。中医说“针药治其外，神气应乎中”，没有人体生命的内应，把病人泡在药缸里也无济于事，所以中医非常强调“扶正”“温阳”“和解”“勿伤正气”“勿伐胃气”“补中益气”，这都是中医的重要原则。一切的药物抗菌，一切的外科切除，一切的对症疗法，都是医学不成熟的表现。庸碌的医生把它看成是自己的看家本领，高明的医生把它看作是当今医学的无奈。医学科研的任务，就是要使医学更加先进。西医一遇到棘手的疾病，马上想到免疫疗法，想到研制疫苗。许多传染病就是靠打防疫针预防掉的，天花就是靠种牛痘消灭的，其生理病理基础都是基于人体自身的免疫功能。从医学观来讲，中医是非常辨证的。中医治病，重在治“病的人”。中医者，生生之学也。中医的使命在于帮助人体用自身的力量克服疾病。目前某些医生、医院、医药，出于功利目的，夸张自己的能力和能量，歪曲医学的目的，误导社会的关注，辜负病人的信任。当今的医疗改革，首先是医疗体制改革，普及医疗的公平性；其次是医学模式的改革，解决医学的公正性。

（三）指导生活，首在养生。中医学之道，第一不是吃药，而是养生。俗话说："最好的刀伤药不如不割破。"养生的要领，是顺应自然，勿违天和。例如春季是升发的季节，乍暖还寒，春二三月乱穿衣，要注意春捂秋冻。肝主春，主升发，主条达，勿抑郁。因此，春天要防止肝阳上亢、情志不畅（许多精神病患者在春节好发病），这都属于养时。《黄帝内经》讲："上古之人，其知道者，法于阴阳，和于术数，食饮有节，起居有常，不妄作劳，故能形与神俱，而尽终其天年。"这几句话讲述了中医养生的基本要领。

（四）上工治未病。中医认为，对身体健康，要未雨绸缪，勿临渴掘井。下工治已病，上工治未病。在病尚未形成之前，就加以预防。这个预防的方法，可不是简单地开始吃保健品、营养药，而是锻炼身体、保养身体，注意饮食起居，遵守生活规律，防止不良习惯，摒除社会不文明生活的干扰影响。现在许多医院发明和研制了一大批治未病的"药"，是没有理解"治未病"的含义，又陷入卖药发财的误区当中。

（五）注意养生，不刻意养生。过去人们只盯着温饱问题，根本顾不上养生。现在生活条件改善了，花钱买健康，弄得不好，走过了头，过分地注意养生，变成刻意养生了。凡事过犹不及，刻意养生不仅浪费钱财、浪费药品，还有损健康。简单地说，就是要做到"四不"：营养不宜过剩，锻炼不宜过分，医疗不宜过度，保健品不要乱吃。能做到这四点，在保健问题上，算是"悟"了。

* 本文是作者在 2014 年 4 月 26 日第九届中医药防治老年疾病高级论坛上的讲话。

民族文化与佛医学（提纲）

一、基本概念

佛医学是以佛教文化为背景的传统医学。这里，我没有用“佛教医药”“佛教医药学”和“佛医药学”的概念，因为我认为，古代传统医学的概念是包括了药学的。医药分家，是近代社会的事情。药学的发展越来越遵循经济规律，与医学之目的有渐行渐远之势；药学进而拿大，渐有管控医药卫生事业之力。医药垄断企业对医药卫生事业的不当干预和误导，屡见不鲜。世界卫生组织称“传统医学”，不称“传统医药”，自有深意。至于不叫“佛教医学”，并非回避宗教，而是认为其有更广泛的含义，可以包含一切佛门的医学在内。

在中国，佛医学的民族文化背景有四个方面：

（一）佛教教义和“医方明”。佛医学是佛教中的医学，首先是在佛教创建和弘扬时期的印度文化基础上产生的，特别是与佛教的“医方明”有关。“医方明”是古印度佛教徒的必修课，它包括佛医学的基本知识、理论体系及治疗方法。但也有不同看法，《大唐西域记》卷二“印度总述”中谈到印度的普通教育时说：

“而开蒙诱进，先导十二章。七岁之后，渐授五明大论。一曰声明，释古训字，诠目流别；二工巧明，伎术机关，阴阳历数；三医方明，禁祝闲邪，药石针艾；四谓因明，考定正邪，研（核）覈真伪；五曰内明，究畅五乘，因果妙理。”

北京大学的陈明教授认为，“在印度许多教派均学习五明大论，五明之学并不是佛教的独家创建。从吠陀和生命吠陀（Ayurveda）算起，印度医药学的历史远远早于佛教”（《印度梵文医典〈医理精华〉研究》，陈明著，中华书局2002年版，第191页）。

因此，可以这样说，“医方明”是阿育吠陀的传承和发展。佛教创立于

2500年前，即公元前5世纪，而古印度文明有5000多年的历史。阿育吠陀的记载首次出现在公元前6000年印度古老的诗歌总集《梨俱吠陀》（Rig Veda）中。吠陀医学成为一门独立的医学，大概是在公元前3000年到公元前2000年。但从其渊源而言，佛医学应追溯到古印度，归于阿育吠陀文化。

（二）中国化的佛学。佛教传入中国以后，与中国的固有文化即道学和儒学相结合，形成中国化的佛教文化。特别是公元7世纪以后，以玄奘为代表的中国佛教日益兴盛，而佛教在印度日趋衰落而至式微。佛医学分为两种情况，一种是印度佛医学，主要是眼科、针拨白内障、骨伤科、瑜伽等医疗和养生技术；一种是中国僧人行医，我把它称为"佛门医学"。

（三）藏医学。以藏医学的经典著作《四部医典》为例，从基本内容到体裁文风，都与藏传佛教有关。

（四）傣医学。以南传上座部佛教为背景、结合中国南方民间医学发展起来的传统医学。

二、佛门医学

（一）身心兼修的养生学（静养、瑜伽）。

（二）以鉴真为代表的僧医。

（三）佛门著名专科：女科、儿科、眼科、骨伤科。

三、藏医学

（一）藏医学的历史（与佛学的关系）。

（二）经典著作：《月王药诊》《四部医典》《蓝琉璃》《晶珠本草》。

（三）藏医学的特色。

四、傣医学

（一）傣医基础理论与佛医学。

（二）傣医学的特色。

五、佛医学与民族文化遗产保护

（一）文化的多样性是人类的一项基本特征，文化多样性创造了一个多姿多彩的世界。

（二）非物质文化遗产是指被各社区、群体，有时是个人，视为其文化遗产组成部分的各种社会实践、观念表述、表现形式、知识、技能以及相关的工具、实物、手工艺品和文化场所。

（三）有关自然界和宇宙的知识和实践。

（四）《中华人民共和国非物质文化遗产法》。

（2014 年 5 月）

植物王国的本草古韵

——关于《滇南本草》及其整理

中药的一个显著特点是“一方吃全国”，因此，从《神农本草经》开始，唐代的《新修本草》、宋代的《政和本草》、明代的《本草纲目》，都属于全国性本草。李时珍著《本草纲目》，他儿子李建元上书万历皇帝说，这部书“虽命医书，实该（赅）物理”。书中“引据古今医家书目”277家，采集诸家本草28部。其中，地方性本草只有韩保昇的《蜀本草》一部。在我国历代丰富的本草学著作中，按理说地方性本草应该很多。因为古代的医生用药大都自采自种自用，对本地所产药材都比较熟悉，地方本草的手抄本肯定是不少的。但限于著作水平和印刷出版条件，地方性本草著作实际上留传下来并不很多，而明代的《滇南本草》则是一个突出的范例。

《滇南本草》的作者兰茂，又名止庵，当时是云南省嵩明县杨林千户所石羊山人，原籍河南洛阳。他父亲一代大约是在明太祖平定云南之后不久的洪武十五年（1385年）从洛阳迁至云南。兰氏家族为什么迁来云南？是从军？是商旅？是贬谪？是流放？兰茂出身书香门第，幼年受过良好教育，学习刻苦，酷爱诗文，他何以不跻身仕途，求取功名？对这些有关家庭身世的问题，兰茂始终讳莫如深，从不提及。近人周俊院士在《滇南本草》增补版“序言”中认为兰氏“可能还有难言之隐”，一语中的，是颇有道理的。《滇南本草》有一篇极短的“序”，全文如下：“余幼酷好本草，考其性味，辨地理之情形，察脉络之往来，留心数年，合滇中蔬菜草木种种性情，并著《医门擥要》二卷，以传后世。后有学者，切不可贪大利而泯救病之思。凡行医者，合脉理参悟，其应如响，慎之慎之！”一般来说，本草著作的序言，记述个人经历，阐明医药理论，批评前人谬误，都洋洋洒洒，但这篇序言只有82个字。语重心长之处，在于对后代医者的告诫。这一切，都足以耐人寻味。兰茂为人通达洒脱，自名“止庵”，“不曾富贵不曾贫”，以诗酒琴棋自娱。他诗才奔放，“闲游见景即成诗”，一生写诗240多首，后人辑有《兰茂诗集》。但他以“余幼酷好本草”开始，以《滇南本草》名重后世，光耀杏林，是值得医药界尊重和纪念的。

兰茂出生于明洪武三十年，即1397年，卒年不详。他73岁时还写了长赋《乐志赋》，未见健康异常。有人说他卒于1476年，即成化十二年，活了80岁。《滇南本草》成书的确切年代已无法考证。周俊院士据史料推断，“约完成于1443年或稍后一二年”，比李时珍《本草纲目》出版的年代（1593年）要早150年左右。光绪元年（1875年）的手抄本有怀清于锡金（于本）写的跋，说：“世传止庵遗书《滇南本草》，传抄刊刻，家喻户晓，尚早于濒湖《纲目》。”说明早于《本草纲目》，是学术著作的辈分，也是一个早就有人关心的时间差。

《滇南本草》在历史上几经再版和重印，历史版本有范本、务本、于本、丛本、琴本等多种。现在发现的最早抄本《滇南本草图说》，是1556年（明嘉靖三十五年）滇南范洪抄本，通称“范本”。但这个版本在康熙三十六年（1693年）由高宏业再抄时添加了一些药物，收载药物274种。周俊院士估计，去除添加的药物，“范本”原载药物在200种左右。《滇南本草》的其他抄本都是光绪年间出现的，每次抄录都可能增加一些药物。1887年昆明务本堂出版了刊印本，收载药物已增加到458种，甚至个别根本不是云南出产的药物，也混杂进去，使《滇南本草》成了古本不古、兰本不兰的状况，分不清哪些药物是兰茂本人收录的、哪些是后人加进去的。1937年以后，上海世界书局出版了铅印本，从而举世流传，再无人敢任意添加药物。

《滇南本草》所载药物，具有鲜明的地域性，与传统常用中药《药性歌括四百味》相对照，有一半以上是民间草药或民族药。其中有90多味药始载于《滇南本草》，像灯盏花，是云南著名的民族药，主产于云南及周边省区的高山及亚高山开阔山坡草地和林缘地区。据“务本”（第二卷）载，“灯盏花，一名灯盏菊，细辛草。味苦、辛，性温。小儿脓耳，捣汁滴入耳内，左瘫右痪，风湿疼痛，水煎，点水酒服”。近代研究发现，灯盏花有活血通络止痛和祛风散寒等功效，主治中风偏瘫、胸痹心痛、风湿痹痛、头痛牙痛等证，近几年来已有大量以灯盏花为原料的中西成药生产。又如紫参，是云南的特产药材之一。据“丛本”（卷上）记载，“紫参，味苦、甘平，性微温，通行十二经络，治风寒湿痹，手足麻木，腿软战摇，筋骨疼痛，半身不遂，久年痿软，远年流痰等证，为活络强筋、温暖筋骨药酒方中要剂”。现代药理实验和临床报告也证实了这些功效。《滇南本草》中还有一些药物，与传统中药相比，或扩大了功能主治，或增加了药用部位，或增添了民族用药经验，如王不留行，“药性主走而不滞”，中医用籽，《滇南本草》用梗和叶，除通乳以外，还有消风解热、散血利水等功效；如同一种桃，中药用桃仁及碧桃干，而“桃的花、树枝、树脂、根、叶在云南民族民间均可药用”（增补版，第三卷，第 301 页）。

近代对《滇南本草》的整理，从抗日战争时期就起步了。1943 年吴征镒在西南联大工作期间，出版了《滇南本草图谱》，试图用植物分类学和现代药学整理古代本草，但限于种种条件，只整理了 26 种药物，未能继续下去。1959 年云南省药物研究所和云南省第一人民医院整理出版了《滇南本草》新版第一卷，后来也因故中断。直到“文化大革命”时期，借大搞中草药群众运动之机，才全部完成《滇南本草》整理本三卷。目前最新的版本，是由《滇南本草》整理组整理、云南省药物研究所增补，云南科技出版社于 2008 年出版的三卷精装彩图本（简称“增补本”或“科技版”），共收载药物 506 种，每种药物分原文和整理两大部分。原文部分，对各个版本的文字做了校勘，并列刊印，还其本真。整理部分，充分利用云南药物研究所多年来的研究成果，对植物形态、生长环境、生药鉴别、化学成分、药理作用、资源开发等做了全面综述。每一种药物前面附墨线图，后面附彩色生态照片、药材彩色照片和药材粉末特征图。其原文复古，注释存真，版本精美，装帧大方，是古代本草著作整理的上乘之作。

云南得天时地利之宜，素有植物王国和动物王国之称。《滇南本草》出于云南，非兰茂也，乃兰茂之于云南也。万木花飞，古韵流芳，滇南本草，山高水长！

（2014 年 6 月 8 日）

青海高原枸杞红

枸杞是全国广布的茄科植物，其果实枸杞子养肝滋肾、润肺明目，功莫大焉，宋代苏颂在《本草图经》中就说它“今处处有之”，例如枸杞的嫩叶，江南叫“枸杞头”，是早春时候的时鲜野菜。河北大城、青县及天津静海一带的“津枸杞”也很有名，但作为道地药材，一般都首推宁夏的中宁枸杞。考证其历史，人们对枸杞的认识是一步步往西走的。首先李时珍做了总结，“后世惟取陕西者良，而又以甘州者为绝品。今陕西之兰州、灵州（今宁夏吴忠）、九原以西（今包头以西的后套地区和鄂尔多斯市北部）……河西及甘肃者”。他一直从陕西讲到甘肃兰州及河西走廊。胡世林主编的《中国道地药材》把枸杞列为“西药”（西边的西，相对于南药、北药）。他说，枸杞“自然分布中心自青海至山西的黄河两岸的黄土高原、山麓及柴达木盆地和河西走廊”。我这里要补充一句，现在新疆的枸杞也负盛名，枸杞是我国西部的道地药材。

枸杞抗旱、耐寒、耐风、耐盐碱、喜干爽、喜光照、怕水渍，生存适应能力强，青海人说它很“皮实”。麻雀把它吃了，它的种子随着麻雀把粪便拉到哪里，枸杞就长到哪里。而青海的柴达木盆地面积 24 万多平方千米，平均海拔 2800 米左右。古代它是一个大盐湖，后来干涸了，除了小块绿洲，就是不毛之地。盆地地势比较平坦，自南向北依次为高山、戈壁、绿洲、盐壳、盐湖，伴有沙丘、碱滩、沼泽、荒原。东部属干旱荒漠区，西部为极干旱荒漠区。天然牧草和灌木林稀稀疏疏，植被覆盖率不到 15%。就是这样一个地方，只要有水，就是绿洲。而且因为日照长，光照强，昼夜温差大，白天植物充分地光合作用，夜晚气候变冷，植物把养分拼命地储存起来，籽实非常饱满，是小麦、土豆、油菜的高产区。所以新中国的许多劳改农场都办在那里，小麦单产放过卫星。同时，这里也成了枸杞的天然生产基地。1976 年夏天，我和中国科学院西北高原生物研究所（当时称青海高原生物研究所）的专家一起在柴达木盆地调查中藏药资源时，发现那里的野生枸杞长得很好，周边还有不少原生枸杞（据最近报道有 14 种之多）。有人认为，柴达木盆地应是枸杞的老家。

柴达木盆地的枸杞有哪些优点和特点呢？第一，品质好。果实鲜亮饱满，成分好，是纯天然绿色食品。盆地空气洁净，紫外线强，细菌少，虫害少，因而不用农药。据说现在虫子也多了，主要是蚜虫、螨虫以及白粉病，但用生物农药除虫，不用化学农药，无农残，尚无公害。第二，产量高。2012 年柴达木盆地所在的海西州枸杞干果产量达 2.6 万吨，产值超过 10 亿元。由于土地辽阔，栽培潜力很大。2013 年海西州枸杞栽培面积已逾 30 万亩。第三，翻晒好。因为柴达木盆地气候干燥，光照强，鲜枸杞放在晒床上，不必翻动，水分很快蒸发。其商品鲜红光洁，不发黑。

由于枸杞是耐旱植物，在旱地里扎根很深，它的根叫地骨皮，也是常用中药，用于清虚热、泻肺火、凉血。它的抗旱性和根深性，使枸杞成为一种极好的保护生态的固沙植物。它是灌木，栽培以后可长成大灌木。它枝条柔软，果枝细长，通常先端下垂，随风摆动，袅娜多姿。叶互生或数片簇生于短枝上，叶片呈披针形或长圆状披针形。花似茄花略小，花萼钟状，花冠漏斗状，粉红色或淡紫红色，具暗紫色脉纹。枸杞结的果子是浆果，呈卵圆形、椭圆形和阔卵形，红色或橘红色，晶莹剔透，玲珑可爱，俗称枸杞子。有诗《吟柴达木枸杞》云："气韵独比风摆柳，茄花素雅紫色馨。殷红枝头晶莹果，大漠深处绿成荫。"

柴达木盆地本来是比较寂寞的。有了绿洲，就有了人气；有了枸杞，就有了色彩。如今青藏铁路又穿过那里，青海高原踩着隆隆的脚步声，正在向我们走来。

（2014 年 8 月 5 日）

在薛红卫满师会上的讲话

时间过得真快。五年以前，也是在南通，我和朱良春老师、陆广莘老师参加了薛红卫拜周超凡为师的拜师会。今天，农历八月十七日，正是金色的丰收季节，薛红卫满师了，他交出了一份令人满意的答卷。这不仅是他们师徒俩人的丰收，也是我们大家的丰收。

薛红卫是执业药师，他有志于学习中医，当一个执业中医师。一个当过执业药师的人，再当执业医师，其工作经验、知识结构、人生阅历，和一个三门干部是不一样的，他有很多比较优势。经过改革开放，大家的思想都解放了，拜师会为师带徒的教育模式提供了一个平台，周超凡教授的权威性支持了这个平台，薛红卫的中医梦正在实现。虽然前面还有一段路要走，还有几道门槛要过，但我想应该是比较顺利了。

师带徒的教育方式显然具有很大的灵活性，更适合于因材施教，但也存在许多不确定性，关键是教育计划和教育质量。这方面，导师的教学水平和学生的学习自觉性起决定性作用。我们从薛红卫的“满师感言”中可以看到，这是一份很好的成绩单。在此，我对今天的满师会，向周超凡老师和薛红卫表示衷心祝贺！向南通市卫生局和精华药业表示衷心感谢！

据我所知，近几年来，各地的国医大师、中医名师、省市名中医私下收授的徒弟不在少数。中医教育应该主动地总结这些经验，抓住典型，分析利弊，开拓前进。总地来说，这是中医教育开的“小灶”，是“名师出高徒”、培养中医高端人才的有效途径，应该纳入师承教育和继续教育的轨道。

（2014 年 9 月 10 日，南通）

《中医治癌有方》序

也许只有患了癌症或亲友患了癌症的人才会读这本书，其实，这本书不仅讲治癌的方法和方剂，而且讲人类如何认识和对待疾病，如何以正确的观点和理论提高克服癌症的信念和信心，这就是中医微调治癌法。这个方法的核心内容只有 9 个字：小处方，小剂量，调脾胃。或从此消除癌症而健康生活，或提高生活质量而带癌生存，或减轻手术、化疗、放疗的毒副作用而减少痛苦，增加疗效，其中寓有很深的哲理和医理。

人类是大自然的杰作，人类的历史充满了苦难和艰辛，但人类永远在进化中。人类在进化中不断完善自己，人类有能力战胜一切疾病。在治癌过程中，主要靠的是病人自身的抗病能力和自愈能力，医生起了帮助和促进作用。本书作者赵景芳是江苏名医，亦因微调平衡治癌和精神导引治癌而闻名全国，包括港澳地区。赵景芳认为，中医学是对人的生命和健康的认知。中医学不是简单的临床医学，更不是疾病医学，而是“正气存内，邪不可干”的健康医学。她以 50 年的中医临床经验证明了自己的功力，以许多癌症患者的福祉支持了她的名不虚传。本书的另一位作者尤建良是她的高足和助手，师徒二人均为江苏无锡人氏，是无锡市中医院的一代名医。江南的和风细雨与温柔敦厚有无穷魅力，也许正是这一点，启示他们对癌症这样的疾病，除“以毒攻毒”以外，或“以毒攻毒”之后，还有微调平衡一途，终得扶正祛邪之效。此治病治国之理，乃良医良相之才。梁溪通于太湖，太湖流入长江，长江汇入大海，岂偶然哉！

（2014 年 10 月）

中医的启蒙和普及

——《走好中医科普路》读后感

著名中医科普作家马有度说："中医药事业的腾飞，必须要有坚强的两翼，一翼是科学研究，一翼是科学普及。"最近，读了马有度、马烈光、宁蔚夏、海霞等主编的《走好中医科普路》（中国中医药出版社 2014 年 7 月出版）一书，得益匪浅，这是一本总结、宣扬中医科普的重要著作。28 位在中医科普创作和组织方面富有经验的专家，介绍了他们的创作经历和心得体会，展示了 39 篇中医科普范文，记录了 11 场精彩的科普活动。这些作者大都有扎实的中医基础和丰富的临床经验，有长期的中医科普创作经历，写作了大量的中医科普作品，并拥有广泛的读者群，出版过若干本中医科普畅销书。他们忙里偷闲，利用别人喝茶休息的时间，耐着严寒酷暑，关起门来笔耕不辍。他们处处留意，厚积薄发；自装一斗，支出一升。他们心必二用，一只脚踏在中医领域，一只脚踩在文学领域，用文学的语言讲科学的故事。这些科普作品对发掘深藏在中国人民心中的中医感情，唤醒中医的文化灵魂，向年轻一代传承中医知识，给全社会提供坚定的中医信念，发挥了重要的启示教化作用。

马有度在《人民大众呼唤中医科普》一文中提出"中医科普贵在十要"，从科普创作的意义、内容、方法、形式、文风等讲了十个方面的要领，无疑是一份全面的"中医科普教学大纲"。他在文章中提炼出"心胸有量，动静有度，饮食有节，起居有常"作为"中华保健四大基石"，非常精辟，又很上口。沈自尹是中国科学院院士、资深的中西医结合专家，他认为"中西医结合并不是在数量上的相加和形式上的合作，无论中西医怎样结合，都必须升华到理论的高度"。20 世纪 80 年代后期，他和他的团队发现老年人与肾阳虚病人具有相似的神经内分泌功能紊乱低下表现，结合《黄帝内经》中以肾气之变化来描述人体不同年龄阶段的特征，提出了"衰老是生理性肾虚"的理论，于是把研究重点转移到"肾虚衰老"上来，并在花甲之年将"肾虚衰老"

和养生保健作为科普命题。中医科普专家温长路说："中医药科普是关系中医振兴和国家繁荣、民族昌盛的大问题，不仅要认识它的重要性，用心去热爱它，而且还要深入其中，学习和掌握它的特点、要素和表现技巧，把医学知识与文学的温馨美、哲学的淳朴美、史学的古老美揉为一体，制作出老百姓一看就懂、一学就会、一用就灵的大众餐。"四川省科普作家宁蔚夏把中医科普作为"一个终身无悔的选择"。他从多年的科普创作实践中体会到，"科学只有在普及的过程中才能增值，科学只有成为人民群众手中武器的时候才能真正体现出它的价值"。广东中医专家金世明认为，中医科普是心与心的沟通交流。他边学习，边研究，边感悟，边创作，溯文化源头，悟中医真谛，认为"早在几千年前，中医学就强调完整的健康概念应是生理健康、心理健康与道德健康的总和。试问，一个人道德不健康，他心理会健康吗？一个人心理不健康，他生理能健康吗？"

在中医科普专家的经验介绍中，有几位当过中医科普编辑的意见特别引人注意。《中国中医药报》资深编辑海霞曾经感叹，一个中医丢了临床去搞科普，"暮鼓晨钟，朝花夕拾。舞文弄墨，浅尝辄止。做了嫁衣，荒了自己"。这是许多医生重视临床、科研、教学而不愿做科普的普遍存在的"活思想"，但后来她终于认识到"摇旗呐喊，也是战士"，并且提出，"中医药专家要占领科普阵地""让中医专家当科普主角""要建立中医药文化科普宣传长效机制"。1993 年创办《家庭中医药》杂志并任主编的张瑞贤一贯坚持"把具有悠久历史文化、凝聚中华民族智慧和实用可靠的中医药知识介绍到普通家庭，给每一个家庭带来健康、长寿、欢乐和幸福，坚持科学性、实用性、可读性、人情味，呼唤真、善、美"的办刊宗旨，"把读者当成朋友，用似在向朋友讲述的语言方式，站在同一层面作交心式的交流"。《大众医学》杂志编辑部副主任许蕾认为，"中医学比西医学更适合以文字形式向大众传播，因为它有先天的文化优势和让西医望尘莫及的群众根基"。

《走好中医科普路》一书反映了改革开放 30 多年来中医科普一翼的新成就和新气象。它主要表现在四个方面，一是培养和涌现了一批中医科普专家，二是建设和占领了一个中医科普平台，三是创造和积累了一批中医科普经验，四是开辟和建设了一个中医科普专业。

当今的中医药科普工作尽管取得不少成绩，但也存在一些不容忽视的困难和问题。例如中医科普的题材还不够广泛，当前主要集中在中医养生方面，与博大精深的中医学术相比，还仅仅是沧海之一粟。其次，深度也远远不够。

正如张瑞贤所说，“中医科普远未满足社会的需求。介绍中医技术方法的文章很多，而讲述中医理论知识的太少”。重庆医科大学中医药学院洪蕾教授也认为，（中医科普）“更重要的是通过形而下‘器’的讲解，让听者明白对形而上‘道’的理解”。第三，用浅近的中医知识解释深奥的中医理论尚嫌不足，用西医观点解释中医知识的科普却相当普遍。第四，中医科普专业的建设呼之欲出，但要内外形成体制制度，实现起来颇不容易。

中医科普的发展，除了加强中医基础知识的学习和文字基本功的训练以外，我建议应该向古人学习、向民间学习、向时尚学习。

在漫长的中医史上，中医科普是医生早年的启蒙，百姓生活的常识一直是植根于民间土壤的瓜菜菽豆。阴阳五行家喻户晓，草医草药常用习用。科学普及不像现在那么郑重其事，更没有专家指导和宣传阵地。尤其是宋代以后，随着印刷术的兴盛，文字已不像过去那么吝啬使用，通俗话本和其他通俗读物大量出现。明清时期，中医学徒启蒙，必须背诵《医学三字经》《药性赋》《汤头歌诀》《濒湖脉学》。这些书的特点是通俗、形象、押韵，朗朗上口，易于背诵。滥觞所及，影响广远，实际上都是当时的科普作品。古人学中医的时候，都会编几首汤头歌诀。汪昂说“旧本有汤头歌诀，辞多鄙率，义弗赅明，难称善本”。于是在博采众长的基础上，他亲自重编《汤头歌诀》，显然高人一筹，终于流传下来。这些前人的经验，值得今天的中医科普作者认真借鉴。第二是向民间学习，中医中药知识，本来来自草根一族。“藕皮散血，起自庖人；牵牛逐水，近出野老”。许多长寿老人，不是医药养出来的，而是自己活出来的。在《走好中医科普路》一书中，刘正才有一篇科普文章，记载他在成都市访问九位百岁以上老人，探索他们的长寿秘诀。“访来访去，他们谁也没有受过异人传授，更没遇什么仙人指点。他们是普通市民，也没有练过功，也没有吃长生药”。我国有许多长寿地区，大都在偏远乡村和少数民族地区，如新疆的和田（维吾尔族）、广西的巴马（壮、苗族）、湖南的麻阳（苗族）等。那里的基本条件是良好的自然环境、简单的劳作生活、平静的心理心态、粗淡的饮食习惯。这些，我们只有从民间发掘寻找，向民间学习才能得到。第三是向时尚学习。这不是鼓励大家追赶时髦，而是说中医科普要与时俱进，要跟着生活走，要有对新鲜事物的敏感性，因时因地制宜，善于从瞬息万变的现实生活中捕捉信息，寻找课题。茹毛饮血的时候讲火的重要性，肉林酒池的场合讲滋腻肥肠的危害性，晨昏颠倒的紧张生活中讲起居有常的道理，对多吃少动的人劝他们迈开腿并管住嘴。千万不要脱离生活讲大道理。时代在进步，社会在发展，生活中新的医学知识不断创造，新的卫生问题不断涌现，中医科普不能刻舟求剑、墨守成规。

中医科普专业显然是中医学的组成部分。但人类之健康长寿，可不是医家独门功夫。中医科普活动也不一定是中医界一家的事情。北京大学哲学系教授中，长寿老人特多。北大哲学系楼宇烈教授说，生理养生节欲，心理养生养情，哲学养生明理。而人生明理至关重要。中国哲学能够养生，儒家进德、道家保真、释家净心，也许正是哲学家长寿的原因。如此看来，中医科普的哲理、医理、心理、文理，还深得很，我们真得要“走好中医科普路”。

* 本文发表于《中国中医药报》2014 年 10 月 13 日第 8 版。

侯占元的学术思想和中医发展战略

这次会议是“首届中国中医药发展战略高峰论坛暨侯占元中医优势论学术研讨会”，我想趁此机会，介绍一下我所了解的侯占元和他的学术观点。

粉碎“四人帮”后的第三年，也就是中国共产党十一届三中全会前夕，中共中央在1978年9月24日以中发［1978］56号文件转发卫生部党组《关于认真贯彻党的中医政策，解决中医队伍后继乏人问题的报告》，就是大家常说的［1978］56号文件。这个文件是经过“文化大革命”十年动乱以后中医事业由乱到治的纲领性、指导性文件，在当时是一个“拨乱反正”的文件。中共中央在报告的批语中指出，“特别是要为中医创造良好的发展与提高的物质条件”，使中医界倍受鼓舞。后来知道，这句话是邓小平加上去的。

［1978］56号文件下达以后，12月4—9日，卫生部中医司在北京召开了“全国中医处长座谈会”，汇报全国各地贯彻［1978］56号文件的情况，提出进一步恢复和发展中医事业的意见。当时总的情况是，文件的贯彻过程并不顺利，卫生部门阻力较大。归结起来是两句话，一是“没必要”，二是“顾不上”。认为时代发展到今天，现代科学如此昌明，现代医学如此发达，国家要实现四个现代化，科学、教育、文化、卫生事业都要实现现代化，发展古老的中医已经没有必要。如今拨乱反正，百废待兴，卫生部门有那么多事情要做，恢复中医根本顾不上。12月8日上午，座谈会开到尾声。北京下着小雪，天色灰蒙蒙的。卫生部中医司领导把钱信忠部长请来听取当天的汇报。第一个发言的就是时代成都中医学院教务长侯占元。

侯占元说：“中医队伍到处都穷，破庙加草棚。成都中医学院是周总理亲自批的四所中医学院之一，建校22年，在校生始终没有超过1000人，没有达到周总理要求达到2200人的标准。北京中医学院至今上课还是二部制。原因何在？主要是长期以来消灭中医的政策。其次是婆婆偏心。中医无限好，婆婆不公道。一个儿子蛋糕点心，一个儿子咸菜窝窝头。”接下来他谈了成都中医学院培养人才、扩大规模、扩大招研究生和自留师资等问题。侯占元敢于对着部长直言不讳地批评，在当时很不简单。钱部长听了有点坐不住，忙插话说："成都中医学院整个设备经费，不到70万元，不如西医医院一台X光机。现在，高教部已决定增加投资，几个中医高校基建投入14万平方米。"他不无感慨地加了一句话，"一提起钱，人都不亲了。"

侯占元发言以后，福建省卫生厅副厅长黄春源、重庆中医药研究所副所长黄星垣相继发言。之后，钱信忠部长讲话。钱部长回顾了30年来卫生事业的历史教训，分析了当前形势，说："我们要总结经验，敞开思想。有些问题的形成，除客观原因外，还有主观因素。卫生部领导没有把中医工作摆到议事日程。不管如何说，这些问题不从机构、人员方面着手，再怎么讲方针政策，都无意义。卫生部的错误就是讲得多、做得少，不下功夫，不实际做。许多地方中医学院合并了，中医医院取消了。"整篇讲话，既是对座谈会的指示，也是对侯占元等发言的一个回应。

座谈会结束以后，中医司又把侯占元、黄星垣、黄春源和我留下来，由胡熙明副司长主持，一起讨论并起草"全国中医处长座谈会"简报，以便报送国务院领导批阅。

光阴似箭，日月如梭，其间我还与侯占元一起开过几次会，聆听过他的高见，但很难找到记录。1986年12月1日，国家中医管理局在成都军区第一招待所召开"全国中医药学术发展战略研讨会"。侯占元在会上发言，题目是《关于中医药发展战略之研究——从"两怕"谈起》，他说："中医现在有'两怕'，一怕丢，一怕掉。中医学术继续在丢，或边发展边丢。主要是老年人，怕丢。二怕掉，怕掉队，跟不上时代。主要是中青年，怕掉。我说，中医不发展，必丢。中医乱发展，快掉。战略是研究全局的问题。一要有高度，二要无偏见。战略研究的基本结构包括战略方针、战略思想、战略目标、战略重点。战略方针应该有原则性、战略性、稳定性，保持中医特色，发挥中医优势，面向四个现代化，面向未来。战略思想应该有主体战略、优势战略、转折（过渡）战略。战略目标应该在科学技术发展的共性规律指导下，掌握理论来源于实践的规律、分化与综合的规律。战略重点：（1）临床应用方面，治疗医学、养生医学和康复医学三位一体，纠正过去重治疗、轻养生、轻康复的现象。（2）理论研究是学术发展的重点。特别要选择脏腑、经络方面的新发展和新理论。（3）人才培养方面，人才是根本。一切的竞争是人才的竞争。人才培养的重点是四大家：临床专家（大量的）、继承专家、理论家、管理专家（软科学专家）。"次日，在陆广莘发言时，侯占元插了几句话。他说：

“中医的现状，犹比席间上菜，光让人家吃。把能量放给他人，自己则无力摄取。吃饱别人，饿了自己。中医要吸引多方面的营养来壮大自己。”

以上提供的侯占元三次发言，从多个角度反映了侯占元的学术思想，至少有两点是说得很清楚的，一是中医发展的历史因素，二是中医发展的战略方向。如果他的论文集中有这两篇论文，则以他的论文为准。我的笔记很不全，但可以看出侯占元研究中医的战略高度和研究深度。另外，他讲话生动风趣，有极强的感染力。由于侯占元既有实践经验，又有理论水平，卫生部中医司和国家中医药管理局在研究重大决策的时候，经常把侯占元请到北京，作为领导部门的智囊团成员之一。

今天，侯占元的纪念活动与中医药发展战略研讨联系在一起，我这里顺着侯占元的思路，就中医发展战略谈几点意见。

第一，关于“传统医药”。“传统医药”的概念，在国外是1976年世界卫生组织在《阿拉木图宣言》中提出来的。当时，世界卫生组织提出一个口号：“2000年人人享有卫生保健。”这是一个鼓舞人心的口号，但估计到2000年实现不了，主要是世界上现代医学尚不普及。在亚非拉许多地方还是用传统医学解决医疗问题，于是决定把传统医学纳入工作计划，从而在西方医学一统天下背景下，变相地承认了传统医学的地位，给印度阿育吠陀医学和中国的中医学以有力支持。后来，从联合国教科文组织提倡“文化多样性”中，进一步得到明确的印证。最近，习近平总书记在欧洲、非洲多次谈到文化多样性。承认和保护文化多样性已经成为现代文明的重要标志。从近30年来对传统医学发掘整理的成果来看，事实证明，我国的医药文化也是多元的，包括中医、西医、各民族医及一部分民间医在内。

1982年《中华人民共和国宪法》第21条规定，“国家发展医疗卫生事业，发展现代医药和我国传统医药”。这是考虑到我国是一个历史悠久的统一的多民族国家，存在着民族文化的多样性，中华文化具有“多元一体”的格局。中医学是以汉文化为背景的传统医学，是中国历史上的主流医学，是中国传统医学的当然代表，但绝不是传统医学的全部。西医和中医在民族地区没有普及以前，少数民族群众寻医问药靠的是民族医药。因此，《中华人民共和国中医药法》（征求意见稿）的名称，我建议有两个表述方法，一是叫《中医药法》，在总纲（总则）中表明：“本法所指的‘中医药’是‘中国传统医药’的代称，它包括少数民族的传统医药即民族医药在内。”在附则中，表明

“民族医药可根据本法并参照《中华人民共和国民族区域自治法》执行”。另一种表述是，名称为《中华人民共和国传统医药法》，其总纲（总则）中表明：“本法所指的传统医药包括中医药、各少数民族的传统医药即民族医药。”在附则中说明，“鉴于我国民族众多，地区差别较大，民族医药可根据本法并结合《民族区域自治法》制定‘实施细则’执行”。这里需要说明的是，“我国传统医药”是一个统称，但不是一个统一的医学体系，不是一个似是而非的“具有特定理论和中华文化特征的医学体系”，而是多个传统医学体系综合在一起的一个学术统称，或为了工作方便而给予的一个工作定义。我特别要提醒中医界人士，中医学是博大的，但它不能涵盖各个民族的医学创造和医学积累，只能代表而不能替代各民族的传统医学。在世界传统医学领域，我国的中医事业是有成就的，但不要去充当“执牛耳”的角色，何况你也未必是“执牛耳者”。更重要的是，学术是平等的，没有高低之分，也没有“牛二”“牛三”之分。有时，可爱的“爱国主义”恰恰反映了我们的狭隘和自大，是黄帝、岐伯、扁鹊、张仲景所不为的。

第二，关于中医的定位。晚清以来，特别是1894年甲午战争失败以后，中国的有识之士都主张向西方学习。1911年建立的民国政府，其国体政体皆效西方。中华人民共和国成立后，在政治制度上走中国特色社会主义道路，在精神文明建设方面继承优秀传统文化，在“四化”建设上学习西方科学。工业、农业、科技、国防现代化都是以西方自然科学为基础的。这不是崇洋媚外，这是实事求是。中国卫生事业的底色是西医，中国药品管理的标准是西药管理模式。中国卫生事业的医院医疗、预防防疫、妇幼卫生，过去学苏联，现在学西方。这形成了中国卫生事业的基本盘。中医的发展，必须放在这个基本盘上来考量，不能离开这个基本盘来筹划。不能闭着眼睛说瞎话，不能掩耳盗铃。在这个基本盘上，我们有一个“中西医并重”的方针，有一个卫生部管理的副部级管理机构。“中西医并重”的方针来源于中共中央1985年的文件，该文件指出“要把中医和西医摆在同等重要的地位”。但这个方针毕竟是政策性的，曾经在1988年的时候差一点把它改成“中西医协调发展”。国家中医管理局是1986年成立的。在省一级，全国至今只有少数几个副厅级的省中医管理局，国家中医药管理局长时期内“高位截瘫”。在几次精简机构中还差一点被精简掉。那么，中国的医药卫生事业由中医来当家行不行？以中医学作为基本盘行不行？老实说，中医没有这个能力，也没有这个准备。说得好听一点，中医好比长期关在笼子里的老虎，只有虎皮，没有虎气了。今后能不能？不一定，至少现在不能。因此，留下的路只有三条：第一条，要求学术大环境真正做到“百花齐放，百家争鸣”，允许和保护中医生存发展，在政策上继续执行“中西医并重”方针，在“医改”中保留中医应有的位置。第二条，中医争口气，真正按中医的自身规律办事，把中医医院办成名副其实的中医医院，把中医药大学办成名副其实的中医药大学，把中医药科研院所办成名副其实的中医药科研院所。撤掉西医的拐棍，远离中医西医化。在中医医院内，只用中药不用西药。第三条，卧薪尝胆，恢复元气，与时俱进，改革以西医为主的疾病医学，倡导以中医为主的健康医学（生态医学）。中学为体，西学为用，以中医为主，团结西医，从根本上改变、改造中国卫生事业的面貌，把它办成具有中国特色的医药卫生事业，换句话说，走一条中国式的医药卫生之路。

第三，关于中西医结合。中西医结合思想的形成，在很大程度上是理想主义的。对中西医结合内涵的理解，很多人是望文生义的。在中国既有中医又有西医的情况下，中医与西医一起工作，经常合作，不想结合也不行。但作为一种学术建设，则不能简单化处理。著名中西医结合专家沈自尹认为，“中西医结合并不是数量上的相加和形式上的合作，无论中西医怎样结合，都必须升华到理论的高度”。老一辈中西医结合专家至少有两点特别令人信服，一是认认真真西学中，有扎实的西医基础和中医基础；二是一心一意搞结合，在理论上谋突破，在学术上求创新；讲“六腑以通为用”“肺与大肠相表里”，尽量用中医理论解释西医病理。当主观地、人为地创造“新医学”碰壁的时候，有所反思，敢于回心转意。当有人提出西医理论与中医理论“不可通约”时，雍容大度，虚怀若谷。而不是简单地西药加中药，浮躁地追求数量和声誉，生搬硬套地以西医解释中医，以“脑主思维”去批判“心之官则思”，满足于中西医结合的浅表化和庸俗化。

崔月犁老部长曾说过，“西医医院最有条件搞中西医结合，中西医结合不要在中医医院里搞，要放在西医医院和中西医结合医院里搞，让中医医院集中精力搞中医。否则，中医院很容易搞得中不中、西不西”，后来的实际情况证明果真如此。

强调中医医院的中医特色，并不是要恢复古代的太医院，而是要恢复中医的思维模式和医学思想。这种提法，曾被人斥为“纯中医”和“老顽固”。但中医之根、之血脉，正在这里。挖去这根、这血脉，何来枝叶花果。纵然是太医院，也不可小看。陈可冀研究的清宫医案，很值得我们借鉴。清宫的医案，是地道的中医医案。太医院与时俱进，比中医西医化要好。因为中医西医化是中医的异化，是中医的消亡，是温水煮青蛙，死得舒服而已。

（2014 年 10 月 22 日）

关于《2014—2023战略》致朱海东信

海东：

《战略》收到。我非常需要。《传统和补充医学的定义》比《2002—2005战略》的定义更概括、更有哲理、更有高度、更具文化内涵。但显然，它的前面（或对面）是“主流医学”或“正规医学”。这都无所谓。传统医学是存在不同的水平和层次的，在不同的国家，其学术地位及政策待遇也不一样，问题只是别把中医学限制在（或矮化在）“初级保健”的范围内。而《北京宣言》和《2014—2023战略》都有这个意思。

祝工作顺利

诸国本　2015.1.16

* 朱海东，国家中医药管理局国际合作司副司长。

纪念中医基础理论研究所成立30周年

中医基础理论研究所成立30周年，非常值得纪念。

第一，它的建设和存在，说明中医有基础理论，说明中国有一批学者在研究中医基础理论。

第二，中医基础理论研究所30年来取得了显著成绩，出版了不少有分量的学术著作，出现了像陆广莘那样的国医大师。

第三，中医理论的研究和创新，从根本上代表了中医的发展，中医基础理论研究所任重道远，未来的任务更重。

陆广莘先生曾引用吴鞠通评论内科和外科的一段话，反映它们各自的工作特点，评论它们总体的学术贡献。吴鞠通说："治外伤如将。兵贵神速，机圆法活，祛邪务尽，善后务细。盖早乎一日，则少受一日之苦。治内伤如相。坐镇从容，神机默运，无功可言，无德可见，而人登寿域。"中医理论的研究也有自身的特点。在有些人看来，它也是"无功可言，无德可见"的差事。但实际上，它是中医药立足的基石。不过其研究特点，与临床相比，它需要热情，更需要冷静。它需要广度，更需要高度。它需要智慧和灵感，更需要积累和耐力。它需要专心致志，也需要览观杂学。它需要平静的书桌，更需要宽松自由的人文环境。它需要群体的奋斗，但绝不忽视个人的独立思考和创见。它可能蓦然回首，一鸣惊人，但绝对讨厌急功近利，最不愿意命题作文，按时交卷。在中医药领域，培养一个临床家不容易，造就一个理论家更不容易。

因此我建议：

（一）充分认识中医理论研究的重要性，在新的历史时期大力加强中医基础理论研究所的建设，给中医基础理论研究所的研究人员提供必要的条件，让他们接触临床，博览群书，出门调查，自由写作。

（二）中国中医科学院的三个附属医院，不是一般的临床医院，而是为中医中药研究服务的研究性医院。中医基础理论研究所要善于利用这些研究基地，研究性医院也应该为中医理论研究服务，做出中医药理论研究的成果。

（三）中国中医科学院的图书馆应尽量满足中医理论研究的需要，有些图书是超出医学范围的，希望给予支持。

（四）中医理论研究要面向全国，接触社会，总结全国名中医的经验，汇总全国中医理论研究的成果，要给理论研究者提供一定的调查研究的机会和出差费用。

以上建议，大都是工作性的，不是学术性的，实行起来可能有一些困难，仅供大家参考。

（2015 年 4 月 18 日）

纪念敬爱的熙明同志

熙明同志走了。尽管近几年来他一直重病缠身，但他逝世的消息，依然让我心头一惊。好像一棵百丈大树，一下子倒了下来，悲痛与失落，使我茫然失措。

熙明同志是我国现代中医高等教育的早期毕业生之一，是国家中医药管理局第一任局长，也是卫生部第一位中医出身的副部长。他的一生，反映了现代中医事业发展史的重要篇章。他站在当代中医事业这艘大船的船头上，任急浪颠簸，御长风前行，尝遍酸甜苦辣，经历春绿秋红，度过了十分艰难而精彩的人生。

熙明热爱中医，理解中医，忠于中医。他说："中医药学具有鲜明的特色，以其独立而完整的理论体系和丰富的实践经验自立于世界医林。它以整体动态平衡观为基础，以辨证论治为核心。对待疾病，首先强调预防，主张未病先防、既病防变的'治未病'方针。"（见《中医工作文件汇编——1984—1988》，第 128 页）他不愿脱离中医临床，念念不忘王文鼎等老师的教诲，在繁忙的行政工作之余，偶尔处方用药，颇用心思，常得疗效。但他一生的精力，主要倾注在中医药行政领导岗位上。

1976 年 10 月粉碎"四人帮"以后，中医工作很快提上议事日程。1977 年，熙明与吕炳奎、张自宽等同志一道代表卫生部党组织起草了《关于认真贯彻党的中医政策，解决中医队伍后继乏人问题的报告》。后来这个报告加上中央批语，由中共中央转发各地，这就是著名的［1978］56 号文件。这个文件是"文化大革命"结束以后卫生领域拨乱反正的历史性文件，为后来中医事业的振兴奠定了政治思想基础。1978 年 12 月 5 日至 15 日，卫生部在北京召开了"全国中医处长座谈会"，汇报全国各地贯彻［1978］56 号文件的情况。当时，我在青海省西宁市大堡子卫生院当临床医生，被省卫生厅"借调"出来，代表青海省出席会议汇报工作。会议期间，吕炳奎、胡熙明、张自宽等中医司领导看望了来自全国各地的代表。暄寒问暖以后，熙明同志问了我的学历和工作经历。会后，他把成都中医学院教务长侯占元、重庆中医药研究所副所长黄星垣、福建省卫生厅副厅长黄春源和我留下来，讨论如何写座谈会简报的问题。他说，[1978] 56 号文件非常重要，但各地贯彻落实的情况很不理想，有的地方阻力很大。这期简报要发到中央、国务院领导那里，一定要如实反映，把它写好。之后又让我多留一天，起草简报初稿。在初稿上，他加了这样一段话："解放二十八年来，中医事业几经反复，问题成堆，积重难返。建国初期，中医受歧视排斥。由于毛主席、周总理的关怀，一九五五年才有了起色，至一九五八年前后达高峰。三年困难时期，机构砍，人员散。'文化大革命'中又遭到四人帮的严重摧残。屈指算来，中医事业的好日子，只不过那么几年时间。"这是我第一次接触熙明同志，他那和蔼的态度、缜密的思维、严谨的工作作风和朴实的文风，给我留下了深刻印象。

会后，我正式调到青海省卫生厅中医处工作，参加了卫生部中医司组织的各种重要活动和一些重要决策。熙明同志则于 1982 年到中国中医研究院工作去了，我们很少有机会见面，但他一直默默地关注着我的进步。

1985 年 6 月 20 日，《中共中央书记处关于中医工作的决定》指出，"根据宪法'发展现代医药和我国传统医药的规定'，要把中医和西医摆在同等重要的地位。一方面，中医药学是我国医疗卫生事业所独具的特点和优势，中医不能丢，必须保存和发展。另一方面，中医必须积极利用先进的科学技术和现代化手段，促进中医药事业的发展"。熙明同志认为这段话非常重要，经常引用。1988 年我在筹办《中国中医药报》的时候，有一次他对我说："中央书记处的指示，是一个完整的意思。一方面讲中医不能丢，中医有特点优势；一方面讲中医要发展，要积极利用先进科技和现代化手段。引用这段话的时候，两方面都要讲到，不能断章取义。"

1986 年 1 月 4 日，国务院第 94 次常务会议决定成立国家中医管理局（1988 年 3 月改为国家中医药管理局）。熙明同志以卫生部副部长的身份，全力投入国家中医管理局的筹建工作，搭建机构，物色干部，安排人事，拟定规划计划和工作制度，夜以继日，不知疲倦。他多次谈到建立国家中医管理局的必要性，指出："中医工作存在许多问题，问题成堆。这些问题产生的原因是多方面的。如在思想认识上，主要是我们卫生行政部门长期以来对中医工作重视不够，对中医在建设具有中国特色社会主义医疗卫生事业中的地位和作用认识不足，对中医事业自身发展规律了解不深，在对待中医和西医这两种医学的关系上，自觉或不自觉地把中医摆在从属地位，致使中医问题没有得到根本解决。这种状况如果继续下去，中医药学不但不能发扬光大，甚至会衰败下去。”（《中医工作文件汇编——1984—1988》，159 页，214 页）卫生部党组为了从根本上解决中医问题，在崔月犁部长支持下，先后六次向中央、国务院写了报告，提出了改革中医管理体制、加强中医工作领导的意见和措施。人大和政协也都提出提案，建议成立国家中医管理局（同上，第 213 页）。熙明同志总结说，成立国家中医管理局，实行中医药自主管理，是从根本解决中医问题的重大措施，是振兴中医的里程碑。

国家中医管理局成立以后，面对中医事业底子薄、机构少的状况，熙明同志提出“发展中医事业，必须以机构建设为基础、人才培养为重点、学术提高为依靠、科学管理为保证。全面规划，统筹安排，协调发展。在抓好科技和教育的同时，抓好中医医疗工作。要把提高临床疗效作为医疗工作的中心，同时扩大服务职能，充分发挥中医医疗机构在预防、保健、康复等方面的作用”（同上，第 380 页）。1988 年 3 月，国务院决定把中药的管理职能，从国家医药管理局划给国家中医药管理局。1989 年 7 月 20 日至 24 日，国家中医药管理局在哈尔滨召开全国中医药工作会议。在会上，熙明同志用大量篇幅谈中药管理问题，同时提出必须认真加强中医机构的内涵建设。时隔两年，中医工作的重点从“以机构建设为基础”到“加强中医机构的内涵建设”，这是一个巨大的跨越。当时，全国各地有不少中医医院是集体所有制中医门诊部或城关卫生院反牌过来的，国家的财政补贴根本到不了那里（国家的钱是不能给集体所有制单位的），他们自己也无能为力。面对如此简陋的中医院，有人指着贴在门口电杆木上的院名讥笑说：“这算什么中医院！”熙明同志认为，加强中医机构的内涵建设，不是人家逼着我们做的，是我们自己要求进步！而且要把这个进步要求不失时机地提出来。内涵建设的根本问题，是发扬中医的特色和优势。熙明同志说：“中医事业的发展和振兴，从根本上说，要依靠学术水平的提高，学术水平是中医事业的生命力之所在。”远在 1982 年的衡阳会议上，熙明同志就说：“多年来的实践证明，人民需要中医院。办西医院，卫生部门有丰富的经验，办中医院，我们还在摸索当中。中医医院必须突出中医特色，不能突出别的东西。以中医为主，也不全面，中医就是中医。中医医院的任务就是继承发展中医，就是用中医中药为人民服务。”

我和熙明同志相识 37 年，一起共事 5 个年头。在他身上，有学不完的东西。他持重稳健，低调做人，凡事深思熟虑，从不草率。他善于协调，长于攻坚，有使不完的干劲，压不弯的韧性。他是我的师长，也是我的兄长！他的逝世，是中国中医界的一大损失，是中国卫生事业的一大损失！

（2015 年 7 月）

牛拉重车爬远坡

——在胡熙明同志追思会上的发言

我和熙明同志相识37年，在一起朝夕共事5个年头。我向他学到许多做人做事做学问的道理。整个20世纪80年代，也就是“文化大革命”结束以后拨乱反正、改革开放早期，中年以上的干部都想追回失去的年华，争取最后一点报效国家的机会。在中医药工作岗位上工作的人，似乎更是如此，因此也更加忙碌、更加辛苦。我只能挑出几件比较重大的、对中医药事业的发展来说具有战略意义的事情，来回忆胡熙明同志的贡献和人品。

中医界的人都说，20世纪80年代是中医药事业恢复发展的“第二个春天”。1978年中共中央转发了卫生部党组《关于认真贯彻党的中医政策，解决中医队伍后继乏人问题的报告》及中央批语，即［1978］56号文件。这个文件为屡经摧残的中医药事业的发展振兴提供了思想政治基础。卫生部中医司正副司长吕炳奎、胡熙明、张自宽等都全力以赴，在深入调研的基础上，参与文件的起草工作。［1978］56号文件是9月发出的。1978年12月，卫生部在北京八大处装甲兵招待所召开“全国中医处长座谈会”，汇报全国各地［1978］56号文件的贯彻落实情况。我就是在这个会议上第一次见到胡熙明同志的。参加会议的大都是“文革”后站出来工作的老干部，会议开得非常认真，气氛热烈而紧张。会后，胡熙明同志组织四五个代表起草会议简报，他让我也参与其中。他交代了起草的目的要求和主要内容，仔细倾听了大家的意见。第二天又在简报的初稿上反复推敲，字斟句酌，认真修改，好像老师在认真修改学生的作文一样，我当时有一种小学生突然上了大学的感觉。他修改的原稿我至今还保存着，他实事求是的工作作风和严谨的学风，我至今记忆犹新。

以后几年，中医工作迅速恢复和发展。中医医院从1976年的171所发展到1981年的753所，但内涵建设滞后，中医特色不浓。崔月犁部长说“那叫名不副实。挂着梅兰芳的牌子，唱着朱逢博的调子”。1982年4月，卫生部在湖南衡阳召开了全国中医医院和高等中医教育工作会议，简称衡阳会议。会议的基调是中医医院和中医学院必须突出中医特色的办院方向，把中医医院办成名副其实的中医医院，把中医学院办成名副其实的中医学院。除了明确指导思想以外，还采取了一些业务改革和组织调整措施，胡熙明同志是衡阳会议精神的积极支持者和切实践行者。1988 年 3 月，他在全国中医工作厅局长会议上说："衡阳会议以来，各地对保持和发扬中医特色问题引起了普遍重视。大家认识到，保持和发扬中医特色是对中医机构的基本要求。"

衡阳会议首先提出建设县中医院的问题，一直有待落实。1986 年 10 月，卫生部在湖北沙市召开了全国县级中医医院工作会议，胡熙明同志以卫生部副部长的身份主持了这次会议。他把"县县建中医院"作为重大战略决策做了安排。改革开放初期，中医工作重点突出 7 个中医基地建设，即北京、天津、上海、南京、广州、成都、西安，每个大行政区建好一所中医学院附属医院。但崔月犁、胡熙明、田景福等同志考虑到，我国土地辽阔，中医在农村有深厚基础，一个县十几万、几十万人，甚至一百多万人，没有一个中医基地是不行的。但在当时条件下，"县县建中医院"的阻力和压力非常之大，有人认为是好大喜功，有人认为是不自量力。但这个决策，得到全国各地领导和广大人民群众的拥护。今日回头一看，当时这个决策是带有战略性的，是及时的和完全正确的。

1986 年 1 月 4 日，国务院第 94 次常务会议决定成立国家中医管理局。在此以前，中央和国务院五次讨论中医问题，卫生部六次向国务院打报告反映改革中医药管理体制问题，通过名老中医向各级领导反映的问题更是不计其数。胡熙明同志全心全力投入国家中医管理局的筹建工作，他把国家中医管理局的成立，看作是中医药事业按中医药工作的内在规律自主管理的标志，是一项重大的体制改革，是中医药事业发展的里程碑。

万事开头难。国家中医管理局的成立过程，对胡熙明同志是一大考验。国务院 1 月 4 日做出决议，7 月 20 日正式下达组建文件，12 月 20 日国家中医管理局开门办公。整整一年时间，工作千头万绪，任务十分紧迫。国家中医管理局成立以后，胡熙明同志又带领一班人健全机构、制定规划计划和工作制度，以机构建设为基础、人才培养为重点、学术发展为依靠、科学管理为保证，全面地、协调地使中医药工作步入正常运作的轨道。

古人说，时势造英雄。20 世纪 80 年代，是中医药史上充满大事的年代，是一个呼唤人才也能造就人才的时代，让我们罗列起来回忆一下：

1980 年 3 月在北京召开全国中医和中西医结合工作会议，崔月犁在会上就发展祖国医药学的政策提出 6 个基本要点；

1982 年 4 月在衡阳召开全国中医医院和高等中医教育工作会议，即衡阳会议，要求中医机构必须坚持突出中医特色的办院方向；

1982 年 12 月我国新《宪法》规定“发展现代医药和我国传统医药”；

1984 年 9 月在呼和浩特召开全国民族医药工作会议，卫生部和国家民委历史上第一次研究安排民族医药问题；

1985 年 6 月《中共中央书记处关于中医工作的决定》提出“要把中医和西医摆在同等重要的地位”；

1985 年 8 月在合肥召开全国中医和全国中西医结合工作会议，胡熙明在工作报告中提出“正确认识中医药学的重要地位和作用是发展中医药事业的前提，保持和发扬中医特色是对中医机构的基本要求”；

1986 年 10 月在沙市召开全国县级中医医院工作会议，安排“县县建中医院”；

1986 年 12 月国家中医管理局挂牌办公；

1989 年 1 月 2 日《中国中医药报》创刊；

1989 年 7 月在哈尔滨召开中医中药统一管理以后的第一次全国中医药工作会议。

整个 80 年代，胡熙明同志在党的领导下，在崔月犁、吕炳奎等领导同志支持下，担负着牛拉重车爬远坡的工作。他热爱中医，忠于中医事业。他为人谦和，沉着稳重，作风严谨，长于沟通，善于协调。他勤政为民，脑子里充满忧患意识，经常皱着眉头，香烟一根接着一根，埋头思考问题，日夜处理案牍，为我们树立了鞠躬尽瘁的榜样。我在 2005 年写过一首小诗《致老同事们》，心中充满对胡熙明等老同事们的敬意。诗中写道：

从后海边上、醇亲王府、卫生部大院里搬出来，

在黄寺西面、租赁的小楼上，喷着烟雾、愁脸相对。

在东兴路、车棚似的会议室里，对外宾宣扬成绩，然后找不到像样的厕所，

到白家庄东里、新的办公楼、下无底层、上失阳光、南边高楼，挡住一湖柳色、半边楼台。

我们忙于医疗教学科研、搭起架子、铺开摊子、甩开膀子，

我们忙于县县建中医院、搞农村中医工作试点县、满足人民问药求医。

我们忙于继承传统、突出特色、发挥优势、大声呼喊“中医不能丢”，

我们忙于中西并重、医药结合、坚持中医药管理的自主规律。

我们忙于医疗改革、占领市场份额，生怕跟不上大卫生前进的步伐，

我们忙于追逐现代、求助西学、规范自我、接轨国际，在世界大潮中老是打问别人、寻找自己。

几十年来，外争权益、内修学术、人困马乏、青丝成霜，

中医药灯焰相续、青黄相接、《灵》《素》相习、兰台相通、谱写新的篇章。

……

这首诗说的就是这一段中医药工作的历史。

胡熙明同志的逝世，是我国中医药事业的巨大损失！

熙明同志，安息吧！

我向另一个世界，呼唤你的名字！

（2015 年 7 月 23 日）

《中医药法》名称探讨

一、《中医法》的提起

1978 年改革开放以后，中医界感到，要根本解决中医问题，一是要有独立自主的管理机构，二是要为中医立法。1983 年初，在中华中医学会召开的一次老中医专家座谈会上，时任卫生部部长的崔月犁说："中医光靠人治是不行的。张部长支持你，你就能发展；来了个李部长压制你，你就萎缩。中医应该立法，有了法，谁来当卫生部部长，都要支持扶持中医。"之后，由著名老中医董建华牵头，多位老中医共同上书向国务院领导反映要为中医立法。1985 年，卫生部中医司从河北、湖北、上海、哈尔滨等地抽调干部，为起草《中医法》做准备，当时的卫生部副部长胡熙明曾多次提到中医立法问题。

1985 年 6 月，《中国医学》（Medical CHINA）1986 年第 2 卷第 2 期载胡熙明写的《中医药事业的现状与展望》一文。文章写道："政府正在制定《中医法》。"（《中医工作文件汇编 1984—1988》，第 129 页）

1985 年 8 月，胡熙明在合肥召开的全国中医和中西医结合工作会议上做报告时说："要抓紧《中医法》的制定，争取尽早颁布实行，并逐步制定《中医法》的实施细则以及有关法则和条例，逐步使中医管理工作走向法制化、规范化和科学化。"（同上，166 页）

1987 年 5 月 6 日，胡熙明代表卫生部参加第 40 届世界卫生大会。他在会议的发言中说："目前国家正在制定《中医法》，以使中医药事业在法律的保护下更加迅速健康地发展。"（同上，327 页）

由此可见，关于中医药立法的动议，至少在 1983 年的时候就开始了。而且显然不是一时的想头，而是有较深的法制化考虑，也开始有了立法的起草准备，此事至今已 33 年余。《中医法》30 余年出不了台，其原因值得深思再深思。

二、关于“传统医药”概念

在西医没有传入中国以前，中国社会中，医就是医，民间称医生为“先生”“郎中”。西医传入中国以后，中国传统的、古老的医学，在书面语中称旧医、国医、中医、祖国医学、传统中医学等。

1978 年，世界卫生组织在阿拉木图召开国际初级卫生保健会议，通过了《阿拉木图宣言》，提到“需要各类医务工作者和传统医生的问题”。世界卫生组织总干事马勒说：“从 1976 年起，传统医学事业已经成为世界卫生组织工作计划的一个组成部分。”（世界卫生组织编，《传统医学和卫生保健工作》，人民卫生出版社，1985 年版，第 4 页）

当时，世界卫生组织内部也认为，“传统医学这个词的含义相当模糊。它泛指在正规现代科学医学即对抗疗法应用于保健之前业已存在的古老的并与一定文化有关的医疗手段。民族医学、非正规医学等等都是常用的传统医学的同义词。传统医学这个词是不能令人满意的，因为它笼统地指传统医学的一些分支、流派所共有的某些理论、知识和技能；它也不能区分包括一切医疗保健手段在内的复杂医疗体系，如印度草药医学和简单的家庭疗法”（同上，第 6 页）。

世界卫生组织把传统医学（请注意：世界卫生组织只用“传统医学”的名称，不用“传统医药”的名称——引者）纳入工作计划，一方面是考虑到在亚洲、非洲、拉丁美洲等地，有大量人群在应用古老的医学医术、草药，甚至巫医治病，还存在许多民间的卫生习俗，与人民健康紧密相连。另一方面，世界卫生组织提出“2000 年人人享有卫生保健”的全球战略，这是一个宏伟的任务，光靠现代医学（西医）很难实现。因此，必须同时发挥传统医学的作用。

世界卫生组织把传统医学列入工作计划，这件事意义非凡。它等于公开承认了传统医学的合法性。在现代医学（世界卫生组织称它为“对抗疗法”）长期以来一统天下，越来越成为唯一正确的、唯一合法的医学科学的大环境下，突然拉开了一个口子，传统医学不再被人抛弃和废止，而是被国际卫生权威组织认为还有用处，从而使世界范围的传统医学医生看到了希望，使世界上许多国家的传统医学得以生存、保存下来，并传承发展。

此后，世界卫生组织对传统医学又做过两次正式的定义和表述。

《世卫组织 2002—2005 年传统医学战略》写道：“什么是传统医学？传统

医学是传统中医学、印度医学及阿拉伯医学等传统医学系统以及多种形式的民间疗法的统称。传统医学疗法包括药物疗法（如使用草药、动物器官和/或矿物）和非药物疗法（如在基本不使用药物的情况下进行，比如针刺疗法、手法治疗及精神治疗），在主要卫生保健系统基于对抗疗法或传统医学尚未纳入国家卫生保健系统的国家，传统医学经常被称为‘补充’‘替代’或‘非常规’医学。”

值得注意的是，这个定义中除了提到中医学以外，还包括“各种形式的民间疗法”。

2014 年，世界卫生组织颁布了新的传统医学战略——《世卫组织 2014—2023 年传统医学战略》。世界卫生组织总干事陈冯富珍在序言中说：“在世界各地，传统医学是提供卫生保健服务的主要支柱，或者被当作一种补充手段……世界上几乎每个国家中都可找到传统和补充医学，而且对它的服务需求正在不断增长。”这个文件对传统医学的定义与《世卫组织 2002—2005 年传统医学战略》的表述有所不同。新战略从另一个角度定义传统医学，强调了它的历史文化背景，指出“传统医学有很长的历史。传统医学是在维护健康以及预防、诊断、改善或治疗身心疾病方面使用的种种以不同文化所特有的无论可否解释的理论、信仰和经验为基础的知识、技能和实践的总和”。

这个定义有以下特点：

1. 传统医学有很长的历史。

2. 传统医学是防治疾病的知识、技能和实践的总和。

3. 这种知识是以不同文化的理论、信仰、经验为基础的。

4. 不管这种理论可否解释清楚。

显然，这个定义更有高度、更富哲理、更加贴切，也更加符合非物质文化遗产的概念。

但老实说，这个定义不太适合当代中国的口味。把传统医药与不同的文化和信仰相联系，无论这种理论可否解释清楚，使一些人很不放心。中国的思想界、学术界似乎要“左”得多，要“科学”得多。他们的“政治标准”没法容忍不同文化和不同信仰，也不承认当代人难以解释清楚的事情。实际上，我们在文化上可以宽容一些，特别是对待传统文化、对待非物质文化遗产方面，应该留有余地，给一点观察时间，给子孙后代留点作业。一旦弄错了，也有个回旋的余地。过去我们对“精华”和“糟粕”的“政治标准”，不知毁了多少精华，不知捧了多少糟粕。许多惨痛的历史教训，是应该汲取的。

新战略接着说，"'补充医学'或'替代医学'指的是并非该国自身传统或常规医学一部分，并且尚未被充分纳入主流卫生保健系统的一套广泛的卫生保健做法。在一些国家，'补充医学'或'替代医学'与'传统医学'交叉使用。"

不过，无论世界卫生组织如何定义传统医学，在传统医学、补充医学和替代医学的前面或对面，都存在一个"主流医学"和"常规医学"。这说明，传统医学是"非主流"和"非常规"的医学。而且，世界卫生组织始终把传统医学的功能限定在"初级卫生保健"范围内，并时时刻刻提醒人们，要"提高传统医学的安全性、有效性和质量"。这里，有些话是值得推敲的，如中国实行"中西医并重"的政策，"把中医和西医摆在同等重要的地位"，那么，在中国，传统医学是主流医学之一。中国的中医，从来都是治疗急重危证和疑难病的。中央保健委员会里就有中医。中国的中医不仅参加初级保健，而且参加高级保健。至于安全性、有效性等提法，反映了对传统医学的安全性、有效性、质量的不放心。我认为在这方面，正确的、合理的，我们应该坚持。有些方面，打着我们的痛处，我们应该自省和改正。中医学永远是站在临床第一线的风口浪尖上与时俱进的。

世界卫生组织在 1978 年把传统医学列入工作规划，正是中国社会处于拨乱反正、改革开放的新时期。在西医没有传入中国之前，中国社会早已存在许多"古老的并与一定的文化有关的医疗手段"。汉族如此，少数民族也是如此。1982 年修订新《中华人民共和国宪法》的时候，第 21 条规定："国家发展医疗卫生事业，发展现代医药和我国传统医药。"《中华人民共和国宪法》使用了"传统医药"这个概念，是与国际大气候对传统医学的反思和回归有关的。

中国是一个历史悠久的、富有文化传统的国家。在中文里，"传统医药"这个名称很好，切合实际，很有概括力，也很大气，很中国化。《中华人民共和国宪法》用传统医药与现代医药相对应，恰如其分，恰到好处，令人耳目一新，很难用一个别的概念去替代它，于是马上被全国人民所接受，中医界认为很好，少数民族也认为很好。

顾名思义，传统医药是指历史上流传下来的医药知识或医药知识体系。中国的传统医药包括中医药、民族医药和民间医药三个部分。各个民族在历史上都有自己的医学创造和医学积累，只是或多或少、或兴或衰、或存或废而已。中医学是以汉文化为背景的传统医学，是中国社会长期以来的主流医学，至今具有无可争议的学术地位和社会地位，是中国传统医学的当然代表。民族医学是各少数民族传统医学的统称，是为了工作方便采用的一个工作定义。民间医学是指中医学主流以外散落民间的医药知识或医药体系。或者说，民间医学是指流传在民间的既无特定民族文化背景，也非正统中医学或经典中医学《黄帝内经》一脉的另类医学。简单地说，民间医药就是民间的草医草药和一技之长者。

当世界卫生组织将传统医学纳入工作计划的时侯，斯里兰卡政府设立了传统医学部。中国中医界知道以后，十分兴奋。因为中国的中医事业在现代医学模式的“科学管理”下，步履维艰，日趋衰败。有的老中医提出要建立“中医部”或“第二卫生部”。于是，在世界卫生组织支持下，卫生部于1985年1月派出了中国传统医学考察团前往斯里兰卡考察取经。中国中医研究院吕维柏教授参加了此次考察活动。他把斯里兰卡的“传统医学部”翻译为“土医部”。于此反映了一个文化差异问题。传统医学，英语为Traditional Medicine，这个词在英语中，有传统的、世代相传的含义。但在西方某些人的眼里，Traditional Medicine就不是那么高雅、不那么科学、不那么中性。它相当随俗，相当土气，具有“古老的、土著的、落后的”等等色彩。澳大利亚的中医界人士在1992年专门给国家中医药管理局写信，建议在中医药国际交流中，不宜用“传统医学”这个名称。但国家中医药管理局认为，中国《中华人民共和国宪法》采用“传统医药”这个名称是一个有高度概括力的统称。在世界范围内，我们赞成用“传统医学”这个统称。但在国内，在国际交流中，在实际工作中，在学术活动中，中医药还是中医药，藏医药还是藏医药，苗医药还是苗医药。共性和个性是不矛盾的。我们的管理机构也仍然叫国家中医药管理局。

三、拟立的《中医药法》用什么名称为好

《中医药法》的立法工作已经历了30余年，这几年讨论到它的名称问题。如果叫《中医药法》，一部分少数民族学者有不同意见。他们认为，中华民族大家庭中，各兄弟民族都是平等的，民族医药与中医药在学术上也是平等的。各民族地区的情况千差万别，中医药和民族医药在民族文化背景、医学理论体系、处方用药习惯等方面，都有很大的，甚至是原则性的差别。中医药不能涵盖民族医药。既然《中华人民共和国宪法》用了“传统医药”这个概念，就应该“以宪法为大”，立《传统医药法》。这样就显得更有据、更概括、更

全面、更公允。

但中医药学术界和民族医药界大多数人还是坚持用《中医药法》这个名称，有以下三点理由：

第一，这“中”字是广义的“大中华”的中，是“中华民族”的中，是“中国医药学”“中国传统医药”的中，《中医药法》是可以涵盖中医药、民族医药和民间医药三部分的。

第二，中医药是中国传统医药的代表。中医药的问题，涉及医药的方方面面，带有全国性、全局性、国际性。中医全国都有，中药也全国都有，中药“一方吃全国”。“中医药”这个概念很传统、很伟大、很响亮、很有代表性。民族医药虽然也是全国都有，但具体到某一个医种，则必然带有一定的民族性、地域性、局部性。

第三，各个民族的传统医药的继承发展状况是不平衡的。中医药在继承中遇到的问题，可能更多、更早、更全面、更有代表性。中医药在今天及以后阶段遇到的问题，对某些民族医药来说尚未出现或可能永远不会遇到。因而在法制建设方面中医药走在前面是应该的，它比较有条件起先锋和开辟作用。中医药的问题解决了，其他传统医药的进步必将获得助力。按照中国惯例，中医药有“长兄代父”的意思，正像现在的国家中医药管理局管理中医药、中西医结合、民族医药一样。这样做，只要在《中医药法》总纲中说明就行了。

第四，我国是一个历史悠久、地域辽阔、人口众多的、统一的多民族国家，长期以来形成了“多元一体”的文化格局。如果真用《传统医药法》这个名称，既没有突出中医药，也没有突出民族医药，对少数民族医药未必有利。

第五，少数民族的传统医药称为民族医药，其中分藏医药、蒙医药、维医药、傣医药、壮医药、苗医药、瑶医药、彝医药、侗医药、土家医药等。如果说“传统医药”是一个“大包”的话，中间还隔了民族医药这一层“中包”。少数民族用“传统医药”这个概念，会觉得更隔了一层，更分不清是藏医，还是蒙医，弄得“里外都不认识”，对民族医药也没有好处。

第六，前面说过，“传统医药”的外文与中文在词意概念上有差别，中西方观点不太相同、不太合拍、不太贴切，国际交流上容易受歧视。据我向几位精通英语的外国朋友咨询，Traditional Medicine 并无贬义，英汉词典也无贬义的解释。而中文里面，传统医药这个词很准确，很正确；既传统，又好理解。

少数民族不喜欢用《中医药法》这个名称，其实质是怕“中医药”这个概念笼罩、替代、挤压了民族医药。用《中医药法》涵盖民族医药，容易以大盖小，忽视民族医药的特点，使民族医药边缘化，这个担忧不是没有道理。但这个问题的存在，根本上说，是认识问题，是可以在立法中，即在序言或总纲里交代清楚的，立法以后又可以用政策和工作来调整的。立法是从法律层面上解决传统医药存在的共性问题，共性问题解决了，个别问题才容易解决。《中医药法》的立法意愿，不光是想解决中医药问题，而是代表国家和人民的意志，解决整个传统医药在立法层面上的问题。《中医药法》立了，在大面上，对中医药有好处，对民族医药也有好处。

因此，我建议，传统医药的“法”，还是称《中医药法》为好。在《中医药法》的序言或总纲里，明确写明：

“根据《宪法》第二十一条‘发展现代医药和我国传统医药’之规定，制定本法。本法所称之‘中医药’，是中国传统医药的代表，包括中医药、民族医药和民间医药。”

“中医药、民族医药、民间医药都是优秀民族文化的一部分。”

“民族医药是各少数民族传统医药的总称。民族地区可依据《民族区域自治法》第 40 条之规定，因地制宜，属地管理，传承与发展民族医药。”

《民族区域自治法》第 40 条规定，“民族自治地方的自治机关，自主地决定本地方的医疗卫生事业的发展规划，发展现代医药和民族传统医药”。

客观地说，某些民族地区过去在民族医药的继承发展上并没有充分行使《民族区域自治法》所赋予的权力。业务部门也没有充分尊重《民族区域自治法》应有的权力。从部门利益出发，用一个“法”挤压另一个“法”的现象屡有发生。《中医药法》一定能够起统一认识、凝聚力量、协调各方、加强法制的作用。

四、结论

1.《中医药法》的立法过程拖得太久，不宜在名称上花费太多时间。否则，对中医药、民族医药、民间医药都不利。

2.《宪法》第 21 条规定“发展现代医药和我国传统医药”是完全正确的，“传统医药”这个名称是公认的，各民族都很赞同。但它是一个统称，没有直接指中医药，也没有直接指某一个民族医药。

3. 涉及《中医药法》的名称，比之用《传统医药法》,《中医药法》更为有利。“中医药”国内外影响大，代表性强，覆盖面宽，认知度高，容易被人们接受。贯彻执行后，对中医药和民族医药都会起积极的保护、传承、发展作用。《中华人民共和国宪法》从 1982 年制定到现在，33 年过去了，“传统医药”除了必须统称的场合以外，无论在工作层面和学术层面，中医药还是用中医药、藏医药还是用藏医药、壮医药还是用壮医药，其他民族医药也一样。《中医药法》立了以后，解决的是传统医药在法律层面的共性问题，对我国各民族的传统医药都有利，对世界传统医学也是一个很大的支持。

4. 用《中医药法》这个名称之后，少数民族担忧的问题，经法律条文明确规定，是可以避免的。这一点，可提请卫生部门和中医药管理部门在今后工作中予以注意，对民族医药应具体对待和特殊对待。该属地化管理的，按《民族区域自治法》的职能，下放权力，由民族地区政府规划、执行、处置和管理。

（2015 年 7 月 25 日）

桐君中药文化（综述）

一、桐君，黄帝时人，著《桐君采药录》，识草、木、金、石性味，定三品药物，其所定处方分君臣佐使，沿用至今，是中药文化的始祖之一。根据有五：

（一）《桐君采药录》虽不知作者确切姓名和著作年代，但春秋时代的古史《世本》已有记载。后汉《吴普本草》已引用。南朝梁陶弘景《本草经集注·序》云："至乎桐雷，乃著在于篇简""又云有《桐君采药录》，说其华叶形色。"陶弘景在另一部本草著作《药总诀》的序文中又说："其后雷公、桐君更增演本草。"近人王家葵、张瑞贤在《神农本草经研究》一书中总结："在此（指《神农本草经》）成书先后之际，又有雷公作《药对》四卷，桐君作《桐君采药录》""陶弘景作《本草经集注》，是以《本草经》365种为蓝本，再参以桐君、雷公以降，乃至吴普、李当之的著作。"（《神农本草经研究》，北京科学技术出版社2001年版，第141页、143页）医学史学者基本肯定《神农本草经》成书于东汉早期。而"神农之时，未有文字，至于黄帝，书记乃兴"，古书常将桐君排于黄帝、岐伯、雷公之后，那么，桐君此人应不远于西汉。

（二）《隋书》《旧唐书》《本草序》及《中国人名大辞典》，对桐君都有记载。

（三）桐君祠初建于北宋。

北宋景祐元年（1034年），范仲淹以右司谏、礼阁校理知睦州军，经过桐庐，写有"钟响三山塔，潮平七里滩"。元丰年间（1078—1085年），始建庙于山顶，祀药祖桐君，名桐君祠，以后屡有破坏和重建。

（四）具有较高的学术地位和广泛的社会影响，桐君阁（以桐君命名的企业），在重庆、温州；桐君堂，在浙江桐庐。

（五）郭沫若桐君祠诗不作凭，郭诗云"庙堂空存瞰两江，桐君山上已无王。愚民不解劈山像，当作菩萨乱插香"，只能反映当时桐君祠的破坏状况，“子孙可能贤不肖，传统血脉不断根”，不能否认桐君的存在和民间传说。

二、桐君中药文化传统精神是什么？

一是中药药理和方剂学理论，桐君识草、木、金、石性味，定三品药，首创君臣佐使组方原则。

二是采药经验，识别根、茎、叶、花、果药用部位和采药季节。

三是“悬壶济世，求真济人”和“悬壶为世人，良药济苍生”的理念，虽有后人恭维附会之嫌，但不失原创精神。

四是浙江桐庐桐君堂一贯重视饮片质量，传承中药发酵工艺，生产曲类中药，现有饮片800余种，饮片占企业生产结构的75%。

当代中药的非遗项目主要表现在两方面：

一是中药老字号的企业精神和经营思想，如同仁堂的“物力虽贵，必不敢省人工”，陈李济的和衷共济精神，胡庆余堂的“戒欺”精神等等。

二是名贵中成药的制作技艺，如安宫牛黄丸、龟龄集、定坤丹、六神丸、清宫寿桃丸等。

三、历史延续性和传承谱系历史悠久。

据地方志记载，明洪武十七年（1384年），富春人建惠民局，清康熙时改名桐庐药材会馆。民国时更名寿全药店，后来又改名太和堂。其中存在某种稳定的文化联系，谱系可能断续，传统血脉长存，但“改名”毕竟使谱系的延续性受到影响。

四、关于非遗保护的建议。

（一）对桐君中药文化的历史和传说做精确梳理，包括其历史渊源和历史影响。关于传说、祭奠、风俗的课题，属于民俗学研究，可与传统医药研究结合起来。

（二）对桐君中药文化的精神实质做进一步提炼和实事求是的表述，因为“悬壶济世”是东汉时期费长房的故事。中药功能“三品”分类，东汉时期的《神农本草经》也如此，且影响更大。桐君中药文化有其本身的价值，它不是假古董。我们应该有足够的自信保护和弘扬这份非物质文化遗产。不必为了某种商业利益，去“打造”什么，“包装”什么！

（三）在谱系上做深入考证，发掘其传承脉络。桐君堂药店是代表。中药制作技艺尤其是中药发酵工艺的传承，是核心内容之一。但由于历史原因，传承谱系藕断丝连。浙江的传统发酵工艺，应用于酒、酱、曲等方面，做出重要贡献。中药发酵工艺，是一个特殊门类，应有一些特殊的线索。

（2015 年 10 月）

纪念谢海洲先生

谢海洲是当代著名的中医大家，特别是在中药研究和中医临床方面有极深造诣，人称他“博学精思，善于推陈出新”。1999年7月底8月初，我有幸和他一起赴日本参加“第2届国际药膳、食疗学术研讨会东京大会”，和他有过近距离的接触。在那次会议上，他做了食养食疗方面的学术报告，内容丰富而精彩。我做了题为《中国药膳的特色》的发言。他平易近人，衣着朴素，语言温和，毫无架子，我们相处得十分融洽和愉快。回国之后，虽然各忙各的工作，但我一直比较关心他的临床和学术进展。近十年来，他本人的著作以及他学生系统整理的文字和学习体会，已大量出版发表，且销售一空，在中医界引起广泛反响。在他逝世10周年的时候，我想谈一点个人的感受，以兹纪念和重新学习。

第一，谢海洲早年在北京大学农学院生物系专攻过植物学，后来又在北京中医学院中药系任教，本草功底深厚，用药的路子宽广，变化多端，知药善用，长于自创方剂。在组方配伍时考虑到药物的“散与收”“攻与补”“温与清”“升与降”“静与动”的辨证关系。对一部分药食同源食物，根据其药性，或清热解毒，或去湿利水，或润肠通便，均分门别类，随手拈来，得心应手。这是他的强项，也是一条重要的经验。现在一部分青中年中医只记得教科书里的药名药性，不了解饮片，更不了解药材，相对来说，临床用药拘谨多了。

第二，谢老博览群书，勤于实践，思路开阔，临证时常别开法门，通达应变。如治疗血液病，在传统方剂中应用若干味经西药药理证实有效的中草药；在治疗癫狂病的时候，加入《伤寒论》治疗六经病证的方剂，都取得很好疗效。其原创思维和创新精神，值得钦佩。

第三，谢老坚守辨证论治，长于独立思考，勇于接诊疑难重症，为中医临床实践积累了宝贵经验。在治疗颅脑损伤后遗症时，他说，这一类病“其临床表现多种多样，中医学无此病名，倘囿于现代医学诊断，立以何法？拟以何方？则会茫茫无定见。余尝窃思之，中医学中整体论治，治病求本，审证求因，辨证论治，乃精华所在”。于是从仔细观察病情入手，对照前人的各种论治经验，认为“脑病不独治脑，临证切勿执迷，唯权衡得当，方能得心应手。常投以自拟健身养脑汤方，随其兼证应变出入”，最后取得疗效。他治疗的隐性脊柱裂（痿证）、产后大出血引起的全身机能衰退（席汉综合征）等疾病，都是极难治的病，患者服了100多服中药，经过半年时间才得治愈。一个医生面对这样的病人，都需要极大的自信和勇气、极大的毅力和韧性、极大的责任心。稍有一点畏难情绪，稍有一点“扬长避短”的想法，都可能把病人推掉，但谢海洲先生不是这样。

今天，我们向董德懋、赵金铎、谢海洲等老一辈中医大家学习，有时候泛泛地宣扬他们的德艺双馨，有时候专心于他们的专科技术层面，只想从他们的“锦囊”中挖出几手“绝招”，甚至为了把大树的浓荫化作自己的光环，而忽视了他们的崇高品德、治学经验、原创思维和探索精神。老一辈中医的工作条件都比较艰苦，但他们对中医学基本理论的坚守，对中医学异化倾向的警惕和拒绝，对中医学前途的自立和自信，都值得我们认真学习。

（2015年10月25日）

关于传统药的毒性问题

在对待传统药（包括藏药）的毒性问题上，我总的看法可归结为以下10点。

（1）必须建立正确的药毒观念。《周礼·天官》载:“(医师）聚毒药以供医事。”中医学从来不否认药物的毒性，公开承认“是药三分毒”。《神农本草经》在收载的药物后面必明确记载有毒、无毒，小毒、大毒。医药学家关心的不是否认毒性，而是如何利用毒性、如何避免毒性、如何控制毒性。

（2）必须考虑药物经过炮制、“减毒增效”以后的作用。炮制意味着已知其毒性、已控其毒性。这是古人了不起的原创思维和创新精神，反映了古代医学家伟大的创造力，它比“见毒就怕，见毒就避”的“现代科学”思维强多了。

（3）必须考虑复方配伍，相须相佐，减毒去毒，故意用毒，以毒攻毒，化害为利，将不利因素化为有利因素，将无用之物化为有用之物。

（4）必须考虑汤药的煎煮加温过程对毒性的影响。高温是促进化学反应的重要因素，附子在高温作用下减毒，青蒿在高温作用下失效，都是明显的例子。

（5）对毒物不仅要定性，还要定量。不要笼统地有毒必反，有毒必弃。有些配方中的毒物，极其微量，分配到每一颗药丸中，其量极微，实际上对人体只存药性，而无毒害。

（6）必须考虑服法。如某种治疗急性病的药，服用一两次，或若干次，纵然有毒，应该无妨。如把它当作治疗慢性病的药或保健药，长期服用，造成积蓄中毒，那不是药的问题，而是服法问题。

（7）“有故无殒”论。黄帝问岐伯:“妇人重身，毒之何如？”岐伯曰:“有故无殒，亦无殒也。”(《素问·六元正纪大论篇》）此所谓的“病来病当”的道理。

（8）有目的、有法度地过量服用，是一种大胆的临床探索。商代武丁对傅说（悦）说："若药不瞑眩，厥疾弗瘳。"意思是"药若是不吃到头发晕，病好不了"。看起来，这是一句很幼稚、很冒险的话，但后世不乏用峻猛之药"一剂而愈，永不复发"的病例。关键在于深察病情，掌控药量，精准治疗，其启发意义，不可小觑。

（9）重视和借鉴西医对药物毒性的研究成果，虚心听取西医对中药毒性及不良反应的批评。听了以后要观察研究，该坚持的坚持，该改正的改正，该防止的防止。既不要听风便是雨，也不能掉以轻心用颟顸态度对待之。

（10）最重要的是，必须考虑到人体自身的、本能的解毒功能和排毒功能，"正气存内，邪不可干"。在生命允许的范围内，这句话是有道理的，这是人体在几百万年的进化过程中锻炼出来的一种正能量和能动性，机械论者和"科学"论者把这最重要的一点给忽视了。

以上这10点意见能够被接受，将是我国药政管理的一次思想解放和学术解放。或者说，是中国式药政管理从现代医学、现代药学框架下解放出来的一大进步。实质上，这是中国式药政管理的回归，是中国式药政管理的应有之义。

（2015年11月13日）

《中医治癌法——中医微调原理》英文版序

人类罹患癌症，古来就有，治疗的方法和经验亦积累不少，但近代以来癌症的发病率比古代高得多，对癌症的恐惧心理，也蔓延上升，甚至反应过度。

但人类必将征服癌症，而不是被癌症所吓倒。人类的历史，至少有300万年之久。人类在形成和进化过程中，一直不断地改造自己、更新自己、完善自己。人的生命从受精卵开始，每发育一步都是精确有序的。妊娠开始至第8周称为胚胎。胎儿8周末初具人形，可分出五官四肢，测出胎心搏动。12周末，外生殖器开始发育，指甲生长，肠管蠕动。16周末可确认胎儿性别，初现胎动。20周末皮肤暗红，覆以毳毛，已有呼吸和排尿功能。24周末，各器官均已发育，皮下脂肪开始沉积。28周末可为“有生机儿”，出生后有成活的可能。40周末为足月儿，身长50厘米，体重3000克（指一般中国新生儿），生下来哭声响亮，吸吮力强，生活力良好。胎儿的发育过程是人体生命的重要部分，说明人的生长和衰老、健康和愈病、创伤和修复，都是自主的、有机的、有序的、严格自控的。而癌是什么？赵景芳教授说：“癌是对异常生长细胞的总称。”也就是说，由于某种原因，细胞的生长失去了控制，破坏了正常程序，该长的不长，不该长的异常生长。这就提醒我们，预防和治疗癌症，不能光盯着癌体本身，也不能光考虑如何杀死癌细胞，而应该想得更全面、更深远一些。那就是，千万不要放弃人体生命的自主性，积极恢复其有序性，重新掌握其可控性；尽量纾解其思想负担，让病人保持积极乐观的精神状态。

赵景芳教授的《中医治癌法》参照了许多现代医学知识，但主要基于中医学的理论和实践。本书的英文版是写给英语世界看的，这里需要介绍一些中医学的基本观点。中医学是中国人自古以来对生命与健康的认知。它和西方医学对生命与健康的认知是两个不同的角度、两种不同的途径，属于两个不同的学术体系，在中西方文化中各自都具有代表性。中医学认为，人类经历了千锤百炼的进化过程，具备了强大的生命力和生存能力。在自然条件允许的范围内，人的生命是自主的，具有自组织、自演化、自清除、自修复、自调节等功能。这称为人的正气，而致病因素则称为邪气。正邪相争，邪气上升，阴阳失去平衡，乃至疾病发生。此时首要之点，是扶其正气。“正气存内，邪不可干”。人体有病，既要祛邪，更要扶正。医者的任务，是扶助其正气去克服邪气，充分调动人体自身的正能量。治疗疾病的过程，是正气和邪气此长彼消的过程。医生扶正祛邪，但对邪气不是硬加压制或“斩尽杀绝”，把它彻底消灭干净，而是“衰其大半而止”，并给病邪以出路，剩下的病痛在善后和调理中逐步予以消除。癌症是个慢性病，到了晚期才成为急症。在一般情况下，患者有充分的能力战胜病魔，医者有足够的时间从容治疗。赵景芳教授治疗癌症的“中医微调原理”，就基于这样的中医学理论。这个理论，不是简单的治癌技术，而是重大的治疗原则。它宏观观察，整体把握；微观调理，举重若轻。重在适当调理，随机调理，调动人体自身的愈病能力，纠正身体的不平衡状态。微风摧沉疴，四两拨千斤，它反映了中国传统文化的基本精神。希望《中医治癌法——中医微调原理》英文版的出版，使癌症的治疗有更多选择，给癌症患者带来福音，让中医学广泛地服务世界人民。

（2015 年 11 月 30 日）

中医何以谢贾谦

中医问题，是一个重要的学术问题，更是一个重大社会问题。中医学的内涵涉及哲学、社会科学和生命科学，关系民生福祉和民族繁衍，容易引起各行各业关注。

贾谦先生是物理学专业出身，又在中国科学技术信息研究所工作，属于现代科学专家。在这个岗位上看待中医问题，既是应尽的责任，又具科学的视野。占科学前沿之利，无保守护短之嫌。他搭建了一个极好的平台，从体察民情出发，以问题为导向，聚焦中医问题，组织专家讨论，关心民间中医的工作和命运，研究中医发展的战略问题，探索中医发展的自身规律，不断向中医部门力陈意见，提供建议。

1997 年至 2010 年，我从国家中医药管理局退休以后，负责中国民族医药学会的工作，了解很多基层中医药和民族医药的基本情况，我对他的许多意见都是赞赏的、支持的。

贾谦先生对中医事业的热爱和执着精神，令人感佩。他深入基层调查研究，直接接触民间中医，倾听他们的意见，对民间中医取得的成就，充分肯定；对他们受到的歧视和挤压，深表同情。他仗义执言，据理力争，从而成为民间中医的知心朋友。他对中医的西医化问题也非常担忧，认为长此下去，会导致中医的实际消亡。而这一切，都归结到西方医学体系对传统医学的改造，认为中医的发展必须按照中医的自身规律，走中医自己的路。

贾谦先生是中医的诤友，他开辟了一条耿介正直的言路，使当代中医药管理部门从另外一个渠道听到许多真知灼见。我总觉得，贾谦先生健在的时候，我们对他的意见听取太少。他走了以后，更感到他的珍贵。中医何以谢贾谦？这正是今天对他的无穷思念之中，应该考虑的问题。

（本文是为“中医自身发展规律学术研讨会暨贾谦先生去世三周年纪念会”上的书面发言，2016 年 1 月 9 日）

在国医大师座谈会上的讲话

今天，我有机会参加国医大师讨论《中医药发展战略规划纲要（2016—2030）》座谈会，感到非常荣幸！

《中医药发展战略规划纲要（2016—2030）》（以下简称《纲要》）是国务院于今年2月22日发布的。它规定的指导思想、基本原则、发展目标和重点任务正在各地区、各部门落实分工任务，制定实施细则和年度计划，逐步贯彻落实。国医大师是中医学术的优秀代表，是中医事业的中流砥柱。在《纲要》的制定过程中，你们提供了不少宝贵的意见和建议，《纲要》实施中又进一步献计献策，努力践行。特别令人感动的是刘敏如大师筹集资金，组织这次讨论活动。她多次强调，做国医大师不当花瓶、不当泥菩萨、不当形象大使，反映了她的谦虚作风和担当精神。

中医是最具中国特色的传统文化，一百多年来经历的存亡兴衰之争，比任何一个行业要复杂得多。近三十来年，总算稳定下来，但存在的困难和问题仍然不少。中医说，医者，意也。面对生命和健康，中医的原创思维和健康模式是一个核心问题。中医讲上工治未病，讲上医医国，不为良相即为良医，说明在调理机体和安邦治国之间有许多道理是相通的。吴鞠通说“治外感如将，治内伤如相”，因为治外感要“兵贵神速，祛邪务尽，善后务细。早平一日，人少受一日之苦”，而治内伤需“坐镇从容，神机默运”。看起来无功可言、无德可见，但人登寿域。其内在的哲理是很深的。我们在临床上有体会，在参与国家大事方面不也是这样吗？

上海是锦绣繁华之地，这里靠近海边，附近有森林公园，是一片净土，有利于出智慧、出思路。大师们年事已高，希望大家心情愉快、身体健康。

（2016年5月7日）

振兴中医的精气神

——读马有度《感悟中医》

中医是一种医学科学，更是一种传统文化，它具有深刻的哲学内涵和丰富的人文精神。在中国历史上，有许多伟大的科学发明，有的在当代继续应用，有的被新的科学形态自然替代，都没有发生重大争执。唯有中医，存亡之说，兴废之争，旷日持久，令人义愤填膺，也令人魂牵梦绕。根本原因，是传统文化遇到了现代科学。是文明冲突论，是文化融合论，还是文化多元论，这要靠学术环境的宽容和包容，更要靠体制和政策来支持与调整。在这中间，中医人自身的文化自信、理论自信、养生自信、疗效自信，至关重要。近日读马有度先生的《感悟中医》一书，被他的临床经验和学习精神所折服，也因他娓娓动听的高论宏议而深深感悟。他是一个极有中医自信的人。人生如棋，会走车马炮的人不在少数，但高明的棋手没有几个。像马有度这样，既是中医临床高手，又有中医战略眼光，又是中医科普专家，又是中医养生典范，如此专家而兼杂家者，实在不多。《感悟中医》这本书表达了中医的正气、底气和生气，反映了中医的精气神。它的优点，有四个方面：

一、感悟中医，笔底常带感情

马有度青年时代，患肺结核、胃溃疡，还严重失眠，读高三时只得休学回家治病，但服了很多药都无效。后来找到重庆七星岗的一位老中医，开了一个方子，仅 5 味中药，吃了 10 服，病就好转了。复学以后，凡有病情反复，就用这个方子，继续有效，于是一直把这张方子珍藏于箱底。1956 年高中毕业，报考大学的时候，生性活泼的他一连填了三个志愿，都是报考中医学院。于今用他的话来说，“嫁给中医六十年，人生贵在结良缘”（马有度，感悟中医，人民卫生出版社，2016 年第 3 版。以下引语均引自本书），从此对中医结下的缘，始终充满了爱。这种从根子上发芽的感情，是对学术的爱、对职业的爱、对传统文化的爱。马有度每次论及中医，言语笔底常带感情。他认为中医有五大贡献："以哲理引领人生，以文化哺育心灵，以养生维护健康，以疗效取信天下，以康复服务人民""中医是智慧之学，中医是灵验之术，中医是文化之花。"对中医的忠贞，他自己做到了，也希望同行们"认识到位，感情到位，行动到位"。这种感悟，不是思想一闪念，不是浮浅的随感，而是有深度、有温度的大悟彻悟，是出于对中医学术的高度信任、感恩与热爱，是在中医饱受患难中养成的对国之珍宝的衷心呵护，也是唯恐中医丢失而发出的留恋惋惜之情。他为中医自豪，他希望中医雄起。1980年代，他读了《名老中医之路》："近百位中医前辈的治学之路，他们高尚的医德，精湛的医术，坚韧的品性，学者的风貌，鲜活地呈现在我们的眼前。"对同事同辈的工作成绩，他精心收集，编入书中，炫耀宣扬；对学生晚辈，则尽力扶持提携。所有这一切，都围绕着对中医的感情。好像在同一个战壕里，关心着共同的胜利。他说："回顾我迈进仲景之门的60年，我深深感悟到，学习中医、研究中医，兴趣是入门的向导，热爱是最好的老师。"

二、根基深厚，疗效取信天下

《感悟中医》饱含深情，文采飞扬，但不是抒情之作。书中记录了作者大量的临床经验和学习心得，内行看了，频频点头；外行看了，也很受启发。马有度是成都中医药大学（原成都中医学院）第一届毕业生，中医根基深厚。毕业以后他和另一位同学分配到重庆医学院附属第一医院从事中医临床工作。他们两个青年中医，在大量西医科室和众多西医专家的包围中，身手不凡，独树一帜，干得红红火火。"我们想来想去，关键就在我们能原原本本地按照中医思维去诊治疾病，用中医思维指导临床，辨证论治，遣方用药"。因此，他一贯主张"疗效是中医的生存之根，发展之本，是最有说服力的硬道理""回归中医思维，就是回归中医灵魂"。《感悟中医》专门有一章讲"中医是灵验之术"。他说："要想疗效好，拜师取经有诀窍；要想疗效好，反复临床熟生巧；要想疗效好，中医思维是个宝；要想疗效好，三基功夫要打牢；要想疗效好，知常达变最重要；要想疗效好，整体调治是高招。"这几句话听起来好像很普通，但每一节讲的都是实实在在的临床经验，内涵非常丰富。

马有度说："在我学习中医的60年中，除《伤寒》《金匮》之外，阅读次数最多的就是清代程钟龄的《医学心悟》。此书虽小，但对我的帮助却很大。该书倡导的八纲辨证、八法论治，使我在临床上得心应手，左右逢源。"他在20年前还说过，"从医50余年，用得最多的一张古方就是小柴胡汤。我的体会是，在医门八法之中，和法的应用最广，而小柴胡汤又是和法中最精炼的代表方”。于是他在小柴胡汤的基础上加减化裁，变化成14个“小柴胡”，供临床随证治之。这确是一位老中医的肺腑之言、锦囊妙计、不传之传。

三、科普说理，从容而又通俗

古今很多中医专家，或满腹经纶，或医术高超，但不一定能写通俗的中医科普文章。中医之所以不为一些人所认知，很大一个原因是医理深奥。当今许多年轻人对传统文化的了解，远不如前辈。我们的爷爷奶奶，大都知道阴阳虚实、心火肝火。遇到感冒、牙痛、腹泻、催奶回奶，都说得出几个单方验方。当代人在现代科学语境下，对中医的许多术语名词，都不熟悉了。甚至认为中医又玄又虚、又慢又苦，“不科学”了。针对这种情况，马有度认为，“中医药事业要腾飞，必须要有坚强的两翼，一翼是科学研究，一翼是科技普及。只有这两只翅膀都坚强有力，才能飞得高，才能飞得快。中医药要走向世界，也必须以中医药科普为先导。深奥的中医药学术，只有通过深入浅出的表达，才能看得懂用得上，才能广为流传”。所以他一贯主张“一手抓科研，一手抓科普”。几十年来，他编写出版了《家庭中医顾问》《健康奥秘》《大众养生妙法》《名老中医马有度趣谈养生保健》《走好中医科普路》等科普著作。有的著作一版再版，发行量很大。有的著作翻译成外文，在海外出版。他是全国著名的中医科普作家、全国科普先进工作者。但是做科普工作，必须有“付出一升，自装一斗”的丰厚积累；必须有广泛的知识、敏感的触角、过硬的文字功夫；必须有下得了决心、放得下身段、挤得出时间、坐得住冷板凳的治学态度。马有度中医科班出身，学验俱丰，与病人接触广泛，话题极多。他平时博览群书，知识面宽；工作又很刻苦，常在严寒酷暑中坚持写作。他的科普作品选题恰当，说理精辟，文笔流畅，行文从容，深而不藏，浅而不俗。他在青年时代读过一本《伤寒论改正并注》。“这部石印的线装书，虽然纸张粗糙，但内容丰富，论述精当。对于博大精深的《伤寒论》，该书只用了百余字就将其精华概括无遗”。马有度用一篇短文记述了这本书的要点、历史、流传以及与他从事中医的关系，称此为“一部医书引进门”，相当概括地反映了他的学医经历和对科普写作的启示。

四、养生有道，心胸自有天地

马有度有句著名的格言：“大千世界，以人为本；人生一世，健康为本；

维护健康，养生为本。”他最经典的养生之道，是“养生四有”：心胸有量，动静有度，饮食有节，起居有常。这个话源自《黄帝内经》。《黄帝内经》曰：“上古之人，其知道者，法于阴阳，和于术数，食饮有节，起居有常，不妄作劳，故能形与神俱，而尽终其天年，度百岁乃去。”又云，“夫上古圣人之教下也，皆谓之虚邪贼风，避之有时。恬淡虚无，真气从之。精神内守，病安从来。是以志闲而少欲，心安而不惧，形劳而不倦，气从以顺，各从所欲，皆得所愿。”马有度把古人的养生经验总结提炼，编排成四句话，令人好学好记。特别是“心胸有量，动静有度”两句，非常精彩。马有度说：“最重要的一个关键词是‘适度’”“重养生，重保健，治未病，这是中华民族的大智慧。”《中国中医药报》记者海霞这样描写马有度的状态：“虽已古稀，马有度仍像一匹年轻的小马，身轻体健，思维活跃，行动敏捷，声音洪亮，干事雷厉风行，老同学说他‘还与年轻时一样，有才有貌，是个活跃分子’。”由这样一个人来讲中医养生，是既有身份，又有才学，还颇有风度，是最合适不过的人选了。

自古以来，中医讲精气神。马有度《感悟中医》一书所表达的，就是中医的正气、底气和生气，也就是中医的精气神。这是中医的自信，也是中华民族的自信。

* 本文发表于《中国中医药报》2016 年 10 月 13 日第 8 版。

祝“刘敏如女科医系丛书”编著启动

健康是促进人的全面发展的根本要求，女性健康是家庭健康的基石，有了健康的母亲，就有健康的子孙，而女科医学是女性健康的重要保证。刘敏如女科医系的研究和建设，带有鲜明的学术个性和流派色彩。它既重视临床医疗，又注重预防保健；既有传承性，又有开创性；既有高度的凝聚力，又有彻底的开拓精神，它是当代中医女科发展的一个生长点。

近代以来，由于对科学化、现代化的片面理解，民国政府对中医采取歧视的政策，中医学术的发展受到种种阻挠。中医外科、中医儿科、中医妇科等重要学科受到严重冲击，以致日渐衰落，这种影响，至今尚未消除。刘敏如女科医系的研究和建设是中医领域收复失地的翻身仗，是发扬中医药特色优势，用中医思维主导中医临床、科研、教学的前沿阵地之一。这项研究任务，首先从全面继承做起，根据刘敏如大师丰富的临床经验和独特的学术视角，决定编著“刘敏如女科医系丛书”，以便追本溯源，汇川归海，引领未来，特此深表祝贺！

（2016 年 10 月 2 日）

《中医药法》是中医药继承发展的根本保证

中医立法工作是1983年正式启动的，其标志就是当年3月董建华、王群等30位人民代表向全国人大提交了“中医立法”议案，实际酝酿工作还要更早一点。当时，中医界在总结“文化大革命”的深刻历史教训，贯彻执行中共中央中发［1978］56号文件过程中，痛定思痛，感到中医药的发展不能光靠人治，更需要法律保障。1982年4月，卫生部崔月犁部长提到近代中医事业发展的曲折道路时说：“中医是个伟大宝库。不能这个领导重视，就抓一下；换一个领导不重视，就放一下。得立个法。”1984年2月10日，他在四川省振兴中医工作会议上讲话，专门谈到中医立法问题。他说：“为了保证中医事业健康迅速地发展，进一步调动中医药人员的积极性，有必要制定和颁布有关的法规和工作条例，例如《传统医学法》《中医自学成才考试办法》《中医药人员技术职称晋升条例》《中医科研成果评定奖励办法》，以及《中医一技之长考核办法》等。”1985年6月，中共中央书记处关于卫生工作的决定指出，“根据宪法‘发展现代医药和我国传统医药’的规定，要把中医和西医摆在同等重要的地位”，为“中西医并重”政策奠定了基础。当时，中医立法的形势非常之好。1985年6月，卫生部胡熙明副部长在《中国医学（Medical CHINA）》杂志发表的一篇文章中说，“政府正在制定《中医法》，以使中医药事业在法律的保护下更加健康地发展”。据陈珞珈同志回忆，他是1985年下半年从湖北省卫生厅调到卫生部中医司并参与起草《中医法》的。当年起草小组的五个处级干部，已经去世三个。经过三十多年来前后三代人的努力，2016年12月25日，全国人大终于通过了《中华人民共和国中医药法》（以下简称《中医药法》）。今年7月1日，《中医药法》正式施行。抚今思昔，令人感慨万千。

但是，感慨之余，我还是觉得，《中医药法》的立法过程尽管漫长，但还是符合历史发展规律的。这个立法过程基本上没有中断，是一个认识不断深化、内容反复磋商、水平逐步提高的过程。它反映了人们对中医药学的重新认识和觉悟，反映了中医药学在极其复杂条件下的艰苦实践和跨越，反映了中国人民文化自信的恢复和重建。中医药学不仅反映了中华民族对生命、健康和疾病的认知，而且是打开中华文明宝库的明匙。三十余年间，《中医药法》数易其稿，一份旧稿，就是一个脚印、一段历史、一个进步。这不仅是中医药界的进步，也是和左邻右舍共同的进步，是整个社会的发展进步。

《中医药法》共 9 章 63 条，最核心、重要的是总则部分。

第一，立法的宗旨，开宗明义规定“继承和弘扬中医药，保障和促进中医药事业发展”，理所当然地肯定中医药保护人民健康的功能，要求继承弘扬，并受到法律保障。这就给近百年来中医的“存废之争”下了最终结论，也扫除了近几年来社会上流传的“告别中医”“取缔中医”的片片阴霾。

第二，保障中医药的继承弘扬，必须“实行中西医并重的方针，建立符合中医药特点的管理制度”“遵循中医药发展规律”，这一点非常重要。中医药要发展，许多人都同意。但怎么发展？意见就有分歧。《中医药法》规定的原则是，要按中医药自身的发展规律前行。中医药自身的发展规律，蕴含在中医药发展的历史轨迹当中。这个自主规律，说起来容易，做起来实难。1989 年，我在《中国中医药报》上发表过一篇文章，题名《坚持走自己的路》。文中说：“今天的中医，已非昔日的原型。而是在自然科学‘全盘西化’的洪流中，已经是被挤压、被剥蚀、被扭曲、被阉割、被涂抹、被零售、被剽窃，甚至在相当程度上被异化了的中医了。和真正的中医相比较，只有‘形似’，而少‘神似’。中医学的精粹正在丢失。”我们必须老老实实地学习历史、寻找历史、尊重历史，在继承的基础上发展创新，而不能盲目创造，主观地、人为地凭空创造一个新的中医学。

第三，要“坚持继承和创新相结合，保持和发挥中医药特色和优势，运用现代科学技术，促进中医药理论和实践的发展”。自古以来，中医学就是一门追人民之所需、急人民之所急的科学。它一直在人民痛苦的呻吟中不断成长，一刻也没有停止过前进的脚步。在知识爆炸的今天，更应该把创新放到最重要的位置。否则，就可能被别的学科所超越，被时代所淘汰。但过去几十年中，中医所谓的“扬长避短”，缺乏自主的标准，或驯服于他人的标准。在很多情况下，扬非所长，避非所短。多少名医和新锐，在西方科学和疾病医学模式的束缚下插翅难飞，未能扬岐黄之所长；多少宝贵的思维、技能、方剂、药物，借“避短”之名而忍痛割爱，以至于黄钟失声，瓦釜雷鸣。20 世纪 30 年代，章次公先生提出“发皇古义，融会新知”。今天，现代科学技术一日千里。“国家支持中医药科学研究和技术开发”，我们更应该充分应用现代科学技术，促进中医药的发展。

第四，《中医药法》第 4 条规定，“县级以上人民政府应当将中医药事业纳入国民经济和社会发展规划，建立健全中医药管理体系，统筹推进中医药事业发展”。中医药事业是造福人民的事业。既要管，就得有管理机构和管理人员。而且不能有名无实，不能“高位截瘫”，不能朝令夕改。不能一遇到机构改革，就动不动想把中医药管理机构撤销。立法以后，中医药管理机构的建设和完善，就有了基本保证。

第五，中医药事业的发展，关键是人，“国家发展中医药教育，建立适应中医药事业发展需要、规模适宜、机构合理、形式多样的中医药教育体系，培养中医药人才”。国务院 2016 年颁布的《中医药发展战略规划纲要（2016—2030）》指出：“我国中医药资源总量仍然不足，中医药服务领域出现萎缩现象，基层中医药服务能力薄弱，发展规模和水平还不能满足人民群众健康需求；中医药高层次人才缺乏，继承不足，创新不够。”说明根据中医药事业发展的需求，有必要扩大中医药教育的规模达到适宜程度。中医药人才的专业类型、知识结构应该合理。中医药院校基础课、专业课、工具课的比重、理论课和临床课的比重应该有所调整。20 世纪 80 年代，中国有一所独立的中药学院，后来被兼并了。中国的中药内容如此丰富、特点如此明显、体量如此之大，创新的潜力无可限量，中国为什么不能办一所世界上独一无二的中药大学呢？高等教育是分专业的。既要尊重教育工作的一般规律，也要尊重专业教育的特殊规律。因此需要加强教育部门和业务部门的沟通，加强育人单位和用人单位的合作。在教育形式上，师承教育已经得到一定程度的重视。但是，师承教育的条件、内容、方式尚待完善，要求其更符合中医药人才的成长规律。

第六，《中医药法》对中医药科学研究和技术开发，做了明确的支持、鼓励、推广、保护、提高的规定。近几十年来，中医药的科学研究取得不少成果，但一直存在不同意见，主要是中医药科研的指导思想、思路方法和评判标准饱受非议。《中医药法》站在全国、全民族的高度，支持和保障中医药的继承发展。无论中医和西医，都需要以世界科学发展的大趋势为背景，以中国人民的文化自信为内在动力，以新的立场、观点和方法来思考这个问题。

第七，《中医药法》立法过程，正是中国社会改革开放的历史时期。长期以来，中医药走向世界是中国的国家名片。在全球经济一带一路建设中，中医药必将发挥重要的作用。《中医药法》第九条规定，“国家支持中医药对外交流与合作，促进中医药的国际传播和应用”。

第八，我国有五十六个民族，每个民族无论大小，在历史上都有自己的医药创造和医药积累。中华民族是一个民族和睦的大家庭，民族文化的独立创造和交流融合是历史的常态。著名社会学家费孝通先生说，中华各民族的文化具有“多元一体格局”。在传统医药领域，中医药无疑是民族传统医药的当然代表。历史上各民族医药遇到的困难，中医药都经历过。在新的历史时期，中医药所有的诉求，无不反映了民族医药共同的诉求。《中医药法》第二条规定，“本法所称中医药，是包括汉族和少数民族医药在内的我国各民族医药的统称”。这是一个高屋建瓴、执简驭繁的表述，对民族医药同样起到了继承、弘扬、支持、保护的作用。《中医药法》第五十三条规定，“国家采取措施，加大对少数民族医药传承创新、应用发展和人才培养的扶持力度，加强少数民族医疗机构和医师队伍建设，促进和规范少数民族医药事业发展”。各民族医药和中医药在民族文化背景、医学理论体系、药物医技使用、发展阶段水平等方面，具有很多相异之处。需要在《中华人民共和国民族区域自治法》和《中医药法》实施过程中，制定必要的实施细则，使之更适合民族医药继承发展的实际情况。

《中医药法》的颁布和施行，为中医药事业的发展开辟了广阔前景，提供了强有力的法律保障。但中医药事业的建设发展和中医药学术的恢复振兴，主要还得靠中医药队伍自己。一方面，中医药界要有明确的历史责任感和坚毅的担当精神来完成振兴中医药的任务。同时，应该有清醒的头脑了解世界科学发展的大势和我们自己所处的地位以及责权利之所在。首先在整个国家向四个现代化发展进程中，教育现代化、科技现代化、医药卫生现代化是一个基本盘。“中西医并重”是在这个基本盘上行进的。这就需要我们做好各方面的协调工作，既要有挽狂澜于既倒的大无畏气概，又要有团结协调社会各方面的力量，包容百花齐放百家争鸣的度量，允许前进道路上可能遇到的成败利钝的考量。其次在中国医药卫生事业的建设中，必须充分发挥中医药的特色和优势。例如中医学原创思维中，有精辟的公共卫生意识。旧时除夕之夜饮屠苏酒，就是一个例子。王安石诗中“爆竹声中一岁除，春风送暖入屠苏”，苏东坡诗中“但把穷愁博长健，不辞最后饮屠苏”，都提到屠苏酒。据记载，屠苏是一种草药。古代风俗，除夕之夜，将屠苏草包入布囊（或以屠苏草为主的一帖药包入布囊），丢入井中。正月初一，户户人家先幼后长，取井水置于酒樽饮之，称屠苏酒，以辟瘟解毒、庆贺新年。以后凡遇时疫流行，家家户户喝大锅汤药，均有此意。现代城市自来水厂在水中投有效氯，也是此意。我们不是提倡让现代人再去饮屠苏酒，而是认为饮屠苏酒的原创思维体现了中医的公共卫生安全意识，值得借鉴。举一反三，甚有裨益。现在城市人都喝瓶装水，中医的思路首先要改善自来水，最终要争取环境优美、青山绿水，这是中医的公卫意识。再例如中医的仁德观念，古人称医学为仁学。正如“大医精诚”所言，“若有疾厄来求救者，不得问其贵贱贫富、长幼妍蚩、怨亲善友、华夷愚智，普同一等”，体现了中医的人文关怀和医德医风，拉近医生和患者的距离，是改善医患关系的根本途径。再如中医的正气观念、辨证思想、诊疗个体化特点、应用天然药物经验，显然都是中医的优势。最后，中医和中药密不可分。中药的开发思路、辨证用药思维、方剂观念和配方原则，都值得深入探讨。《中医药法》第三章“中药保护与发展”，对保护、发展中药材、中药饮片、中成药都做了基本规定。农村的中医医师和乡村医生，“按照国家有关规定，可以自种、自采地产中药材并在其执业活动中使用”“对市场上没有供应的中药饮片，医疗机构可以根据本医疗机构医师处方的需要，在本医疗机构内炮制、使用”“生产符合国家规定条件的来源于古代经典名方的中药复方制剂，在申请药品批准文号时，可以仅提供非临床安全性研究资料”“仅应用传统工艺配制的中药制剂品种，向医疗机构所在地省、自治区、直辖市人民政府药品监督管理部门备案后即可配制，不需要取得制剂批准文号”。这些既合法制又合情理的规定，都是《中医药法》的亮点。

《中医药法》为“中医药传承与文化传播”专设了第六章，首先将中医药学术传承项目和传承人与非物质文化遗产保护联系起来；对发展中医药养生保健服务、加强中医药文化宣传、普及中医药知识做了明确规定。

当然，法规是时代平衡的产物。《中医药法》反映了时代的需求，保护了中医药宝库的生存和发展，为中国人民的健康事业奠定了基础；为中国社会中西医并重的医学模式，树立了丰碑；为世界人民的福祉，做出了贡献。

（2017 年 2 月 10 日）

传承是国医大师的基本责任

学术传承是国医大师的基本责任和工作重心，也是体现国医大师价值之所在。传承什么？刘敏如老师讲“三品”：人品、医品、学品。她在两年多的时间里，把刘敏如女科医系的临床、科研、教学搞得风生水起，学术如山，桃李如海，粉丝如雨。在学术思想上，她主张尊古而不泥古，衷中参西而不轻言结合，致力创新却不忘以继承为基础。她不为名，不为利，不赶时髦，不当花瓶；讲实效，求诚信，立规矩，接地气；办专业，不设禁区，在实践中正本清源；收徒弟，敞开胸怀，使多学科殊途同归。她针砭时弊，教育学生戒伪为真，戒谀为正，戒妄为慎。对此，我深以为是，深受感动。

建立国医大师制度，是继承发展中医药的重要一环，也是中医界几代人的共同心愿。大师大师，不靠门面大、架子大，要靠大气度、大学问。刘敏如搞的是交流传承经验，推进继承工作，启用集体智慧，推动集体传承。我祝愿她取得成功！

* 本文是作者于 2017 年 3 月 18 日在刘敏如大师女科医系讨论会上的讲话。

《季德胜蛇药》序

小时候在江南生活，吴语称乞丐为“叫花子”。有一类名为“捉蛇叫花子”的，他们并不沿门乞讨，而是捉毒蛇，卖蛇胆，卖蛇药。他们是以捉蛇卖蛇药为生的农民，或者是农民中有捉蛇制蛇药的一技之长者。大概是在秋天，一位捕蛇者来到家里，取出一条毒蛇，用小刀在腹部轻轻一划，挤出一颗绿油油的蛇胆，滴在准备好的半碗凉水里。我母亲随即让我闭上眼睛，将它喝下。几个邻居也都喝了，都是一人一个蛇胆。据说，吃了毒蛇胆，全年不得疔疮疥癣，不害“红眼病”（结膜炎）。当时，我正患结膜炎，服了蛇胆以后，很快好了。

以“季德胜蛇药”闻名于世的季德胜，就是这样一位“捉蛇叫花子”。20世纪50年代，南通著名中医朱良春任南通中医院院长期间，发现了治蛇伤的季德胜、治瘰疬的陈照、治肺脓疡的成云龙。他们都散在民间，用草药治病，医名远扬，而身份低微。朱良春把这些草根医手视为“散落民间的珍珠”。20世纪40年代他创办《民间医药月刊》，用心收集民间单方验方，访问民间铃医草医。如今当了中医院院长，当即礼贤下士，将他们延入医学殿堂，成为当时南通中医院的“三枝花”，季德胜、陈照二人后来被聘为中国医学研究院的特约研究员。

光阴荏苒，一晃几十年过去了。治疗蛇伤、瘰疬、肺脓疡的多种草药，其基原、配方、临床疗效及化学成分，后来都做了深入研究，取得了丰硕成果。季德胜蛇药，被列入战备药品，持续生产。季德胜蛇药的药理得到进一步发掘，临床应用明显扩大，治疗病种显著增多。现在，薛红卫医师将季德胜蛇药历年来的科研成果和临床应用资料编辑成书，仰观来龙去脉，俯察曲径通幽。有心之人，办有心之事。不忘前贤，足资后人。感慨之余，乐以为序。

（2017年7月28日）

盐亭岐伯故里与中医药文化

这里的人民都说“岐伯的籍贯是四川盐亭”。盐亭人尊重和怀念黄帝与他的妻子嫘祖，尊重和热爱中医先祖岐伯，不断发掘和延续中医的血脉，这是一种基于民间传说的非物质文化遗产。

联合国教科文组织《保护非物质文化遗产公约》指出：“非物质文化遗产是指被各社区、群体、有时是个人，视为其文化遗产组成部分的各种社会实践、观念表述、表现形式、知识、技能以及相关的工具、实物、手工艺品和文化场所。”这一类文化遗产的基本特征是口头的、无形的、非物质的，只要这一群人或这一个人“视为其”就是，与旁人承不承认无关。文化多样性和生物多样性都是客观存在，口承文化、口述史和书卷文化具有同样重要的地位，文化不分大小，一律平等，都应该互相尊重。

据盐亭县岐伯文化研究开发会刘仕龙先生研究，“岐伯是本地土生土长的人，逝世后葬在故里的药神山，至今坟墓犹存”“盐亭县的茶亭乡境内有岐伯山、岐伯岭、岐伯坡、岐伯沟、岐伯湾、岐伯洞、岐伯墓、岐伯嘴、岐伯亭、岐伯桥、岐伯树、岐伯坝、岐伯官、岐伯庙、药神庙、岐伯像”等。每年农历三月十七日“岐伯生日”，都有草药药市和祭祀风俗。这么多密集的民间传说和民间习俗，存在了千百年，具有广泛的非物质文化遗产内涵，不是当代为了某种物质利益“开发”出来的，所以值得我们重视。

《黄帝内经》的文章体裁，是黄帝与岐伯对话的方式。《黄帝内经》的内容与形式，奠定了岐伯作为中医始祖的地位。经专家认定，盐亭是黄帝之妻嫘祖的故乡，近年来盐亭有盛大的嫘祖纪念活动。既然那里出嫘祖，那个年代和那个地方也可能出岐伯，岐伯也可能与黄帝共事，在情理上是说得通的。

岐伯是我国历史上的重要人物，在有关史料和民间传说中，岐伯故里有陕西岐山说、甘肃庆阳说、四川盐亭说。以历史名人故里为荣，是一种尊重历史、不忘祖先的正能量。但作为学术研究，总得言之有据、言之有理、言之有味，空洞的争论是没有意义的。岐伯与盐亭的关系，史书记载如何、民间传说如何、文物考古如何，都值得继续研究。今后可否有相关古籍面世，或有考古新发现，进一步说清岐伯其人其事，人们翘首以待。

（2017 年 8 月 8 日）

铁肩有情担古义　妙手无时不回春

——纪念朱良春先生诞生100周年

历史告诉我们，国运有关文运，文运有关医运，医运有关命运。在中国重归文化自信、《中医药法》正式施行的时候，我们纪念国医大师朱良春先生诞生100周年。这100年，是中国社会由乱而治、由衰而兴的100年；也是中医由被废止、被歧视转向中西并重并有望振兴的100年；也是朱良春先生艰苦卓绝、奋发有为的近100年。我们正是在这样的历史大屏幕上，来认识和评价朱良春先生的。

但是，海水不可斗量，我们又很难用几片山石、几棵林木来装饰一座高山。

我在20世纪70年代读过朱良春先生的文章，和他直接交往是在1984年8月他访问青海期间，他赠给我的第一本书是1989年出版的《朱良春用药经验》。在30年的交往中，他是我的老师和朋友，是我尊敬的老师，是我知心的朋友。

在纪念他诞生100周年之际，抚书思人，不胜感慨。他的音容笑貌，如在眼前。

一、温柔敦厚，大家风范

良春先生的为人，可用“温良恭谦让”五字来概括。他平易近人，和蔼可亲。像他的老师章次公那样，是一个“平民医生”。但是，他外柔内刚，忍小谋大，善处逆境，总是以宽阔的胸怀直面复杂的人生，处处显示出大家风范。他心系大局，是非分明，原则问题从不妥协。他当了国医大师以后，在一次会议上我见到他。他心情很好，思路十分清晰，讲话滴水不漏。会后，他告诉我正在收集章次公先生的史料。章次公于1955年从上海调北京工作后，“慨夫中医不中不西，心中块垒难消，意气未平”[①]，加上某些学术观点的分歧，受到不公正的对待，以至情绪低落，借酒消愁，郁郁而病。良春先生几十年间，对此耿耿难忘，对这段往事至今未能被澄清，表示惋惜与不平。

三十多年来，朱良春对当代中医药发展的重大问题，分析现状，抓住要害，发表过不少鞭辟入里的意见。对中医界朋友提出的“学术萎缩，思维变态，西化严重，表面辉煌，内涵衰微”[②]的状态，深表忧虑。他认为“形势一片大好，但喜中有忧。有些是西化严重，本末倒置，中医真正的精髓在消失、在变样”。这一些看法[③]，代表了老一辈中医人对中医药事业的关爱和担当。

二、尊师重道，融会新知

良春先生说：“我认为要振兴中医，必须回归中医，坚持中医理念，以中医经典、中医基础理论为指导才行”“经典是基础，师传是关键，实践是根本”[④]，“我们要认真地温课，勤奋学习《内经》《伤寒杂病论》等经典著作，联系临床实践，充分发挥其独特优势，寻回失去的中医‘元神’[⑤]。中医失去‘元神’，需要我们‘夺回’。”此中深意，非常值得后人深思。靠谁去夺回？他说：“我一直认为中医的研究必须首先确立自我主体，而不是削弱、消融自己的理论体系，更不是单纯用现代医学来论证，解释或取代自己。”[⑥]他牢记章次公老师“发皇古义，融会新知”的教导，身体力行，反复宣扬，广为传播。这八个字现在已经成为许多中医药人员的座右铭。铁肩有情担古义，妙手无时不回春，这是他对老师最好的回报。良春先生对章次公的尊敬，不停留在表面上，而是踏踏实实地继承其学术思想。他与章次公的学生、亲属一起，多次举办次公先生的纪念活动，主编、修订、补充、再版《章次公医术经验集》，大力弘扬章次公的人品、文品、医品。后来，朱步先、何绍奇等学生敬侍朱良春，与朱良春敬侍章次公是一脉相承的。

良春先生临床上坚持四诊和八纲辨证，强调脉诊；在中药方面坚守四气五味、升降浮沉和药物归经，于此多有论述。但同时主张融会新知，与时俱进。他博览群书，思路开阔，思维敏捷，对新知识非常敏感，善于触类旁通，举一反三，属于中医界的开明派或近似于中西汇通派。他追随章次公先生提倡“双重诊断，一重治疗”，立足中医诊断，参照西医诊断，以中医思维贯而通之，然后开出地道的中医处方。碰到难题，也总是以辨证论治开道，从中医中寻找出路。人们公认他是地道的老中医，是老百姓的好中医，是真正的国医大师。

三、以病为师，辨证论治

章太炎先生说“道不远人”。良春先生诊治疾病，从实际出发，从病人的病情出发，从发病的环境出发，总体把握人体阴阳失调、邪正相争的状态，综合四诊结果，“观其脉证，知犯何逆，随证治之”（张仲景语）。他认为单纯的“生物医学模式”发展为“生物—社会—心理医学模式”，是符合中医理论的一个进步。1961 年，他提出“辨证与辨病相结合”的概念，对辨证和辨病的关系，有精辟独到的见解。他说“辨证是绝对的，辨病是相对的，辨证与辨病相结合乃是辨证论治的再提高。对西医已经明确诊断的病，同样需要认真辨证。如果仅辨病不辨证，就会走上‘对号入座’的老路，把活泼的辨证变成僵死的教条，势必毁掉中医学”[⑦]。这个论点，与肤浅地理解“辨证与辨病相结合”等于中医加西医，是不一样的。

四、下问铃医，善用虫药

良春先生牢记章太炎先生的教导，“下问铃串，不贵儒医”。在 20 世纪 40 年代就创办《民间医药月刊》，收集和推广民间医药和单方验方。20 世纪 50 年代，他担任南通市中医院院长期间，挖掘整理了季德胜治蛇伤、陈照治瘰疬、成云龙治肺脓肿的经验。季德胜是“捉蛇花子”（捉蛇的乞丐），陈照、成云龙本来是民间草医，三人出身卑贱。但朱良春不耻下问，向他们学习，提携他们。对他们的一技之长深入研究，并取得成果，帮助他们进入医学的“大雅之堂”。后来，季、陈两位被中国医学研究院聘为特约研究员，成云龙被聘为省级专家。他们原创的中成药至今仍被用于治病救人，并有扩大临床之势。近几十年来，多少民间医生被取缔了行医资格，多少单方验方丢失废弃或人亡艺绝，教训非常深刻，人们更加怀念朱良春这位医林伯乐！

朱良春在发掘、整理、研究、创新虫类药方面有突出成就，对中医学、中药学做出了重要贡献。有些人只看到这些虫子的药物功能，把虫类药的应用看作是一种单纯的技术经验，没有把它提高到中医理论的高度来认识。以虫类药的代表方“益肾蠲痹丸”为例，这是朱良春治疗风湿性和类风湿关节炎、增生性脊柱炎等顽症的名方，汇集了 7 种虫类药。朱步先在解读“益肾蠲痹丸”时说，“先生认为精血交损，肝肾亏虚，督脉经气阻滞，阳气不能敷布，全身功能衰弱是病之本；久病入络，病邪深入经髓、骨骼是病之标。故宜益肾壮督，蠲痹通络”[⑧]。朱良春把中医的病理和药理紧紧地结合在一起，以益肾壮督的治本之道，用蠲痹通络的治标之法，说明“益肾蠲痹丸”不是头痛医头、脚痛医脚的作品，而是建立于深厚的中医药理论基础上的一个创制。

朱良春先生在《我的自述》中说：“我的一生是平凡的，也算是顺坦的。”这显然是一句雍容大度的话，把一生所有的苦水都咽到了肚子里。他的学术经验，不断积累，集腋成裘，已编成十卷本的《朱良春全集》。纵观他的一生，如提纲挈领，概而括之，则以他晚年（2015 年 12 月）为北京中医药大学碑林题写的 80 字箴言最为经典。其文曰：“读书以明理，勤学为致用；矢志兴岐黄，共圆中国梦。博观而约取，厚积宜薄发；法古不泥古，师心勿蹈迹。求新不求奇，思变不思邪；继承需发扬，厚古不薄今。尽心宜尽责，善始需善终；知足多常乐，互尊意更浓。”

最后他加了一句：“此愚之治学为人之道。”

这就是先生给自己做的人生总结，也是他留给后人的治学为人之道。

（2017 年 8 月 19 日）

参考文献

①朱良春 . 章次公医术经验集：增补本［M］. 北京：科学出版社，2013：345.

②朱良春 . 国医大师朱良春全集［M］. 长沙：中南大学出版社，2015：251.

③同② . 236.

④同② . 234.

⑤同② . 224.

⑥同② . 224.

⑦朱良春 . 朱良春用药经验集：增订本［M］. 长沙：湖南科学技术出版社，1998：6.

⑧朱良春 . 朱良春用药经验集：增订本［M］. 长沙：湖南科学技术出版社，1998：4.

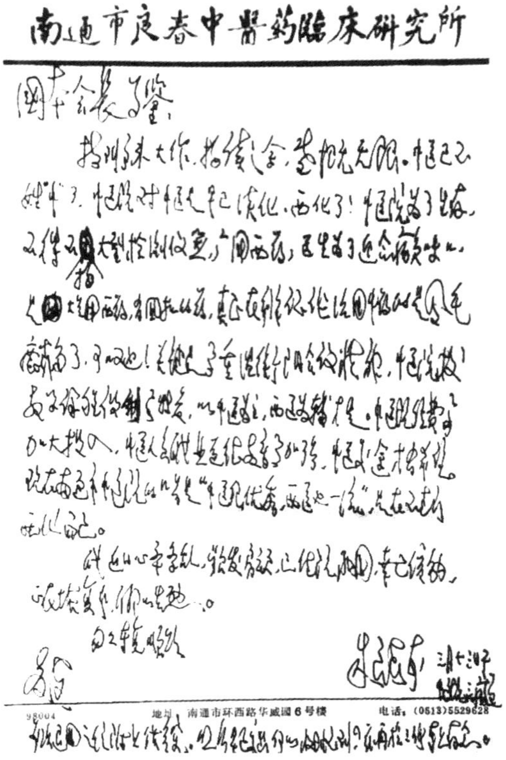

图：朱良春致诸国本信（2007 年 3 月 13 日）

国本会长尊鉴：

接到寄来大作，接读之余，感慨无限。中医已不信“中”了。中医院对中医是早已淡化、西化了！中医院为了生存，不得不购大型检测仪器，广用西药。医生为了迎合病员味口，大量用西药、有回扣的药。真正辨证论治用中药的是凤毛麟角了，可叹也！关键是要重温衡阳会议精神，中医院校教学课程设置要转变，要中医为主，西医为辅才是。中医院经费要加大投入，中医人员职业道德教育要加强，中医前途才有希望。现在南通市中医院的口号“中医很优秀，西医也一流”，是在不断西化而已。

我近日心率紊乱，频发房颤，已住院两周，幸已缓解，正在恢复中，聊以告慰。

匆匆专复，顺颂教安！

朱良春　三月十三日于中医院三病区

评方舟子

方舟子在《批评中医》一书中，系统地亮明自己反中医的观点，对国家卫生事业和中医工作来说，并非坏事。方舟子在批评中医不科学时，过于自信，非常武断，自以为“只要根据通用的科学标准加以衡量即可”。其实，恰恰是这个“通用科学标准”，是不通用的。

（一）他根本的错误，在于蔑视实践是检验真理的唯一标准。他不信中医，开始是因为他发烧以后，吃了中药，不但没好，反而拉起肚子。这应该说是那位中医大夫治疗失败的病例，他的感性反应本来也属正常。但全国每年有几亿人在看中医，他在做“科学”的论述之前，应该去了解中医总的疗效。这些患者都不是无知的、盲目的、不信科学的，他们是冲着疗效去的，何况中医的疗效至少已存在2000多年。漠视那么多人的认可，自以为“众人皆醉我独醒”，唯以己之认识为是，这是近代一切科学主义者的通病。

（二）方舟子说，古代的中医地位是很低贱的，“中医在历代都是被社会主流瞧不起的”。于是，他这个“主流社会”的科学家似乎就找到了不信中医的根据，这说明他对中国古代社会缺乏基本的认识。中国古代是长期的农耕社会、封建社会，士农工商，工商是排在后面的，能工巧匠都排在王公贵族之后。但老百姓对医生是尊重的。宋代范仲淹说“不为良相，则为良医”，可见良相良医之间，一脉相承，一纸之隔。历史上许多著名文人和高官，都是儒医，医儒相通，比比皆是。

（三）方舟子说：“当前最为紧迫的是反对中药没有毒副作用的虚假宣传。”这是一个悲天悯人的伪命题。战国时期的《周礼》就说“医师聚毒药以供医事”，汉代的《神农本草经》把中药分为上中下三品，分别标明有毒、无毒、多毒，对中品药，还指出“无毒有毒，斟酌其宜”。连老百姓都说，是药三分毒。凡学过中医中药的人，没有一个人会否定某些中药的毒性。中医的伟大之处在于，“四时之化，万物之变，莫不为利，莫不为害”（《吕览·尽数》）。世间万物，就看你如何认识、如何利用。比一碰到铅砷汞，就避之唯恐不及，其胆量、其胸怀、其境界高多了。中医知道某些中药有毒，于是辨其性味，加工炮制，减毒增效，制成饮片。然后针对病情，合理配方，斟酌剂量，谨慎煎煮。对附子、马钱子，都是这么做的。对此，本草学积累了丰富的经验。笼统地说中药没有毒副作用的，恰恰是那些不懂中医的人。何况有些毒副作用，是用药不当、用药过量引起的，并非中药本身的问题。更何况中药、中成药中的某一成分的毒副作用问题，也一直在研究和克服当中。

中医的存废之争，已存在一百多年了。一百多年来，中医大难不死，是因为它有骂不倒、消不灭的生命力。方舟子认为中医是靠传统文化和民族主义过日子，大谬不然。无知者无畏。他是没有看到中医真正的生命力和科学性之所在。人类的历史，几百万年了。但认识宇宙、认识自己，还很幼稚。中医是中华民族对生命和疾病的认知。它和西医不同，是从另一个角度看待生命和疾病，形成了另一种医学理论体系。现代科学主义者以掌握绝对真理自居，把一切不符合其“科学”的理论视为异端，总是认为中医是未经证实的、不安全的。它们对人类千万年来用鲜血和生命换来的知识和经验，不屑一顾。其顽劣不化，刚愎自用，颟顸自负，无以复加。中医界唯有自信自强，加强忧患意识，把他人的歧视当作激励自己奋进的动力，争取学术自由和生存发展的权利。中医必将振兴，必将更好地为中国人民和世界人民服务。

（2017 年 10 月 7 日）

五运六气与龙砂医学

运气学说是中华民族在古代认识和解释自然气候变化、探索气候变化对人的影响，从六气和五脏的五行属性中，发现其相克关系，推算其运行规律，预测每年的气候变化和疾病流行情况，从而预防疾病、指导疾病诊治，特别是外感病诊治的一门学问。

运气学说理论，在《黄帝内经》的天元纪、五运行、六微旨、气交变、五常政、六元正纪、至真要等七篇大论以及刺法、本病两篇补遗中均有阐述。它是在古代天文、历算、地理、物候、化学等基础上发展起来的自然医学。

中国古代，人们有极大的兴趣和充分的时间观察宇宙、自然和人体自身。在现实世界中，人们发现，自然界存在金木水火土等硬物质，还有风寒暑湿燥火等软物质。人类就是在硬物质和软物质的错综复杂变化中生存发展的。人类没有力量抗拒和改变自然威力，但可以采取躲避、保护、适应和锻炼、进化、提高免疫功能等办法，使虚邪贼风，避之有时；使天人相应、人际相和、身心相融，人与社会更加和谐；更不断研究掌握五运六气的自然规律，明白“运气应病”“证之变化，随岁时而转旋”（吴达语）的道理，以指导医学，保护健康，诊治疾病。

运气学说不断实践和发展。东汉张仲景《伤寒杂病论》用三阴三阳六经论病，是运气学说用于临床的典范。后世医家一脉相承，屡有发挥，为阐发温病病机开启先河。到了宋代，“太极河洛思想和五运六气为宋代两大显学，张仲景的《伤寒杂病论》也于北宋时期成为医家经典”（见《龙砂医学流派名医十家简介》)。《黄帝内经》《伤寒杂病论》一派继承“天人相应”的基本观点，遵循五运六气的自然现象，在医学理论和临床实践方面深入探讨，为医学进步做出了卓越贡献。其中，龙砂医学便是杰出的代表。

龙砂医学发源于江苏江阴的龙山地区，由元代著名医家陆文圭（约1252—1336年）奠定基础，至今已700年。清嘉庆元年（1796年）孔广居《天叙姜公传》载：“华墅（吴语读士，今简写华士）在邑东五十里，龙砂两山屏障于后，泰清一水襟带于前，其山川之秀，代产良医，迄今大江南北延医者，都于华墅。”龙砂一脉，基本上是《黄帝内经》五运六气派、《伤寒杂病论》六经辨证派。清代温病学派兴起，南有叶天士，北有吴鞠通，江阴龙砂，适居其中。伤寒学派和温病学派的往来交织、师徒同行的问道切磋十分频繁。“柳（指柳宝诒）氏之世，温病学中叶（桂）、吴（瑭）学说大行，医咸宗之。唯柳氏别具识见，独树一帜”，反映了伤寒学派和温病学派的学术分歧。这个分歧到章巨膺（1899—1972 年）时期才告宁息。1929 年，章巨膺在上海国医学院讲温病学，说道，“在 30 年前，我也片面地崇奉仲景，不同意叶、吴”。说明伤寒温病之论治，终于殊途而同归。学术争论，各执一词，其实都只是掌握了真理的一部分，并无成败利钝之分。近代西学盛行，中医成为“医学革命”的对象，五运六气成了“封建迷信”。加上温病学一时成为显学，运气学说和伤寒经方一派，处于暂时蛰伏阶段。龙砂医学从此埋没了近一个世纪之久。

2003 年非典型肺炎暴发，五运六气重新被人提起。龙砂医学传人、安徽中医药大学顾植山教授根据运气学说，正确推测非典流行态势，引起了医学界的重视，形成了对龙砂医学的溯洄发掘。龙砂医学重视《黄帝内经》五运六气的临床应用，用三阴三阳“开阖枢”理论指导经方运用，扩大了经方应用范围。不仅预测和指导传染病的防治，而且用来指导其他疾病的诊断和治疗，其重大的临床意义和深刻的哲理性，不言而喻。

中医学是中华民族对生命、健康和疾病的认知。其博大精深，已为世界所公认。其万般磨难，却尚在继续历练当中。五运六气，反映了中国境内自然与人的关系。在世界传统医药中，自然与人的关系都是无法回避的医学前提。古印度医学就提出土、水、火、风、空五种元素学说。古希腊医学家希波克拉底认为，土、气、水、火是宇宙与人体相应的四元素。我国的藏医学始终和天文历算结合在一起，将土、水、火、风、空“五原”作为医学理论体系的重要组成部分。但是，由天人相应而哲化为五运六气，由五运六气而理化为医学指南，只有中医学达到这种高度和深度。五运六气有一个推算问题。机械套用，流于庸弊，会严重伤害运气学说的科学性和严肃性。历史上代有严禁图谶之举，运气学说常受牵连，这个教训，不得不认真汲取。五运六气还有一个地域问题，中医学中的古代中国，基本上指的是黄河流域中原地区，一年四季、天干地支、二十四节气，也都是黄河流域的节令变化。因此有一个基本岁运和一方水土因地制宜问题。2014 年，国家中医药管理局启动“运用五运六气理论预测疫病流行的研究”特别专项课题，由顾植山教授负责。从此，五运六气研究，正式列入国家科研计划。我相信，中医学教材中，特别是《中医学概论》《传染病防治学》和《中医疫病学》中，也一定会恢复五运六气的学术地位。

（2017 年 11 月 11 日）

传承发扬中药老字号的优良传统

在古代商品贸易中，中药经营是最早的行业之一，这是因为：

——中医用药广泛，多用复方治病，方剂组成君臣佐使，“一方吃全国”，提供了中药经营的需要；

——中医品种繁多，产地局限，道地药材是公认的药品标准，决定了中药互通有无的可能性；

——农民以采药种药为副业，从摆摊卖药到常年药市，有力地促进了药材贸易。

于是，历史上出现了许多老字号中药企业。由于药品是特殊商品，它是治病救人的物质，不是一般的商品，药品生产经营既要遵循经济规律，又要发扬人道主义，中药老字号很好地统一了这两种身份。

中药老字号的特点是：

（一）悠久、艰苦而光荣的企业史；

（二）朴素的创业理念和高尚的企业精神；

（三）非常重视道地药材和优质饮片；

（四）精湛的加工炮制和成药制作技艺；

（五）传世的名牌产品；

（六）竭诚周到的门店服务和救急纾难的慈善行为。

今天，我们的中药企业应该学习、继承和发扬中药老字号的企业精神，为建设健康中国服务，为中华民族伟大复兴服务。

这就要求我们：

（一）正确定位中药企业的职能，积德为上，积善为先，将保障人民健康放在首位。

（二）确立中药企业农工商一体化思想，从源头开始抓好中药质量，从病家那里聆听疗效贬奖。

（三）努力学习中医中药知识，按中药生产经营的自身规律办事，坚持中药为体的发展方向。

（四）先做人，后做药；先正心，后念经；先出手，后出头；先继承，后创新。

（五）希望中国的中药企业家，做救世之药，营寿世之业，开经世之道，留万世之名。

* 本文是作者于 2018 年 1 月 20 日在第四届中医药服务大众高层论坛上的发言。

《余氏三世学验集粹》序

近日读中国中医科学院中青年学者李鸿涛、张明锐、陈冬亮、余杨编著的《余氏三世学验集粹》书稿，欣喜之余，感慨良多。

余瀛鳌先生是我平生最敬重的老师之一，他在学术上有三个特点，一是生于中医世家，学于西医科班；二是耽于中医文献，定于国医名师；三是期于大海之鳌，隐如深山之贤。

余瀛鳌先生的祖父余奉仙是晚清苏北三大名医之一，为人安贫乐道，简悫贞良，刚严介特，行不攀炎附势，诊不嫌贫弃媸。他对郑板桥的“虚心竹有低头叶，傲骨梅无仰面花”两句诗特别欣赏，把它作为教育后人的座右铭，可见其耿介正直、铁骨竹心的品格。

余瀛鳌先生的父亲余无言是近代沪上名医。他精读《伤寒要略》《金匮要略》，深有新义，主张“衷中参西”，志在“改进中医”。他的书柜上贴着一副对联，“好古不求秦汉后，知医当在和缓间”，表示其对中医典籍追求之深，对中医临床标立之高。1956 年余无言从上海调中国中医研究院工作，后兼为北京中医学院教授，是近代著名的中医理论家、临床家、教育家。

余瀛鳌先生 1955 年于上海第二医学院医学本科毕业，是名副其实的西医科班。大学毕业后到北京从事西医临床工作，于当年参加卫生部和中国中医研究院主办的“西学中”班学习。1958 年以优异成绩结业后，分配至中国中医研究院的编审室工作，后来担任中国中医研究院中国医史文献研究所所长等职。60 余年来，他对中医临床文献研究的学科建设做出了开拓性的贡献。当代的中医学子，多半都读过余瀛鳌编审的中医古籍。他在中医文献研究方面的成就，往往掩盖了他的临床水平。直至 2017 年，他实至名归地获得“首届全国名中医”的称号。余氏编辑的古籍与自己的医学创作其量等身，与当代那些把应景文章收入个人“经典著作”的“大师”们相比，何啻于瀛海管蠡之别！

余瀛鳌先生是一个博古通今、中西汇通的人物。这是时代的特征，也是先生的幸运。从满腹经纶到返璞归真，从繁花杂树到由博返约，他在临床上总结了“通治法”和“通治方”的应用。这个“通”，首先是通识历代方剂，其次是通贯近人名方，第三是通达个人创新。2017 年 6 月，他在无锡市举办的“金匮论坛”上做了“辨病辨证与通治方”的学术报告，这是他毕生临床经验的心得和总结，这个题目准确反映了他的学术思想。

更值得仰慕的是余瀛鳌先生的医品人品，先生是一个“谦谦君子”，虚心学问，尊重病人。身居闹市，如隐竹林，尽显质朴本色。他“讷于言而敏于行”，与当代的浮躁、张扬、炫耀、阿谀之风格格不入。

本书是余氏三代医学理论与实践的精华汇编，故名《余氏三世学验集粹》。近临瀛海之鳌，上溯医门三代。书中对每位医学家学术思想的提炼，体现了整理者探赜索隐、提要钩玄的参悟能力和学术功力，特别是对现代中医学术史的穿透力。所谓“百步无轻担”，登高愈远，涉水愈深，进一步反映了当代中青年学者“敢拣重担子挑”的精神。他们开始沉下心来，对临床实践和学术研究，从狼吞虎咽到细嚼慢咽，从浅尝辄止到精耕细作。《余氏三世学验集粹》当然是一本医学临床之书，但也可以看作是一部缩编的现代中医学术史。一滴水可以反映太阳的光芒。医林中一脉相承的余氏三代，不就是现代中医史的缩影吗？

是为序。

*《余氏三世学验集粹》，余瀛鳌审订，李鸿涛、张明锐、陈东亮、余杨编著。人民卫生出版社 2019 年 1 月出版。

* 本文曾载于《中国中医药报》2019 年 5 月 8 日第 8 版。

《余氏学验及其通治方研究》序

岁月不居，转眼间绿树成荫，春华秋实。余瀛鳌先生的学术成就，正进入丰收季节。他和弟子们出的书，一本接着一本。似乎见满山红叶，烂漫无边，比春花嫩叶，更显得充实、坚韧和耐人寻味。

余瀛鳌先生给人的第一个印象，是中医文献专家，是中医临床文献研究的倡导者。但他一贯主张“古籍、文献精粹内涵与临床实践的融汇结合”，其临床功力，日久弥深，越来越展示出名医大家风范。他的弟子张卫博士最近编写出版了《余氏学验及其通治方研究》一书，全面总结了余师的临床经验，深入探讨了余师的诊疗思想。从继承发展的角度看，这是一本学验并重的衣钵真传之书。

余瀛鳌先生运用通治方的临证医学思想的形成，有深刻的时代背景和学术背景。他生活在一个西学东渐、社会转型、全面“四化”的革故鼎新时代。他出身中医世家，在西医院校学成毕业，从师海派名医，掌握了中西医学两套理论，形成了他的基本知识结构。他大学毕业以后，分配在中国中医研究院从事中医文献整理研究工作，整理、阐释、评述了大量中医古籍，打下了扎实的中医理论功底，又特别重视中医临床文献的整理和研究，并在临床实践中深化探讨，“善出善入”，中西互参，融会贯通。六十年来，他静坐古书之中，倾听呻吟之声，不离临床之业。年逾古稀，仍多处应诊，侧着耳朵听患者主诉，拿着放大镜开中医处方。淳德全道，德艺双馨，口碑于海内外。

余瀛鳌临证医学思想是中西医学汇通的成果，如果简单地认为只是通方治病、加减化裁而已，那是远远不够的。首先，通方不能小觑，现在的许多中成药，是临床经验的结晶，都属于通方治病。用得恰当，不刻舟求剑，不胶柱鼓瑟，可解决大量常见病、普通病的。其惠民之功，功在普济。但余氏学验，更不止此。余师从前人和自己的临床经验中体会到，凡病必有主证，临证必有主方。这个主方，就是“通治方”。“通治方”的由来，是从“勤求古训，博采众方”中探知的，是经过“去粗存精，由博返约”后选取的。但

“虽云通治，亦当细切病情，不得笼统施用也”（余瀛鳌引王泰林《医方证治汇编歌诀》语）。所以，还得通过医者自己的临床实践，随证创新，方可合拍。他对辨病论治与辨证论治相结合的认知，也大有深意，不可俗解。余师是跨世纪的中医。在临床上，他一面用中医辨证论治，另一只眼睛始终盯着西医的病名病理，脑海里急剧转动，两种知识在一瞬间融会交通，使处方用药，“万举万当”。在余师心中，辨证不是辨病的分型，他对中医教科书上的辨证分型，颇有非议。余师认为，辨证和辨病相结合是临床思维的整体。现在的西医病名，不仅标明病因病理病位，而且随着微观的深入，有愈分愈细之势。中医的特点是宏观地、整体地看待人体的生命和疾病。余师所称的辨病，大都是中医病名；其对应的西医诊断，总是在大体的、系统的、特殊的疾病方面。就理法方药而言，他始终遵循四诊八纲，大别阴阳，是地地道道的中医诊治，因而也是名副其实的国医名师，这一点，张卫博士在书中表述得非常清楚，定能让后学者深受启迪和教益。

近一百多年来，中西文化之争、中西体用之争，无穷无尽。这是中国历史的必经之路，无法避免。中西医学是如此，中西绘画、中西音乐、中西建筑，凡传统文化门类、林林总总，无不如此。学者钱锺书是中西文化汇通人物，他主张“东海西海，心理攸同；南学北学，道术未裂”，被称为“文化昆仑”。人类文化是多元多彩的。“和而不同”的大同世界，不失为一种美好理想。文明冲突论，终究要为文明和谐论所替代。长期以来，中医界主张“中学为体，衷中参西”，坚持“融会新知，卓然自立”，力求“与时俱进，不断创新”。这无疑是正确和必要的，与文化多样性并无矛盾。读《余氏学验及其通治方研究》一书，不但学得许多临床经验，感到有滋有味，切实有用；而且开阔了视野，加强了对文化包容性的认识。在宽松的心态中，有一种出人意料的收获，不亦乐乎！

是为序。

（2018年5月10日）

中医治则是“治之大则”

中医规范化的治疗，讲究理法方药，步步到位。就是说，要求四诊八纲，认真探析；辨证论治，明确治则；处方用药，丝丝入扣。这当中，确定治则，是承上启下的一步，是从医理到实践的跨越性一步，是检验医者理论功底和临床能力的标志性一步。

中医治则是“治之大则”。中医治疗用之，预防、养生、保健、康复也用之。其基本理论，覆盖人体生命和疾病的全过程。周超凡先生曾主编《历代中医治则精华》一书。这是一部文献性、资料性的专业工具书，取材于300余部先秦至晚清古典医籍，是历代中医名家治则的精华。中医学是一个宝库，其库存积金如山，陈玉似海，但难免在寻找之时，有翻箱倒柜之苦。今天，周超凡、于智敏主编的新作《中医治则学》出版，不但在临床实践上做了进一步整理，而且在中医治则理论建设上迈上了一个新的台阶。

中医治则是治病法则，具有准则、法规的意义。法则有普遍性和适用性，《中医治则学》将治则分“辨证治则”和“辨病治则”两部分。证是中医的证，病是中医的病。对中医辨证论治来说，都是顺理成章的事。现在的问题是面对西医的病，中医治则如何应用？是什么因素影响了中医治则的应用？

20世纪50年代以来，在大力提倡中西医结合的形势下，中医学把辨证论治与辨病论治写入了中医教材，认为这是中医临床学的一大发展；凡不同意者，被认为是保守落后的观点。由王永炎院士主编、于1994年出版的《临床中医内科学》，收入了常见传统内科156种病证和西医内科163种疾病，在“各论”中专设“西医疾病辨证论治”一章。在西医的病名和概述之后，论述中医证候学特征和中医病因病机，然后是辨证论治、转归预后、护理调摄。于是成为一个明确的导向。中医首先要学习西医，起码懂得西医的病名。不识其病，何来辨病？而随着现代科技的发展、现代诊断技术的提高，特别是以分子生物学为代表的现代生命科学理论和实验技术的应用，使得医学对疾病的认识，深入到分子水平。辨证与辨病相结合，西医的病有多少，中医的辨证就有多少。中医的脏腑经络是宏观的，西医的生理病理是微观的。但中医必须跟着西医走，中医的理论体系必须微观起来。猴子有爬树的本事，鱼有游泳的本事。现在是鱼在当家，猴子必须下水。中医的诊断必须跟在西医检测之后。中医的辨证论治，全部向西医的病倾斜，倾斜到主次颠倒的程度。中医的治则，实际上失去了用武之地。

从根子上看，这种现象的出现，是因为中医理论的衰落，是中医失去学术自信的结果。从客观上看，是用管理西医的模式管理中医、强迫中医“西化”的必然结果。

西方文艺复兴以后，现代科学突飞猛进。实现现代化，是中国几代人的愿望。中医学习西医，自觉融会新知，从 20 世纪 20 年代开始，逐渐形成一个时代潮流，是近代中医学发展的砥砺之行，中医界从中深受教益。中医在诊治疾病的时候，衷中参西，一只眼睛盯着西医，防止误诊，提高疗效，有利于中医学的发展。近代许多中医，在不同程度上都是这样做的。不过，他们这样做的时候，始终从中医的理论体系出发，用中医的诊断确定治则，用中医的治则指导用药，绝不简单地借西医西药取而代之。碰到难题，总是在中医上找出路，想办法，尽量做到“能中不西”，保持中医学术之卓然自立，警惕中医学术之西化、异化。

但长期以来，中医临床和中医管理上淡化辨证论治，否定辨证论治，把辨西医之病放在中医诊断的优先位置，并且成为一种行政要求、一种医疗制度、一种舆论压力，使中医诊治削足适履，凡不适合西医者要批判、要改造、要规范、要排挤、要失业、要取缔、要犯罪，那就违反了中医学发展的自身规律，造成了对中医学的横加干涉，使它成为一种不中不西、不伦不类的东西，成为一种被扭曲、被肢解、被零售了的医学碎片，最终使中医学失去理论的完整性和系统性。现在我们见到的中医临床，很多就是这样，望闻问切，非常粗放；检验报告，代替了八纲辨证；化学成分，代替了四气五味。一个病人坐在面前。中医问，你哪儿不好？病人说，我高血压。中医问，吃了什么药没有？病人说，吃了西药，降不下来，所以来看中医。这位中医就沿着高血压病的路子思考问题，最后开了一个降压药方，用了一大堆有“降压作用”的中药。他的治则不是“平肝潜阳”，不是“补肾益阴”，不是中医治则。他没有治则。勉强地说，他的治则是“高则降之”。今天我们在这里讨论治则治法，是抓住了中医理论和临床的重要一环。是以问题为导向，针对中医治则的存废问题。希望《中医治则学》的出版，推动对中医治则的认真应用。不仅在临床方面，而且在中医教育方面，能够起到拨乱反正、重整旗鼓的作用。

* 本文是作者于 2018 年 5 月 25 日在《中医治则学》发行、研讨会上的发言。

*《中医治则学》，周超凡、于智敏著，人民卫生出版社 2018 年 5 月出版。

13—14 世纪伊朗传播中医学的珍宝书

——读《〈伊利汗中国科技珍宝书〉校注》

以中医学为代表的中外医学交流史，过去主要凭正史记载，野史补充，内容集中于中医学对朝鲜、日本、越南及东南亚诸国和地区的传播，基本方式是直接向国外介绍中医，提供原著，推广中医治疗。中医药与西亚、阿拉伯世界的交往，发掘的史料较少。唐末五代李珣所著的《海药本草》是较早记载丝绸之路和岭南药物的一部著作。李珣（907—960 年），字德润，回族，出生于四川梓州，是波斯商人的后裔。他是一位药物学家，同时也是五代花间派著名词人。该书载药 124 种，注明外国产地的药 96 种，其中有从波斯来的药物。《海药本草》是中外医学交流史上的重要著作，回回医学对此尤为推崇。辽宋金元时代，各民族争战不断，却也为文化的交流与融合创造了机会。契丹、女真，后来的满族，都引入中医，并仿效宋代的医事制度，设立了太医院。1984 年全国民族医药工作会议以后，各民族地区开展了民族医药的调查发掘整理工作。从维吾尔医学、哈萨克医学、回回医学等少数民族医药中，发现大量文献资料和现实存在的临床实践，证明它们与阿拉伯医学的深刻联系。维吾尔医学的四体液学说，可以追溯到阿拉伯医学甚至古希腊医学。哈萨克医学的经典著作《奇帕格尔巴彦》，作者是乌太波依达克·特烈吾哈布勒，1388 年出生于哈萨克斯坦的杰特苏。哈萨克族是我国的少数民族，哈萨克医学是中国传统医学的一部分，其源头却与阿拉伯医学有关。本世纪初，中国社会科学院世界历史研究所研究员、中国世界古代中世纪史研究会阿拉伯史中心主任宋岘先生，编著出版了《回回药方考释》和《古代波斯医学与中国》等著作，不仅整理了回族传统医药的经典古籍，反映了蒙元时代中国境内医药文化多元并存的历史，而且疏通了中国和西亚之间文化交流直至古希腊的历史通道。

一、《伊利汗中国科技珍宝书》的历史背景

2016年10月，时光博士的《〈伊利汗中国科技珍宝书〉校注》(时光校注，伊利汗中国科技珍宝书校注，北京大学出版社，2016年10月第一版。简称《珍宝书校注》。以下引书，未列书名者，均出自本书)出版，显示了13—14世纪中华文明与伊斯兰文化的风云际会，回应了李约瑟等西方科技史学者深入探索《伊利汗中国科技珍宝书》(以下简称《珍宝书》)的心愿。在中医学西行途中，向世人展现了中世纪伊朗地区一个令人震撼的、传播中医学的文化高潮。

在中国历史上，从唐末五代到元末，四百多年间，是一个大动荡的时代。五代十国、辽、宋、西夏、金、元，四分五裂，战乱频仍。两宋虽有璀璨的文化贡献，终究是一个重文轻武、偏安一隅的弱国。但从世界文化史的大局来看，东方包括西亚在内的“中世纪”，到处闪耀着思想活跃、科技进步、学术繁荣的光芒，出现了一大批哲学家和科学家。

伊朗伊利汗王朝时期翻译和编写的《珍宝书》，是13—14世纪伊朗文化史上的一件盛事。《珍宝书》翻译编写时间为1247年至1318年，这个时间段正是中国元代(1271—1368年)。在此之前，中国和伊朗两个文明古国之间，就有相当多的交往。元帝国的建立，促进了中国文化向西亚的传播，《珍宝书》就是在这样的历史背景下出现的。

但是，要把中医学介绍到伊朗，翻译成波斯文，并做必要的解读，使阿拉伯世界的人民能够了解和接受，其难度非同一般，幸亏当年在伊朗主持其事的是拉施特。

拉施特不是一般人物，他是当时伊朗的大学者，懂阿拉伯文、突厥文、希伯来文、汉文，长期对中国文化饶有兴趣，组织编订过《中国史》《迹象和生命》《五族谱》等有关中国书籍。他在伊利汗王朝中，担任过合赞汗(1295—1306年在位)的宫廷宰相，是一个有职有权的人物。特别是在他当宰相期间，修建了一个被称为“拉施特镇”的科技文化中心，其中有学校、图书馆、天文台、作坊、医院、药房、清真寺等，聚集了大批专家，俨然是一个完善的学术研究基地。“在当时的拉施特镇里有一些来自中国的医师，他们把针灸、脉诊、制作草药等传统中医疗法以及著名的中医学著作介绍给当地的伊朗人”(第7页)。这一批专业人才由拉施特领衔，翻译、介绍中国文化和中国医学，显然有许多有利的条件。但这批专家既要懂中医，又要懂波斯

文，要把中医古籍翻译成波斯文，是一项十分艰巨的任务。如今，时光博士把波斯文的《珍宝书》再翻译过来，译成汉文，并做校注，其难度正如著名学者潘吉星先生所言，“译注《珍宝书》，乃是中外关系史研究中的最为艰难的工作，可谓是一门绝学”（第 2 页）。

二、《珍宝书》是一部什么样的书

《珍宝书》是伊朗伊利汗国人翻译评注和系统介绍中国医学的鸿篇巨制。原件是一部孤本书，藏于土耳其共和国伊斯坦布尔城的阿亚索菲亚图书馆。《珍宝书》全书共四部，目前存世的抄本仅存第一部（可见原著规模之大）。这第一部“为中国人对医学、脉诊以及讲解人体脏器知识的总结，对每一联歌诀都进行了解释，这些歌诀的创作者为王叔和”（第 119 页）。就是说，这第一部是讲脏腑、经络、脉学的书，重点译注了《王叔和脉诀》。全书从中国古典哲学讲起，包括天人合一、阴阳五行、河图洛书、以《易》知医，接着是五脏六腑、经络气血、四气五味、四诊八纲、理法方药，全面概述了中医学理论和诊断防治体系，包括中医学中一些难以理解的问题，如肾分左右，左为肾，右为命门；“三焦无状空有名，寄在胸中膈相应”，等等。

“该书的主体部分为宋朝一些医学家对脉学著作《王叔和脉诀》点评版本的释义”。一般认为，中医的脉学比较玄虚，《王叔和脉诀》是歌诀韵文，在翻译上是一个难题。而且中国医学史上的有些问题，书中必须做必要交代。王叔和是西晋时代人，他写的《脉经》，是中医学的经典著作之一。学习中医的人，特别是在学脉诊的时候，常说一句名言，“熟读王叔和，不如临证多”。但《脉经》和《王叔和脉诀》不是一回事，《王叔和脉诀》并非王叔和所作，后人认为是六朝高阳生托名之作。由于它以通俗歌诀的形式表述脉象脉证，文字粗俗，难免有不正确、不精确之处。何况用通俗文字写科学诗，本来就是吃力不讨好的事情，故常为学者所不屑。尽管如此，脉诀有脉诀的长处。因为《王叔和脉诀》是通俗读物，用歌诀形式写成，其中大都为七言歌诀，少量为五言、四言歌诀，便于朗读、便于记忆、便于入门，宋以后成为学医者的启蒙读物畅销书，以至后人只知《王叔和脉诀》，不读《脉经》。从著作时间上看，宋元时代著名学者马端临编撰的《文献通考》进一步考证，《王叔和脉经》未见于隋唐《经籍志》，恐为宋熙宁以前所作。托伪之议，纷纷已久。当年拉施特选择翻译《脉经》，是没有找到《脉经》原著呢，还是因为《王叔和脉诀》比较通俗，在当时著名度高、影响大、需求多，或者在当地学者手中，就是只有《王叔和脉诀》这一本书，今天我们不得而知。

三、中文译注《珍宝书》难度之大几近绝学

时光博士翻译并校注《珍宝书》一书，发掘了13—14世纪中国与伊朗（波斯）两个文明古国之间极为密切的科学技术交往、交流与合作的“锃锃铁证”（宋岘先生语），弘扬了古代丝绸之路上文采飞扬的一个盛举。波斯文、古汉文、中医脉学，都是学术上的硬骨头。《王叔和脉诀》的内容是中医，体裁是诗歌，翻译难度更大，这困难一直延续到《珍宝书》的汉译及校注。作者时光以敢于啃硬骨头的精神，迎困难而上，把一部由古汉文汇编并翻译成波斯文的多达500页的中医古书，完成了由波斯文翻回汉文的译注。

《珍宝书校注》的作者阿拉伯文功底厚实，治学作风严谨。书中关于中医、经络、脉学的术语、论述及史料，概念表述正确，注释精确详尽，行文忠于原著。《脉诀》行世以后，因流传甚广，影响很大，从而衍生出一批评注、解释的著作。《珍宝书校注》选用其中比较有名的两本解读书，作为评注的依据。一本是北宋名医刘元宾的《通真子补注王叔和脉诀》，另一本是元代名医熊宗立的《王叔和脉诀图要俗解大全》。这两本书都根据“海外回归中医善本丛书”（人民卫生出版社2002年版）的版本，使校注更具权威性。一般认为，《王叔和脉诀》是六朝高阳生伪托之作，长期以来无人质疑。时光博士却有一条小注，“高阳生并非六朝人”（引自《浙江中医杂志》2003年3月号方春阳的文章），可见其治学用心之细。

同时，作者在介绍和译注《珍宝书》中，忠实地反映了当时伊朗地区对中国文化和中医学的认知，并不回避原译者用某些阿拉伯医学的理论观点阐说中医学，客观上形成了中西医药文化的交流。13—14世纪，解剖学取得不少成就，现代科学蓄势待发，伊朗地区的医学有突飞猛进的发展。在此之前，阿维森纳（伊本西拿，980—1037年）用阿拉伯文写的《医典》早已问世。《医典》是一部医学百科全书，在中世纪的欧洲被当作医学教科书，在阿拉伯世界被视为医学圣经。因此，拉施特翻译《珍宝书》的时候，讲到中医脏腑、经络等生理病理时，时不时地把《医典》的观点插了进来。有时点头称是，有时表示存疑，有时用自己的观点进行诠释，塞进了不少阿拉伯医学的“私货”。如序言部分谈到十二经脉及其通路时，就说，“好比将水从泉眼处堵住，无疑会使器官受损，且四体液会汇集于此”（第106页），“腐败的四体液无法轻松地从这里经过”（第109页），“四体液极度黏稠，不具备稳固性，无法

从如此狭窄的通道中通过”（第 109 页）。此四体液学说，即血液、黏液、胆液、抑郁液四种体液决定人体体质的学说，乃古希腊医学家希波克拉底所创，后被阿拉伯医学继承，又被拉施特用来解释中医的经络功能。又如，“当食物乳糜从胃被吸收至肝脏后，在被称为肠系膜的肝脏血管中形成，如果过度烹饪，其中会产生类似泡沫、沉淀及可燃的物质”（第 113 页），“脑部为神经源泉，它的作用在于激发背部脊椎。这种说法的含义为使得所有的神经可以受到脑部精神的关注”（第 116 页）。拉施特对读者说，“在鄙人翻译的这些著作中可以获知很多益处与智慧，然而我没有机会来讲解它，请不要否定它，努力用正确的眼光来看待它，推断这一内容的真实性，学会这一方式，从中得益”（第 102 页）。反过来，拉施特奉劝国人，虽然我用阿拉伯医学解释中医，你们还是应当尊重中国的学问。这些以西方医学的观点解释中医，无疑是中西医汇通派的早期资料。

时光博士在描述当初《伊利汗中国科技珍宝书》译著成波斯文的过程时说：“波斯文版《王叔和脉诀》的歌诀记录过程可以被设想为一名或多名中国学者（如序言部分中提到的中国大学者 Siu Se），首先将歌诀朗读给学习汉语的伊朗英才或‘舌人’，让其用波斯文记录歌诀中汉字的发音，并向他们讲解歌诀含义，讲解中国古代名医对《脉诀》的点评以及中医典籍中相关段落。之后，这些伊朗人首先将汉文歌诀发音转写为波斯文，然后又将歌诀内容进行了释义并把歌诀点评等译成波斯文。”（第 79 页）此景此情，令人想起我国近代卓越的启蒙思想家、翻译家严复先生翻译赫胥黎《天演论》的情景。严复先生 23 岁被派往英国留学，熟谙西方语言。但据说他翻译《天演论》时，不做硬译。先记住《天演论》故事，然后用中文把它复述下来，编译成书。我们依稀看到，当时伊朗学术团队在拉施特支持和参与下，有两三个既懂中医中文，又懂波斯文的素心人，孜孜屹屹地翻译、查检、切磋、讨论，废寝忘食，夜以继日，终于完成了这部巨著。

时光流逝，岁月更新。当 800 年后再把《珍宝书》从波斯文翻回汉文时，时光博士的寂寞可想而知。

（2016 年 12 月 2 日初稿，2018 年 8 月 5 日修定）

*《〈伊利汗中国科技珍宝书〉校注》，时光校注，北京大学出版社，2016 年 10 月，第一版。

* 时光，北京大学外国语学院西亚系波斯语言文学教研室副教授。研究领域：波斯语言文学。主要学术成果有:《“二十五史”中的伊朗语借词》《萨曼王朝在霍拉桑与河中地区的文化复兴》《萨迪克·赫达亚特的爱国主义作品》《伊朗历1385：走进伊朗看电影》及译注《伊朗——亚洲跳动的心脏》。

* 本文发表于《中国中医药报》2018 年 8 月 10 日第 8 版，发表时略有删节。

季德胜的启示

——纪念季德胜先生诞辰120周年

今年是季德胜先生诞辰120周年。

季德胜之所以令人怀念，因为他创制了季德胜蛇药，救活了无数蛇伤病人，而且，直到今天，季德胜蛇药还在继续生产。

但是，季德胜蛇药给人的启示，却已经渐渐被人遗忘。

这些启示是什么呢?

第一，尊重民间医生，不断向民间医生学习。季德胜是穷人出身，住在破庙里，以捕蛇、卖蛇药为生，江南民间称他们这类人为“捉蛇叫花子”。“叫花子”是乞丐的意思，身份很低贱的。今天说得尊重一点，是民间草医。民间草医大都半农半医，他们的特点是识得草药，因某种机缘钻研了某种病，并在治疗上有一技之长，甚至特效。古代的医生都在民间，陶弘景在《本草经集注》的序言中说:“藕皮散血，起自庖人；牵牛逐水，近出野老。”过去，民间医生对草医草药、单方验方特别重视、特别有经验，有的是走街串巷的“铃医”。今天的医生，都是医学殿堂培养出来的知识分子，大部分人都看不起民间草医了。而近代的医药卫生体制，更是强调科学化、现代化、西医化，从根本上排斥草根一族。尽管政策上“中西医并重”，实际执行起来，差距尚多，中医界冷暖自知。

第二，注重真才实学，善于慧眼识人。唐代的韩愈说“世有伯乐，然后有千里马”。季德胜当年走运，是碰到了机会，遇到了“伯乐”。

二十世纪五六十年代，中医和民间草医的力量还比较雄厚。季德胜治疗蛇伤，在江苏南通一带小有名气。1955年，中央纠正卫生部歧视中医的错误，南通市卫生局贯彻中医政策，下乡采风访贤，收集民间单方验方。1956年，季德胜被请进了南通市中医院，任蛇毒科专科医师，献出六代祖传的蛇药秘方。1958年，季德胜蛇药评为国家科技成果并投入生产，季德胜被聘为中国医学科学院特约研究员。当时，他碰到的贵人，肯定不止一个。朱良春先生是其中的关键人物。20 世纪 40 年代，朱良春就创办《民间医药月刊》，留心收集民间医药。50 年代中期，朱良春任南通市中医院院长，时常与民间医生交友恳谈，先后挖掘整理了季德胜治蛇伤、陈照治瘰疬、成云龙治肺脓疡的经验（见《朱良春全集·医理感悟篇》第 239 页），于今朱良春先生已经仙逝。千里马常有，而伯乐不常有。当代的伯乐，当然需要一定的身份、地位和权力，但更需要的是胸襟、胆量和情怀。今天我们纪念季德胜先生，同时也怀念朱良春先生。

第三，眼睛朝下，向草根学习中发展创新。现代中医药发展创新，依靠什么？我看到不少学习中医的学子们学习十分努力，背经典，跟名师，学西医，学医技，学外语，学计算机，眼睛都是朝上朝后朝外的，很少朝下。医学院校教育的层次越来越高，高学历的人越来越洋气，越来越现代化、规范化。一些人看不起传统中医，看不起民间中医，看不起草药，看不起民族医。他们不理解传统医药的草根性；他们不知道穷乡僻壤亿万人的灵感、发现、启示是一种神圣的火苗；他们忽视了大数据的基础是小数据；他们不知道宏观和微观是两种哲学观、两种方法论、两个认识世界的窗口。我们应该从季德胜身上、从朱良春身上学到一些什么？朱良春先生走后，我经常感到，他一直在提醒我。其中重要的一点就是，继承是创新的基础，要向季德胜学习。

第四，举一反三，加强中草药深度开发。

季德胜蛇药的研发和生产，是一个逐步发展提高的过程，半个多世纪来，这个过程没有终结。我们应该进一步探讨季德胜当时发现、发明蛇药的原创思维和基本结构，在深刻理解其原理的基础上，扩大功能主治及应用范围。随着临床实践的深入并受到现代医学的启迪，20 世纪 60 年代以来，季德胜蛇药的“临床新用”屡有发现，用来治疗一些与蛇伤无关的疾病，如慢性活动性肝炎、散发性脑炎、系统性红斑狼疮、蚕豆病、腮腺炎、带状疱疹、疖肿等，都取得一定疗效，为其深度开发、扩大临床提供了经验，指引了道路（参见上海中医学院出版社《中成药新用》一书，1990 年版）。这样的探索，我们还得坚持下去。

我国每年被蛇咬伤者在 20 万人以上，死亡约 2 万人。2015 年英国《卫报》报道，世界上“蛇伤之害被严重低估”，我国同样如此。农耕时代的蛇伤因素减少了，现代社会的蛇伤因素增加了。许多城市医院的医生，遇到蛇伤急诊，慌乱无措。想用抗蛇毒血清治疗，但不知道是哪一类蛇的咬伤，不知道该选择哪一类抗蛇毒血清。但是，我国西南、中南地区的民族民间医生，对付毒蛇咬伤，用中药、草药、针灸、手法等多种方法治疗，很有疗效。2015 年，余培南等多位苗医、瑶医、侗医、壮医、畲医和中医，合作编写了一本《中国蛇伤急救学》，大量收录了传统医药治疗蛇伤的经验，由广西人民出版社出版。季德胜先生地下有知，我想他一定会感到高兴的。

（2018 年 10 月 13 日）

纪念张锡纯《医学衷中参西录》出版100周年

今年是戊戌政变120周年，我想起了谭嗣同，也想起了张锡纯等一批中西汇通派医学人物。谭嗣同生于1865年，张锡纯生于1860年，比谭嗣同长5岁，他们都属于晚清最黑暗时期的同一代人。1893年，也就是中日甲午战争爆发的前一年，张锡纯再次赴北围乡试落第，开始接触西方科学，萌发衷中参西思想。当时，中国的知识分子憋足了一口气，要学习西方，拯救中国，强我中国。而在此前后，西医陆续传入中国，成为中国这片古老土地上的新学。

《医学衷中参西录》就是在这样的历史背景下产生的，在此以前，四川的唐容川（1846—1897年）率先提出“中西汇通”，著有《中西汇通·医经精义》《中西汇通医书五种》等著作。1927年，张锡纯以67岁高龄，在天津设立“中西汇通医社”，行医授徒，张锡纯和唐容川都是中国近代中西汇通派医学的重要人物。了解了这个历史背景，就能正确理解张锡纯的学术思想，既不做不适当的苛求，也不会去做不必要的引申。

张锡纯出身于诗书门第，医学世家。久试不第，潜心医学。1911年辛亥革命后，从军为军医正。因医术高超，1918年聘至奉天，创办立达中医院，被委任院长，诊余为许多医学杂志撰稿。海内医刊，争先登载他的文章。一时洛阳纸贵，名噪华夏。同年，张锡纯著《医学衷中参西录》第一期初版在奉天出版发行，今年正是《医学衷中参西录》出版100周年。

张锡纯径奔医途，目光远大。他勤奋刻苦，医学功底深厚，注重临床实践，勤于总结经验，善于思考问题，敏于接受新知，长于文字表达。于是疗效卓著，新意迭出，文章遍地，医名远扬，河北盐山也从而成为名医之乡和医学重镇。

张锡纯说：“人生有大愿力，而后有大建树”“故学医者为自家温饱计则愿力小，为济世活人计则愿力大。”

今天我们纪念张锡纯先生，就是要学习他立意高远、济世活人、努力建树的伟大志向。

今天我们纪念张锡纯先生，就是要学习他始终坚持衷心中医、不背中医、衷中参西、发展中医的坚定信念。

今天我们纪念张锡纯先生，就是要学习他博学敏思、通合古今、紧跟潮流、融会新知的创新精神。

在中医多灾多难的一百多年中，中西医学的论争表现在两个层面：一是政治体制层面，一是学术专业层面。俗话说，外行看热闹，内行看门道。两个层面，两个方向，两种态度。1929 年余云岫提出“废止旧医以扫除医事卫生之障碍案”，就是从“医学革命”的高度，把中医看作“革命对象”，打算在 50 年内逐渐消灭中医。某些社会名流，也多从“反封建”“除陋习”的角度抨击中医。新中国成立以后，国家领导人支持中医、提倡中医，提出“宝库论”“钥匙论”“资源论”，对中医药的历史价值、社会价值和学术价值做出正确定位。从 20 世纪 50 年代起，在国家卫生体制中逐步建立中医药医疗教育科研体系，建立中医药自主管理体系，建立包括《中华人民共和国宪法》《中华人民共和国中医药法》在内的中医药法治体系，制定了“中西医并重”政策。这都是政治体制层面的工作，是中国现代化进程中具有中国特色的范例。在学术层面，坚持中医药自主发展规律，召开衡阳会议提出中医机构必须突出中医特色，支持发掘整理和发展民族医药，鼓励和发展中西医结合。当然，根据文化多样性原则并尊重学术发展规律，不再提倡用长官意志和行政手段以“五年为期或十年为期”，创造一个所谓“统一的新医学新药学”。

今天，在纪念《医学衷中参西录》付梓 100 周年之际，河北省中医药文化交流协会和盐山县人民政府主办首届（中国·盐山）张锡纯学术思想传承与发展大会。对此，我表示衷心的祝贺！我最后想说的是，张锡纯不仅属于盐山，他属于中国，属于面向世界的中医药事业！

（2018 年 10 月 27 日）

* 本文是作者在首届中国·盐山张锡纯学术思想传承与发展大会上的讲话。

中医养生之道

管子曰："仓廪实而知礼节，衣食足而知荣辱。"人的生存发展，温饱是基本。苦难中人，非不知养生，乃不能也。然非不能也，乃不为也。因为，养生是生活，养生是医学，养生更是文化。

养生不光是健康长寿，而且关乎修身养性，关乎移风易俗。

许多百岁老人都生活在山林田野、乡间地头。相反，一些有文化的人却寿命不长。主张"淡泊明志"的诸葛亮（181—234 年）活到 54 岁，在养生方面既有理论又有实践的曾国藩（1811—1872 年）只活了 62 岁，大教育家陶行知（1891—1946 年）活了 55 岁。这说明文化知识与健康长寿之间的关系相当复杂，理论和实践的脱节现象比比皆是。

一、养生的三个基本条件

（一）生态环境优美。首先是充足而优质的日光、空气、水。空气不值钱，人们都不在意。只有到了窒息的时候，才感到空气的重要与可贵。环境卫生很重要，地表污染值得重视，人们不能在垃圾堆中生活。

（二）天下太平。乱离人不如太平犬。读一读李清照的《金石录后序》，感慨良多。在国破家亡的时代，生命难以保全，何来养生的条件。

（三）精神愉快。温饱日子还要有好心情。好心情是观念、胸怀、情操的反映，是养生长寿的基本保证。

二、树立正确的生命观、健康观、医学观

什么是生命观？

人类是大自然的杰作，是地球上的高级生命体。

人类在进化过程中形成了相当完备的生存能力、调节能力、抗病能力和自愈能力。

已故国医大师陆广莘（1927—2014 年）把人的生命力称之为"生生之

气”，即人的正气。“正气存内，邪不可干”。人体有病，是邪气盛、正气衰的表现。医学的任务，不是直接用药治病，而是用药物或其他疗法帮助人体保护正气，提高正气，发扬正气，克服邪气。因为药物和针灸不可能直接消除病因，纠正病理，清除病灶，只能是通过人体的生命机制，调动其本身的抗病能力，抵抗和战胜疾病，获得好转或痊愈。如果人体失去这种抗病机制或应答能力，即使把病人泡在药缸里都无济于事。他用苏东坡的一首诗做比喻：“莫道弦上有琴声，放置匣中何不鸣？若言声在指头上，何不于君指上听？”医生的疗效和病人的应答犹如手指和琴声的关系。

什么是健康观？

1989 年世界卫生组织对健康的定义：“健康不仅是没有疾病，而是包括躯体健康、心理健康、社会适应良好和道德健康。”心理健康、适应能力、道德健康也总称为精神健康。

精神健康，概括为“三个良好”：

1. 良好的个人性格。情绪稳定，性格温和，意志坚强，感情丰富，胸怀坦荡，豁达乐观。

2. 良好的处世能力。观察问题客观切实，具有较好的自控能力和自我消化烦恼的能力，能适应复杂的社会环境。

3. 良好的人际关系。与人为善，助人为乐，和谐为上，对人际关系充满热情。

古人云，“仁者寿”“大德必寿”。养得从容祥和之气，处事从容不迫，麋鹿兴于左而心不惊，泰山崩于前而目不改色。

曾国藩说，要节欲、节劳、节思，权欲要淡，心胸要宽，还说“养生以少恼怒为本”“既戒恼怒，又知节啬，养生之道，已尽在我者矣”。

对他人的成就，只赞赏学习，不嫉妒，不攀比。《黄帝内经》说“高下不相慕”，就是不攀比。

什么是医学观？

对医学的认识，世界卫生组织在《迎接 21 世纪的挑战》报告中指出：“21 世纪的医学，将从疾病医学向健康医学发展，从重治疗向重预防发展，从对病源的对抗治疗向整体治疗发展，从对病灶的改善向重视生态环境的改善发展，从群体治疗向个体治疗发展，从生物治疗向身心综合治疗发展，从强调医生的作用向重视病人的自我保健作用发展，从以疾病为中心向以病人为中心发展。”

陆广莘提出，我们要重新理解医学的本质功能，“医学的现代化发展，需要一种建设性和积极进取性的医学”。

他说，“医学现代化的发展取向将是：

1. 从化学层次寻求物质基础的医学观，前进上升到生命层次寻求自组演化目标调节的医学观；

2. 从生物学前进上升为人类医学。

3. 从疾病医学前进上升为健康医学。

4. 从对抗医学前进上升为生态医学”。

从这里，可见陆广莘医学思想的前瞻性。

三、中医养生之道

中国人的养生经验集中保存在中医学里。

中医学是中华民族对生命、健康与疾病的认知。

中医养生理论是中国人民长期以来总结出来的人生经验。

《黄帝内经》说：“上古之人，其知道者，法于阴阳，和于术数，食饮有节，起居有常。故能形与神俱，而尽终其天年，度百岁乃去。”

《黄帝内经》又说：“夫上古圣人之教下也，皆谓之虚邪贼风，避之有时；恬淡虚无，真气从之；精神内守，病安从来。是以志闲而少欲，心安而不惧，形劳而不倦。气从以顺，各从其欲，皆得所愿。故美其食，任其服，乐其俗，高下不相慕，其民故曰朴。是以嗜欲不能劳其目，淫邪不能惑其心，愚智贤不肖不惧于物，故合于道。”

这两节经典的内容，主要意思是：

第一，调整三个关系。

1. 天人关系——人与自然的关系：天人合一，天人相应。对大自然的变化，采取顺应和规避的态度，而不是对抗、斗争的态度。春捂秋冻，尽量适应，虚邪贼风，避之有时。

2. 人际关系——人与社会的关系：处人处世，协调和谐。

3. 身心关系——形与神的关系：阴平阳秘，心旷气顺，躯体健康，精神舒畅。

第二，注意五个方面。

1. 起居有常。

2. 食饮有节。

3. 劳逸有度。

4. 排泄有时。

5. 心胸有量。

“排泄有时或排泄有力”这一条，一般不公开说，青年时期都不太在意，讲出口也不太文雅，所以很少有人在课堂上讲。但人体健康，既有饮食营养吸收的问题，也有残渣废物排泄的问题。排泄不畅，形成宿便，可能积废成毒，阻塞气机。从“十人九痔”来看，便秘的人较多。中年以后，大便不畅非常突出，引起相关疾病者不在少数，是生活中不该忽视的一个问题。用“有时”二字，意在定时；“有力”二字，强调通畅，重点还是要注意生活调理。

总的原则是协调阴阳，节制嗜欲。迈开你的腿，管住你的嘴，养成并坚持健康的生活方式。

第三，防止三个偏向。

一是不懂养生。控烟限酒，缺乏毅力；生活无度，不节不俭；不应天时，冷暖任性。不爱惜自己的生命，甚至摧残自己的生命。

二是不善养生。不注意起居作息，不懂得饮食营养，不讲究个人卫生，不控制喜怒哀乐，产生许多社会生活病、生活方式病。

三是刻意养生。对养生过分在意，过分专注，过分精致，过分要求。追求生理上的完美健康，造成心理上的失衡、敏感、忌讳、痛苦、不满和失望。

第四，“不养生而寿”。

鲁迅先生的朋友台静农（1903—1990年）是“五四”时期的著名作家和文学评论家。他既酒且烟，不修边幅，不爱吃蔬菜水果。但有名士风度，潇洒自在，豁达乐观，健康长寿，活了87岁。曾自撰一联“不养生而寿，处浊世亦仙”，还说“痛饮酒，谈离骚，可为名士”。一些主张超脱自由的知识分子对这两句联语很欣赏，他们不受束缚，讨嫌干预，把精神的宽松自在看得很重，胜过关心躯体健康。看起来有点玩世不恭的随意性，实际上是某一类人养生的一种方式或一种境界。他们不是不重视养生，而是不计较外界环境的脏乱嘈杂，不在乎物质生活的简单贫乏，比较注重精神世界的安宁与乐趣，注重心理上的坦然与平衡，与世无争、与人无争，在精神养生方面怡然自得，也说明“心胸有量”非常必要。

第五，避免六种乱象。

1. 养生知识片面化。包括某些似乎“十分科学”的“养生堂”节目，包括某些权威专家的“科学”讲座，把一人、一病、一药、一菜、一养、一治孤立起来，不讲人体的阴阳平衡和个体差异；不讲饮食的全面、均衡、适度；不讲地域的东西南北，寒热温凉；不讲饮食、食品的质量数量和进食方式；不讲运动、活动、习俗的四季宜忌，能否持久。把养生知识、养生食品、养生方法密集填塞，急功近利，缺乏辨证思维，令人无所适从。

2. 乱吃保健品，乱吃补益药。

3. 误导防病治病，有意无病找病。不区分病、衰、老的关系，一味地“努力找病，除恶务尽”。

4. 不理解“治未病”的精神实质，缺乏弘扬正气、预防为先的正确理念，而是把“治未病”病理化、庸俗化、物质化、商业化。

5. 炒作养生，牟利养生。培养花钱买健康的心理，特别是欺骗老年人群。

6. 虚假广告。以药品、保健品、酒最突出，如贵族水（水中贵族）、红心酒、长寿菜等等。

第六，改善养生条件。

《“健康中国 2030”规划纲要》指出：“工业化、城镇化、人口老龄化、疾病谱变化、生态环境及生活方式变化等，也给维护和促进健康带来一系列新的挑战，健康服务供给总体不足与需求不断增长之间的矛盾依然突出，健康领域与经济社会发展的协调性有待增强，需要从国家战略层面统筹解决关系健康的重大和长远问题。”

这种“大健康”概念，是指从家庭厨房卧室到大自然的全方位的公共卫生，从围产期、新生儿到临终关怀的全周期的个人卫生，以及两者相结合的健康需求。做一个简单的比喻，治理好江湖水，管理好自来水，发展好瓶装水。千万不能为了商业利益大搞瓶装水，忽视大自然江湖水的治理，不管自来水的清洁卫生。

养生事业建设跟不上，主要是缺乏“以人为中心”的对生命过程全方位、全周期、全覆盖的通盘考虑。特别是全社会对老龄社会的到来缺乏准备。

在改革创新方面，应该特别强调“加快关键环节改革步伐，冲破思想观念束缚，破除利益固化藩篱，清除体制机制障碍，发挥科技创新和信息化的引领支撑作用”。

第七，加强慢病防治。

健康养生与慢病防治有密切关系。2016 年 8 月，有关方面出版了《2018—2022 年中国慢病管理深度调研及投资前景预测报告》，共 260 页，近

20 万字，图表 197 张，对慢病做了全面的总结评估。

当代的慢性病，主要指糖尿病、高血压、脑卒中、冠心病、肺心病、慢性支气管炎、哮喘、肿瘤、精神疾病等。据统计，目前我国的慢性病患者超过 3 亿人，慢性病致死人数占死亡人数的 80%，导致的疾病负担占总疾病负担的 70%（2016 年我国慢性病治疗支出约 32441 亿元，占卫生总费用的 70%）。

慢性病管理要抓住三点：

1. 改善生活方式，加强健康生活指导。

2. 早发现，早治疗；定期体检。

3. 改进慢性病管理体制。改善社会生活环境，树立正确健康理念；贯彻预防为主方针，改变疾病医学模式。强化干预，实现从胎儿到生命终点的全程健康服务和健康保障。

（2018 年 11 月 3 日）

骨科大医何天祥

何天祥，蒙古族人，1923年生，今年96岁。初次见面，一个灵动的身影，飘然站在你的面前。他面色红润、光洁，一点老年斑都没有。跟你握手时，笑容可掬，用特有的坦诚和力量，紧紧地抓住你。使你知道，他是你的朋友，一个武林高人。

是的，他就是四川省著名蒙医骨科专家何天祥。

何天祥行医七十余年，医术精湛，阅历丰富，著作等身。他的学问，有三个特点：

一、蒙医与中医的交汇

何天祥缺乏蒙古人的粗犷，却有成都人的细腻。不错，他家几代人都在四川长大。先辈蒙古族特呼尔氏，汉姓何氏，原来生活在大漠草原，习武有功力。马背民族，习武之人，一般都懂得骨伤治疗。先祖善于钻研，总结正骨手法，辅以药物治疗，开创了有家门特色的专业骨科。至第二代传人特木力吉，在清军中服役多年，医术渐有名气，人称“功夫骨医”。康熙五十年（1711年），朝廷与准葛尔作战，调荆州满蒙族混合编制的驻防军队、八旗官兵3000人进驻四川。1721年战事平息，四川巡抚年羹尧奏请批准，选留官兵匠役2100名永驻成都。从此，何氏骨科就在成都扎下根来。

岁月流逝，至第三代何兴仁、第四代何仁甫时代，中国社会发生了一连串巨大变化。何仁甫幼时进私塾念书，民国初年入成都名校储才中学学习，汉文化的底子日益深厚。在学术上，他师从满族骨科名医开长斋和春三爷，又拜师汉族外科大家徐寿仙，还向著名回族拳师马震江和马镇江学习，蒙满汉文化，集于一身；医道武功，造诣深厚。施手法时，“足稳手活腰发力”，意到力到气到。量伤施法，深透肌筋。在临床中提出一种理论，称“竹白论”，说是竹子受了外力撞击，表面的竹青未见损伤，但白色内层可能撕裂断裂。司外揣内，这与骨骼内膜或内侧骨小梁受损是同样的道理。一个蒙医用竹子做比喻，显然与从小生长在成都有关。蒙古族满族的骨伤疗法与汉族中医的正骨医学，在临床实践中时有切磋，互相学习，取长补短。医学如海，海水淡水，相互交融。这种学术和技艺的杂交，形成了具有中蒙满医学特点的何氏骨伤科。

何仁甫学验俱丰，医名远扬，成为蜀中名医，先后著有《特呼尔氏手法》《无暇斋医疗经验》《仁济医话》等著作，将一身绝技传给了第五代传人——长子何天祥、四子何天佐、五子何天棋，各有建树。可惜在"文化大革命"中，何仁甫受到迫害，被抄家批斗，家谱、医经、手稿、病案，毁于一旦，于 1969 年郁郁病逝。

何天祥自幼随父习武练功，学习《黄帝内经》《千金方》《仙授理伤续断秘方》《世医得效方》《本草纲目》等著作。其母关芬如（1897—1987 年）是满族著名营养学家与收藏家关正兴的孙女，一个饱读诗书的新女性。她教导何天祥学文化，学书法，又延师学算术。何天祥学文习武，钻研医术，受到"程门立雪""兰茂断臂"等医德医风教育，拜著名中医曾彦适学习内科，向岳父赵伯钧（满族，南满医科大学、即今中国医科大学毕业）学习西医。这一切，造就了何天祥中西汇通，知行合一，文武全才。何天祥一家，是当代中华民族大团结的典型家庭。何天祥其人，是当代民族文化大融合的典型人物。何天祥的骨伤科流派，是当代传统医药骨伤科的特别代表。

二、医学与艺术的结合

何天祥除了从事一般的骨伤科临床以外，还对戏剧、舞蹈、杂技等演员的职业性损伤及其防治做了长期专科研究，创立了中国的"艺术人体损伤诊治学"，并在国际舞台上享有一席之地。

万物之美，莫过人体。人体的构造与功能，科学精细，灵动优美。舞蹈演员的表演，以肢体之美的动感，灵与肉的结合，诠释了纷纷攘攘的大千世界。舞蹈、戏剧、杂技、体操等演员和运动员，在学习、训练、表演的时候，经常会遇到变速、跌宕、起伏、翻滚、旋转等剧烈动作，或龙腾虎跃，或飘若惊鸿。大部分动作，符合生理的自然状态。少数动作，有悖于人体的生理解剖，超过了人体功能的极限，以致造成不应有的创伤、残疾甚至死亡。如果治不得法，或医生考虑得不够全面，在治疗过程中，产生了后遗症，往往使患者失去了重返舞台的机会，而一个训练有素的舞蹈运动类演员，都是天才加勤奋的角儿，培养过程很不容易，因病改行代价太高，对个人命运摧残过重。所以何仁甫先生在世的时候，就尽量做到量体施力、量伤施法。对女性用药，侧重外治，既不损伤脾胃，又不影响经行或胎孕。何天祥既通医药，又懂舞蹈生理，常年深入训练现场，心聚舞台中央，主张寓舞于医，预防为先，提出“临场征兆性诊断损伤”学说，亲临现场对错误动作进行纠正，降低损伤发生率。治疗时，道法自然，辨证施治，以武功为基础，肩、肘、腕、指齐力配合，劲达指端，力透肌筋。全部动作，注意节奏与韵律，一气呵成，犹如“音乐之和畅，舞蹈之优美”。遣方用药，从演员、运动员的身体特征出发，祛邪而不伤正。辅以补益类中药，活血化瘀，强筋壮骨，保存继续训练的体能，并提出“边医边练，以医促舞”的功能恢复锻炼方法，避免因疗伤休息时间过长引起的“发胖”与“回功”。1994 年，其子何浚治整理出版了何天祥著的《中国艺术形体损伤治疗学》，总结了用蒙医、中医综合治疗艺术人体损伤的经验，创立了好、快、美的损伤防治体系。全书分上、下两篇。上篇首先讲“科学训练能提高人体机能的限度”，提出“人体解剖结构适于舞蹈训练的‘黄金时期’”，然后是人体解剖、病因分析和下篇的损伤诊治。专著中公布了作者的祖传秘方和自己研制的系列骨药，奠定了何天祥在艺术人体损伤医学领域的大师地位。

三、人文与科学的呼应

在何天祥的医学生涯中，人文情怀永远是他的主线，从人的生命、生活、健康、心理出发，来考虑一切治疗、预防和康复措施。何天祥出身少数民族家庭，对民族医学的坚守、对汉文化的融通，是那么自然流畅。就好像一个儿童，生活在大森林里，喝的是山上流下来的泉水，呼吸的是林间流动的新鲜空气，或鹰飞星驰，或信马由缰。他就是这森林的儿子，没有强迫，没有故意。文化似水，文化似乳。多种文化，交融水乳。一棵草原的种子，在天府之国茁壮成长，丰收是必然的，埋没是不可思议的。

中医和蒙医，都主张天人相应，形神合一，何天祥的骨伤医学都围绕人体的生理功能展开。中国古代的庄子讲了一个“庖丁解牛”的故事，说某厨子宰牛，干了十九年，宰了数千头牛，一直干得干净利索，潇洒自如。别人一个月换一把刀，或者一年换一把刀，他一把刀用了十九年，还像刚磨过的一样，原因在于他掌握了牛的解剖规律，“依乎天理，因其固然”。何天祥正骨，也是顺乎天理，应乎生理。任何手法，任何药物，都是为了维护生命，减少病残，赓续艺术。永远从人出发，把人文关怀与科学技术紧密地结合在一起。

何天祥是幸运的，他受到先祖得天独厚的关照，尽享巴山蜀水朝露夜雨的濡养，直至抚育了何氏骨科的第六代传人。何氏骨科，后继有人，后继有术。他的儿子何浚治得其衣钵心传，青出于蓝，助其整理了《何天祥骨科精粹》，将凝聚何氏六代人的心血，化作缕缕金线，植入“何氏骨科流派”的根脉。中国传统医药的魅力，于此可见一斑。

* 本文发表于《中国中医药报》2019 年 6 月 28 日。

《刘敏如医学论文集》序

这是国医大师刘敏如的医学论文集。刘敏如先生说“这本书稿是我的学生们零乱收集到的。从 1963 年到现在，时间拉得很长，内容过于杂乱，眉目不清，形式不定，深浅不齐。但感到（内容）并不雷同。如果编辑加工，或可成书”。这当然是作者的自谦之词，这些经历时代淘洗的文章，乃作者学术思想的结晶，其特点是素面朝天，不失其真，具有真正的文献价值，值得出版传世。指出这一点并非多余，因为刘敏如先生对当代学术界弄虚作假、抄袭论文、剽窃他人成果、自我夸张宣传的思想作风和文风，深恶痛绝，屡加鞭挞，她的批评，是切中时弊的。

刘敏如先生的学术成就，主要在中医妇科学方面。其学术主干，集中体现在近年编写的“刘敏如中医女科系列丛书”以及她主编或参编的高等院校中医妇科教材当中。这一本文集，可称她的学术之树的青枝绿叶，两者合在一起，呈现出现代中医妇科学的茵茵绿洲。

刘敏如先生从成都中医学院毕业以后，留校任教，同时从事医疗和科学研究。1992 年至 1999 年，她在不脱离教学任务的情况下，又担任四川省中医药管理局局长，在行政工作上颇多建树。因此，她的学问，包括临床、教育、科研、管理诸多方面。

刘敏如为人正直，为学正道，为事正派；一贯重视人品、医品、文品。她庄重的时候端庄如宾，严厉的时候铁面无私，关爱的时候亲如慈母，活泼的时候翩若惊鸿。在大学年代，她的信念很简单，“既然来学，就一定要学好”。同时又很坦诚，很任性，“有时候很调皮捣蛋”。这是一种性格，一种不受羁绊的智慧之光。当教授，她不是照本宣科的老师；做临床，她总有出奇制胜的疗效；搞科研，她多有脱离窠臼的创新；干行政，她常有直言不讳的谏言。她工作认真，办事干练，掌握原则，一丝不苟。她思维敏捷，中西汇通，尊重文献不泥古，融会新知不离宗。她活泼潇洒，兴趣广泛，紧跟时尚，我行我素。绘画，钢琴，象棋，猎涉成趣。白大褂，便服，时装，交相辉映。

在几十位严肃老成的男性国医大师当中，她无疑是万绿丛中一点红。

20世纪90年代，刘敏如担任四川省中医药管理局领导工作，对四川省中医药事业的建设，投入了大量精力和时间。制定规划计划，争取政府和社会的资金投入，引导中医药机构发扬优势突出特色，保护中医药的学术地位和合法权益，全心全意，殚精竭虑。没有少操心，没有少跑腿，没有少得罪领导。可能也正是这样的岗位和历练，使她进一步扩大了胸襟，增强了大局全局意识，提高了组织领导能力，磨炼了对付困难的韧性和意志，使她更加能干，也更加成熟。

古人说，做医生的，胆欲大而心欲细，智欲圆而行欲方。刘敏如年轻时，为一个九十高龄、常年咳痰的老妇人看病。老迈久病，求医必多，常规不应，找到刘敏如。刘敏如给她开了一张方子，并征求师兄郭子光的意见。郭子光看后，吃惊地说："老师都要慎重开的方，你敢开！"刘敏如听了师兄的话，立即回到病人家里复诊一遍，据说在病家正要煎煮的药罐里，又加了一味佐药。这是真实的故事，但我暗暗地想，那张连老师都要慎重开的方子，她没有修改，或基本没有修改，这才是真正的刘敏如！郭子光是川中名医，比刘敏如早几年评为国医大师，可惜于2017年仙逝，这一段佳话已深深地留在医史上了。

刘敏如认为，"中医药学是中华民族原创的、结构特别、理论体系独特、医药紧密结合、诊疗手段方便、临床疗效可靠的一门科学，它体现了'以人为本'的科学生命观。这个生命观决定了中医的健康观"。她分析说："长期以来，中医在学术发展的导向上存在两种倾向：一是将中医药固守在经验阶段，保守原始型的或中古型的理论；一是中医现代化虽基本得到共识，但如何现代化的导向未能解决，客观化的研究忽略了中医临床特色，高精尖的应用缺乏针对性的指标，动物实验形式化。"根本的问题是，中医缺乏自信，失去自我，缺乏学术尊严，在西医面前常感自愧弗如。2002年，刘敏如受聘于香港东华三院，在那里开展中医门诊。香港是西医管理体制，有些病人到刘敏如处就诊，时常犹豫犹疑，对中医不信任，也不够尊重。刘敏如直截了当对病人说："我是内地来的中医专家，不是江湖医生，要是不信我，就别找我看了。"她说，中医是全科型、综合性、个性化的医学，只要有自信、有能力，"粉丝"一定会越来越多。后来的事实证明，她的临床疗效得到广大患者的认可，求医的病人也越来越多。

刘敏如认为，中医和西医两种医学，体系迥异，理应各行其道，各展所长。互相尊重，互相学习，取长补短，团结合作，实行“中西医并重”。但当前中医的医教研管理规范不能适应中医药的特点，表面有“中”，实质多“西”。中医药教育体制共性多，专业特色少，医疗临床实际按西医模式建设，中医药科研多数已摒弃了几千年来所依赖的临床。研究中医借鉴手段多，创新手段少。中药新药研究与审批，按西药研究方法折中、修改。所谓指导原则，本质是西药框架，必然形成老鼠点头、洋博士点头、西医点头，影响中医特色的发挥。她对“中医现代化”“量化”“可重复性”“国际接轨”等热点问题，一一做了点评。她说，任何科学都有一个与时俱进现代化问题，不是因为中医“不科学”才要现代化。中医现代化不是中医西化，也不等于中西医结合。中药现代化是要发展符合中医理论的新中药，而非西化中药，也不等于植物药，更不可废医存药。她说，一些人要求中医量化，但生命体是复杂的。中医的“寒包火证”“五心烦热”等根本无法量化，不能量化就不能说它不科学。事实上，宇宙也不能量化，心理也不能量化，亚健康也不能量化。但它们都客观存在，不因不可量化而不去研究。关于指责中医临床无“可重复性”，更是不堪一击。世界上没有两片相同的叶子，男女老少也没有症状完全相同的感冒。中医从来都是个体化诊疗，用相同的方子也得加减化裁。中医不是不注意“可重复性”。中医“治病当守其大法”，这个“大法”，就是“可重复性”。有的人急于让中医和国际“接轨”，似乎不加紧与国际接轨，中医将遭受灭顶之灾似的。实际上，中医和西医是两个完全不同的医学体系，内容、形式、标准、规格都不同，是无法接轨的。以上这些当代中医药发展中的重大问题，刘敏如都做了认真思考，表述了自己的观点。

近半个多世纪来，在盲目的“扬长避短”指导下，中医把许多精华丢了。中医外科丢了（剩下了痔瘘、骨伤和疮疡），中医儿科丢了，中医产科丢了。但刘敏如认为，中医妇科既有丢失，也有发展，问题在于敢不敢承认自己的临床优势和学术突破。1982年，著名中医妇科专家罗元恺首次提出“肾气、天癸、冲任、胞宫构成了生殖轴，是女性生殖功能与调节的核心”。刘敏如非常支持这个理论，认为这是中医妇科的重大创见，丰富了中医生殖理论。她认为，在临床上，传统中医妇科比较局限于胎产经带。如今许多妇科“新病种”的发现，应该看作是学术发展的重大成果。这些“新病种”并非新出现的妇科疾病，大都是本来存在的疾病，文献上或多或少有过记述，但没有赋予确切的概念和明确的定义，没有设立专门的病名。在“尊经重道”传统下，后人不敢僭位突破，回避专设其名。而今天，对比西医不断出现的新病，如果中医没有发展，没有对应研究，其结果要么依旧笼统含糊下去，要么跟随西医的诊治使中医适应西医。今天我们对这些病种用中医理论和实践进行深入系统的专题研究，把“旧病新知”作为新认识的疾病用概念和定义规范地确定下来，是中医疾病学的必然发展。然后按中医的理法方药去处理，自会取得满意的疗效。在前辈和同行的支持下，她将“经断前后诸证”“经水早绝”“盆腔疼痛症”“经胞宫脂膜瘀阻诸症”等中医妇科病名列入《中医妇科学》。“经断前后诸证”就是西医的“更年期综合征”，“经水早绝”相当于西医的“卵巢早衰”。中医早已发现“盆腔疼痛症”，西医在其10年后才出现“慢性盆腔疼痛症”。中医的“胞宫脂膜瘀阻诸症”，西医称“多囊卵巢综合征”。随着自然界及社会的变化而发生疾病谱的变化，现代中医妇科基于对人体生命和疾病的深刻认识，提出了若干新的中医病名，是完全符合学术发展规律的。刘敏如的这个思路和观点，使人豁然开朗，信心骤增。

刘敏如说：“有塔基，才有塔尖。有通功，才会有专攻。”她说，“教师任教的一生也就是备课的一生。”她在教学中提倡“双线教学”，既要学专业本科，还要学相关课程；既要具有医学专门知识技能，又对当时社会知识结构主体的文史哲学科具有一定的造诣。她因材施教，有教无类，招收研究生和带教中医学徒，不仅有妇科本科的，也有学其他学科的。她认为知识的杂交和融合，是擦出创新火花的契机。她给一些学者或资历比她浅的晚辈的著作写序，总是认认真真、反反复复地通读全书，斟酌字句，仔细品评。她说：“和年轻人在一张信纸和一篇序言中谈天南地北，似乎有些离题和玄乎，我却认为这样的交流十分默契，十分需要，十分受益，好似又回到了阳光的青年时代。”她从事妇科工作60余年，桃李满天下，其中以女性居多。不少学生，现在已经是教授、研究员、主任医师了。学生的学生，遍于神州大地。开一次妇科学术会议，会场上笑语叽喳，鲜艳一片，生生之气，满堂华彩。有的学生，不仅继承了她的学问，还继承了她的能力，似乎还继承了她的脾气。这个时候，刘敏如或端庄如仪，或时尚流溢。她谆谆而教，娓娓而道，侃侃而谈，莞尔而笑！不亦悦乎！不亦乐乎！

这一切，都记载在《刘敏如医学论文集》中。

有一种古老的树种银杏，最早出现于3.45亿年前的石炭纪时期，曾广泛分布于北半球的欧、亚、美洲。在第4纪冰川的摧残下，于白垩纪晚期开始衰退。至50万年前，欧洲、美洲全境和亚洲绝大部分地区的银杏遭遇灭绝，只有中国南方一小部分冰川未达地区的银杏保存了下来，被称为裸子植物的

“活化石”。1982 年，我写了一首“银杏”的小诗：

大树迎风不摇身，
枝条翘楚覆浓云。
叶动小扇絮絮语，
冰川过后独见君。

5 年前，我把这首小诗用毛笔书写赠刘敏如先生。她说她很喜欢。

当本书付梓之际，写了以上这些话，勉为之序。

（2019 年 1 月 1 日）

唯有巨石巍然在

——纪念米伯让先生诞辰100周年

我有幸结识米伯让先生是在20世纪80年代，最早大概是1982年。当时，米伯让先生是陕西省中医药研究所所长、全国著名中医，我则是青海省卫生厅中医处的一名干部。卫生部中医司召开全国性专业会议的时候，我们经常在西北大组见面，一起参加讨论。有一次中医司在西安召开中医急症会议，我们在招待所里住同一间客房，有了近距离接触的机会。那时候，我见到的米伯让先生，身子消瘦但苍劲如松，面容清癯但精神矍铄，视力极差但阅读认真。过度的苦读和劳累，岁月的年轮记载了他对生命的透支。他给我谈了许多民国时期中医界的旧事和当代的中医状况，他对近代中医史的洞察烛见，对中医学术及存在问题的精辟分析，对黄竹斋老师溢于言表的尊重和敬爱，用一口纯朴的陕西口音，侃侃而谈，滔滔而论，有一种毋容他人置疑的说服力，同时也反映出他的耿直性格和浩然正气，令我深深折服。他向我详细回忆了1929年民国政府召开第一届全国卫生会议提出“废止旧医以扫除医事卫生之障碍”案，陕西中医界公推黄竹斋先生为代表赴南京请愿。黄先生慨然应命，向国民政府慷慨陈词，据理力争。他介绍黄竹斋先生编著《伤寒杂病论集注》、考证医圣张仲景墓碑、奔赴河南南阳拜谒张仲景祠墓等充满激情的场景；特别讲到抗日战争爆发以后，黄竹斋向国民政府上书，指出“国家处于危急存亡之秋，正是中医为国效命之日”，并要求落实中医界能做的种种救国措施。但“登临意，无人会”。气愤之余，黄竹斋与米伯让隐居长安少陵原双竹村，住在他们自己修筑的土窑洞里，专事行医和写作，过着极其清贫的生活。表面上恬淡平静，心底里满腔悲愤。长期以来，我一直认为，要是创作一部反映近代中医的电影剧本，黄竹斋、米伯让的经历是最动人的中医故事，黄竹斋、米伯让二人是最佳的人物原型。

1986年我调到北京工作。我们各自都很忙，见面的机会少了。1986年12月7日，我们一起在成都参加全国中医学会理事会会议，他送给我两本书。

一本是黄竹斋撰述的《孙思邈传》，一本是他自己撰的《黄竹斋先生传略》。

多年来与米伯让先生的交往经历，至今历历在目，难以忘怀。米伯让和他的老师黄竹斋，是近代中医史上杰出的代表人物。他们的生平事迹，是一部近代中医史的缩影。他们的人格医品，尽显关中人士笃实仁义之风，是中医行业的脊梁和灵魂。近代中医界有众多医林人物，或妙手回春，或著作等身，或疏财济贫，但以历练之苦难、公义之侠行而言，当推陕西黄、米二人，许多人难以企及，且恨未见来者。几十年来，中医药事业艰难复苏，踽踽前行，我总是想起老一辈人呕心沥血、砥砺奋发的背影。

今天纪念米伯让先生诞辰100周年，我们应该学习他的奋斗精神和大家风范，为继承发扬中医药事业，不计劳苦，不避艰难，兢兢业业，奉献一生。

今天纪念米伯让先生诞辰100周年，我们应该学习他尊师重道、求真务实的治学态度。米伯让先生说："今日国医著作，汗牛充栋，或则投机取巧而妄议革新，或则一知半解而牵强附会，学无根据而侈谈科学，卒为科学之门外汉者比比也。"（《黄竹斋先生传略》）面对今日学术界之道德失范，米伯让先生的话，无异于警世通言。

今天纪念米伯让先生诞辰100周年，我们应该学习他融会新知、与时俱进的创新精神。米伯让先生及乃师黄竹斋都是"道通天地术通神"的博学者，尤其在《伤寒论》的应用和研究方面，独树一帜。米伯让先生年轻时候，就关心自然科学。50年代以后，对钩端螺旋体病、流行性出血热和克山病等的诊治，颇有心得。但从不离开中医基础理论，而总是在中医中寻找出路，形成自己新的见解和新的思路，指出"墨守成规非圣意，更望医理求精深"，这是他对后人最好的遗嘱。

米伯让先生在登泰山时，曾作《赞泰山》一首，其中有两句是："唯有巨石巍然在，气势磅礴众山尊。"在天人相应的中医大境之内，米伯让就是一块巍然巨石，受万众敬仰。

（2019年4月5日）

论章朱学派

章朱学派是章次公、朱良春及其门人创建和传承的一个现代中医流派。这个学派具有以人为本、以仁为心的医学理念，渊源深长、特征鲜明的学术思想，包容大度、开放奋进的医风学风，同时反映了章朱之间笃厚的师生情谊。这种情谊充满了敬爱仁和、侠肝义胆和古道热肠，为朋友所赞赏，为后人所钦羡。

陆广莘先生在2000年写的《章次公先生小传》中说，章次公先生“善用虫类药以治久病入络，奏通络追拔之功，其传人姜春华、朱良春师兄更有发挥”。陆广莘是朱良春的好友，也是章次公的门人。这个评论掀开了章朱学派帘幕的一角，孟庆云先生2014年刊载于《中医杂志》的《皇古融新，卓然自立》一文，对章朱学派的内涵及形成做了精辟论述。孟老学贯古今，文思沛然，点评医史，臧否人物，时有高论。弟子朱步先“寻本开新”之评，准确细腻，为乃师生前首肯。

章次公是20世纪我国著名的中医临床家和中医教育家，1927年春与同学王一仁、严苍山、秦伯未等创立中国医学院，担任药物学教授。1929年与陆渊雷、徐衡之两先生创办上海国医学院，培养了一批中医人才。1955年冬应召赴京，任卫生部顾问。他洒脱自然，质朴耿直，昌言无忌。适逢多事之秋，身遭不测之虞，于1959年去世，享年56岁。一代宗师，盛年早逝，身后寂寞，年轻人很少知道他了。当年次公先生受冷遇之时，朱良春不期而至，给老师无限温暖。次公先生逝世20周年之际，朱良春和章氏门人弟子在上海玉佛寺举行追思会，整理了次公先生医案。次公先生逝世40周年时候，《章次公医术经验集》梓行。2013年，次公先生诞辰110周年时，该书的增补本问世。章次公、朱良春学术思想的共同性，道尊身随的连续性，师生情谊的恒久性，是章朱学派的内在联系。

章朱学派的特点，简而言之，有三：

一曰平民医生，草根情结。

二曰发皇古义，融会新知。

三曰屡用达药，敢克重症。

章次公和朱良春是真正治病的医生，一般病症必须三剂见效。他们同情病人，多诊识脉，扶危济困；他们胆大心细，用药泼辣，屡起沉疴。他们身后有一批仰望高山的攀登者。桃李无言，下自成蹊，使学术流派水到渠成。

章太炎说章次公“胆识过人”，后人也普遍认为朱良春有“过人胆识”。用人有胆识，立论有胆识，临证有胆识，办事有胆识。用虫类药治痹症，当初也需要胆识，终于在中医学术上取得具有创新意义的突破性成就，成为该学术流派的标志之一。

章次公和朱良春都是镇江人，后朱家徙居南通。镇江南通，一江穿越，稻麦相望，乃江东才秀之地。章朱流派不是一般的知识技艺，不是一般的特色专科，不是一般的同人结伴。章朱学派是有灵魂、有学识、有风范的医林重镇。我们要全面总结章朱学派的学术思想和临床经验，并传承发展，迎接中医学辉煌的未来。

* 本文是作者在 2019 年 10 月 12 日上海举办的“章朱学派学术思想及临床经验传承研讨班”上的讲话，发表时略有增改。

第二部分

论陆广莘医学思想

论陆广莘医学思想

陆广莘医学思想是中医学之道的重要组成部分，是认识和发展中医的一把钥匙。其理论核心是，中医养生治病是医生利用药物或其他方法调动人体自身内在的抗病康复能力，达到恢复健康或增进健康的目的。

一、陆广莘医学思想的主要论点

（一）人类是高级生命体

在几百万年的进化过程中，人类形成“七自一包”的生存能力和防卫功能，即“自选择、自清除、自组织、自演化、自稳态、自适应、自调节”和“整体边界屏障功能”即“形者生之舍”的内外一体天人相应论。这是超乎物质层次的高级生命体所特有的形而内的生活能力、生存能力、适应能力和反应能力，这就是陆广莘的“七自一包”论。陆广莘说：“总之，有机生命体是一个主体性开放流通、自组演化调节的目标动力系统。”（见《国医大师陆广莘》一书，中国医药科技出版社 2011 年版，第 77 页。以下引语均见此书，仅注页数）

（二）医学是生生之道

《汉书·艺文志》曰：“方技者，皆生生之具。”陆广莘说：“用现代语言表述，就是医药实际上是为了人类生命活动的生存、健康、发展以及进化服务的方法、技术、工具”“辨证论治的生生之道旨在发现和发展人的生生之气的自我痊愈能力和自我健康能力。”（第 43 页）也就是扁鹊所说的“越人非能生死人也，此自当生者，越人能使之起耳”。因此，医生首先要认识人体生命自身具有的抗病能力和康复能力，把疾病表现的“证”视为患者的抗病反应，“努力发掘”机体内在的一切抗病积极因素，寻找恢复健康的钥匙，并把这些积极因素“加以提高”。在这整个治疗过程中，主角永远是病人，医生依靠的对象永远是病人本身。“针药治其外，神气应乎中”。一切治疗康复措施必须，而且唯有通过患者自身的正气才能奏效。正如陆渊雷先生所言，“用药治病，非药力能治病，助正气以敌病也”。而如果患者的机体对治疗已经没有应答，那么把他全身泡在药缸里也无济于事。这个治病的原理，不仅解释了中医的治病机理，也可以解释西医的治疗过程，都证明了黑格尔的一个哲学观点：“对生命体发生影响的东西，都是由生命体独立地决定、改变和改造着的东西。”陆广莘说：“黄芪不是气，但它补气；熟地不是阴，但它补阴。”他举了一个前人的实验例子，锥虫红在试管里可以消灭锥虫。到了人体内，用试管剂量的六分之一即可奏效，另外的六分之五是哪里来的？是人体自身动员的。医生的任务就是要把这“六分之五”调动起来，所以他又把中医学称为“动员医学”。

（三）疾病医学是一个误区

现代医学是对抗医学，属于疾病医学模式。疾病医学远离了医学的目的，以“努力找病，除恶务尽”为要务，夸大了医生的能力，虚构了药物的直接作用，人为地制造对疾病的恐惧和对医生及药物的依赖，促进了医疗服务的物化和利益化，使医疗费用成为人民群众和各国政府不堪承受的负担，加速了“看病难”“看病贵”和“因病致贫”“因病返贫”现象的发生。陆广莘反复引用恩格尔的一段话，“今天统治着西方医学的疾病模型，是生物医学模型。这种模型已成为文化上的至上命令，即它现在已获得教条的地位。它认为疾病的一切行为现象，必须用物理和化学的原理来解释。这是还原论的办法。它认为任何不能做如此解释的，必须从疾病的范畴中清除出去，这是排外主义的办法。它把敢于向生物医学疾病模型的终极真理提出疑问，并主张建立更为有用的模型的人视为异端。”（第 7 页）对此，中国中医界感同身受。恩格尔对疾病医学的批判，代表了 20 世纪下叶医学的觉醒和回归，是一个引领当代医学发展的先进理念。但尽管如此，陆广莘认为，“他提出生物医学向生物—心理—社会医学模式转变，仍未摆脱疾病医学教条的束缚”（第 31 页）。

（四）“万物并育而不相害”

长期以来，医学面临一个简单而复杂的问题，就是人类如何和细菌和平相处，实现自然界的生态共演。现代医学用微观检测发现了细菌、病毒、立克次体、原虫，视它们为重要的病因之一，采取强力的“消杀灭”措施。殊不知地球上的单细胞生物，在 35 亿年以前就出现了，而人类是在 700 万年到 300 万年之间才出现的。微生物的生命史比人类早几十亿年，要彻底消灭病菌，改变大自然的生态平衡和菌群关系，绝非易事。从 20 世纪 30 年代开始使用磺胺药、青霉素以来，到今天万古霉素的出现，只有不到一百年的时间，但病菌出现了抗药、耐药和多元抗药性；广谱抗生素引起胃肠道的伪膜性肠炎和菌群失调、菌交替症。权威专家认为，“抗生素的时代已经过去了，现在应该是微生态的时代”（第118页）。也就是说，在人类漫长的进化过程中，在几十亿年的生物发展史上，一直是人类和细菌共生共演、物竞天择的历史，人类“赞天地之化育”，与“万物沉浮于生长之门”。只是其中有一百年的时间，人类和细菌发生了一场混战，搞得两败俱伤，结果又回归于微生态的相对平衡。陆广莘作为一个传统中医，又是训练有素的西医科班出身，他是最早主张“天地之大德曰生”“万物并育而不相害”的生态医学的中国医学家。

（五）“医学不能拜倒在科学的脚下”

这是陆广莘在2006年答《科技中国》杂志记者问的一句名言。自“五四”运动提出德先生和赛先生之后，中国社会对德先生争论不停，甚至发生战争。但对赛先生一直奉若神明，“科学”和“不科学”成为“真理”和“非真理”、“正确”和“谬误”的分水岭。在北洋军阀年代和民国时期，中医经常被戴上“不科学”的帽子受到指责、批判乃至取缔、废止、消灭。一些人利用人们对科学的崇拜和误解，常常用现代医学的“框子”和“金规则”来评判、改造、取舍以中医学为代表的传统医学。陆广莘并不反对科学，只是认为“医学不是科学。医者治也，治什么？治理使之有序。治理就是管理，管理不是科学。医学是一种实践，实践不是科学”（第38页）。现代科学是研究物质世界的分科之学，它用研究物理化学的方法简单地移用于人体生命和医学领域，难免妄加断论，不仅出现许多“方枘圆凿”“以物观人”的误区，而且由于“物”和“生”不在同一个层次上，于是“不知比类，足以自乱，不足以自明”（《素问·征四失论篇》），引起了人们对“科学”与“不科学”的重新思考。陆广莘说“科学是重要的，但不能成为中医发展的阻力，不能成为霸权，更不应该霸道。我的观点是，应该使科学医学化，而不是医学科学化”（第38页）。环顾当代中国，谁敢说“医学不是科学”！谁敢说“医学不能拜倒在科学的脚下”！陆广莘敢于直言，是需要一定的学术底气和理论勇气的。因为这样一个敢于冒天下之大不韪的命题，绝不是远离时代的羲皇上人的闭目塞聪，更不是人云亦云阅历不深的愤青之作，而是出于对“物”和“生”的本质理解、鞭辟入里的哲理分析和临床疗效的有力支撑。从这里可以看到，陆广莘站在哲学和医学的制高点上。

（六）建立健康医学模式

近代西方医学已经发展成为一门“以研究疾病及其对病因、病理、病位的认识，来决定其防治行为和效果评价的医学”“它的疗效观察注重于对于消除病因、纠正病理、清除病灶，需要采取大样本的随机分组和对照以及双盲等手段，旨在去发现某一药物方法的直接对抗和补充的疗效。这种消极疾病观及其对抗疗法的发展，主要来源于不断向微观层次进军的实验研究观察所得的线性因果关系。然而，据此而应用于临床实践，在短短几十年间，却发现它经不住在完整人体上实践的检验和时间的考验，纷纷出现与治疗追求目标相反的反目的性治疗效果”（第 79 页）。对此，国际医学界早有觉察。1993 年，《医学的目的国际研究计划》提出：“当代世界性的医疗危机，根本上是由于主要针对疾病的技术统治医学的长期结果。”1996 年，世界卫生组织在《迎接 21 世纪的挑战》的报告中也指出：“21 世纪的医学，不应该继续以疾病为主要研究领域，应该把人类的健康作为医学的主要研究方向。”从而为世界医学的改革和发展指明了方向。如果我们查阅一下资料，早在 20 世纪 90 年代，陆广莘就提出“以人为本”“以病人为本”和“以正气为本”的“三本”概念，指明“医学现代化的发展取向将是：从化学层次寻求物质基础的医学观，前进上升到生命层次寻求自组演化目标调节的医学观。从生物医学前进上升为人类医学。从疾病医学前进上升为健康医学。从对抗医学前进上升为生态医学”（第 70 页）。

毫无疑问，陆广莘是近代医学模式改革的倡导者和先行者之一。这样的医学家出现在中国，出现在中国中医科学院，难道不值得我们骄傲吗？陆广莘说，“医改到现在医还没有改，就是医学的诊疗思想、发展模式和价值观念还没有改”（第 48 页），这难道不值得我们认真思考吗？

二、陆广莘医学思想的时代意义

1999 年第二届世界科技大会提出，“21 世纪科学的任务，应站在全人类如何更好地生存发展的高度，去观察问题和思考问题”（第 78 页）。陆广莘与一般临床医生的不同之点在于，他经常用世界的眼光看待人类，用宏观的视野研究医学。陆广莘以中国优秀传统文化为背景，以世界医学发展为借鉴，以重铸中华医魂为己任，“遵循辨证论治的生生之道，发现和发展人的生生之气”，争取为中国人民和世界人民的健康做出贡献。陆广莘医学思想适应世界医学发展的潮流，给力未来医学的繁荣和进步，他的健康医学和生态医学的理念为当代社会提供了最佳选择。当前，中国的医改正处在攻坚阶段。随着医改的深入，必将触及医学模式的转变，疾病医学模式迟早将转变为健康医学模式。与此同时，中医学也面临重大的历史转折。长期以来，中医拜倒在物质科学的脚下，为了表白和证明自己的“科学性”，尽力挤进现代科学的殿堂，任凭他者“研究中医”“解读中医”“评判中医”而丢掉了卓然自立的学术地位，陆广莘说，“这个百年的教训就是中医自己的自我从属”（第5页）。

为了改变这种从属地位，中国中医界奋斗了半个多世纪。2009年4月，国务院发表了《关于扶持和促进中医药事业发展的若干意见》，明确提出要“遵循中医药发展规律，保持和发扬中医药特色优势，推动继承与创新，丰富和发展中医药理论与实践，促进中医中药协调发展，为提高全民健康水平服务”，文件特别强调“加强中医药行业统一规划，按照中医药自身特点和规律管理中医药”。无论从国际形势还是从中国国情来说，中医药正面临按照自身规律自主发展的战略机遇期。陆广莘医学思想萌发有自，积蕴既久，今日得到医学界和哲学社会科学界的广泛共识，正是中医面临转折与发展的战略机遇期的积极反映和明确信号。

三、陆广莘医学思想的启示

对生物医学和疾病医学模式的反思和检讨，国际社会进行了长期的努力，例如：

——20世纪60年代初美国女科学家蕾切尔·卡逊出版了《寂静的春天》，揭示了农药和化肥带来的副作用。

——1976年，世界卫生组织将传统医学事业列入工作计划。

——1977年，恩格尔对“统治着西方医学的疾病模型”提出了严厉批评。

——1993年，《医学的目的国际研究计划》指出：“当代世界性的医疗危机根本上是由于主要针对疾病的技术统治医学的长期结果。”

——1996年，世界卫生组织在《迎接21世纪的挑战》的报告中提出：“21世纪的医学不应该继续以疾病为主要研究领域，应该把人类的健康作为医学的主要研究方向。”

按理说，根据世界卫生组织的报告，世界各国的卫生部门应该“聆听如仪”，世界各国的医生应该“从善如流”。但情况并非如此简单，多少年来，对疾病医学的留恋热情不减，健康医学的建设步履维艰。究其原因，不外有三：一是学术观点的分歧，二是疾病医学模式的稳定性和惯性，三是现代医药背后的利益集团的强力阻挠。这是世界医改面临的难题，也是中国医改无法回避的矛盾。陆广莘医学思想给我们的启示是：

（一）中国特色社会主义医药卫生事业的建设应该以健康医学为目标，我们可以从他人的经验和教训中汲取营养，少走弯路。

（二）中国医改从体制改革延伸到疾病医学模式的改革，与其他国家相比，我们具有历史的、先天的优越条件，陆广莘的医学思想深得人心便是证明。

（三）从疾病医学发展到健康医学，医学模式的改变应该从中医开始，因为中医的理念、理论和行为方式更接近于健康医学。

（四）医学模式的改革不是破旧立新，而是“和而不同，超越包容，更上一层楼”，这是中国传统文化的气度，也是陆广莘的一贯主张。

（五）改革医学模式，引领中医走自主发展之路，寄希望于体制改革，也寄希望于能够挽狂澜于既倒的领军人物。中国要有自己的伟大医学家，一种能够改变“积重难返”、推动医学回归原旨的伟大医学家，他是中国优秀传统文化的精英，又是时代精神的杰出代表。

（2011 年 12 月 21 日）

《李海玉博士论文》序

这几天，我读了李海玉博士后的研究工作论文《陆广莘学术思想研究——养生保健治病必求于本：创生性实践的健康医学研究》，很有收获，也很受启发。我首先感到她对陆广莘老师的学术思想的研究和领会相当全面且深刻，对陆老学术思想的整理和总结，既切合实际，准确表述，又具有恰当的高度和深度。陆老的医学思想散在于他的论文集中（约100余篇论文），更蕴藏在他的临床医案中，经过整理变得更加完整、更加系统、更加分明。

我过去在中国民族医药学会工作时，办公室设在中国中医科学院大白楼五楼。从2004年起，陆老每周一上午门诊之余，经常到大白楼来聚谈。不吃午饭，没有寒暄，没有开场白，陆老开口就说："司马迁讲，究天人之际，通古今之变，成一家之言。中医学是究天人之际，通健病之变，循生生之道，谋生生之效。"或者说，"昨天开了个会，我讲医学整合的境界、胸怀和志气。"我马上拿出笔记本记录。从2004年7月至2010年11月，总共记录了86次，平均一个月一次。2011年我彻底退休以后，不上班了，就很少聆听教诲了，但仍有多次陪同陆老出诊帮他抄方的机会。陆老的医学思想、学术观点、临床状态、常用汤头，基本上耳熟能详。因此我敢于说，海玉的出师报告是一份认认真真跟师学习、老老实实取得真经的满分答卷。她捧着手中的金钵，盛满了导师的智慧之泉，我低下头喝了一口，感到纯正而清冽，没有加时髦的调料，看不见吹捧的泡沫，和陆老平时递给我的甘露之饮是一个味道。我为此感到欣慰和可畏。

海玉的研究报告分三个部分，第一部分是导师畅谈，第二部分是导师医论，第三部分是导师传记。在访谈中，陆老提出生态医学，主张生态共演，"万物并育而不相害"。陆老常说，细菌、病毒，它们生存的历史比人类长多了，是消灭不了的。海玉问，世界卫生组织宣布，地球上已经消灭了天花，这怎么讲呢？陆老常说，世间万物，莫不为利，莫不为害。海玉问，如果这些东西过了量，对人体是不是可以称之为"邪"了呢？陆老常说，上工治未病。海玉问，“未病”为什么还要治呢？这些问题不仅问得有理，甚至有些追迫和刁钻。陆老则回答得从容而明确，反映了师生之间切磋学术的深入程度与和谐气氛。

导师医论部分，是陆广莘学术思想的重点，包括了中医学的哲学基础、医学目的、医学方法、医学对象和医学发展五个题目。研究报告对此梳理、归纳得也比较好，每节的概念、内涵、要点均表述得十分清晰，有条不紊。导师传记不落俗套，突出导师的学术道路、治学特点和人格魅力，予后人诸多启迪。

总之，陆老的学术思想反映了他是一个立意高远的中医理论家和哲学家，是一个发皇古义、览观杂学、融会新知的饱学之士，是一个站在学科前沿、始终面对患者的一代名医。据我粗略统计，在新版《中医学之道》一书中，陆老引用中医古籍 65 种，国外典籍 6 种，提到的中国学者 49 人，国外学者（多半是现代医学家）39 人。在当代中国医学界，如此学贯古今、汇通中西的医生已是凤毛麟角。海玉的报告基本上属于对陆老学术思想和医学经验的传承，但继承的目的是为了发展。我建议海玉博士后出站以后，继续做好陆广莘学术思想的研究工作。例如：

一、做好中医基础理论研究的顶层设计，回答陆老提出的“医学为何，中医何为”的问题，陆老提出“医学不能拜倒在科学的脚下”。他并不是否定科学，而是认为生命科学高于物质科学，主张在社会科学与自然科学之间，构建一门高层次的综合科学，叫人类生命科学，让哲学社会科学和包括天地生数理化在内的自然科学为生命科学服务。中医学和其他传统医学可以为此做出贡献。

二、提倡把医学放在宇宙演化、人类进化的大历史中加以研究。宇宙从大爆炸开始算起，经历了“无生命的宇宙”“有生命的自然”“早期人类的历史”“全新世”，直至当代。这是人类进化的大背景，是人类史的宏大叙事。人类永远处于进化阶段，人类的健康问题是进化过程中存在的问题。德国哲学家杜勒鲁奇曾经说过：“从起源中理解事物，就是从本质上理解事物。”人类的生存应该是生态共演的历史，医学的抗菌时代必将结束，陆广莘提出的生态医学和健康医学正在登上历史舞台。宋代诗人林和靖有一句诗：“秋景有时飞独鸟。”当有人称陆广莘是“少数派”的时候，我总想续上一句：“朝阳无事起狂澜。”我们应该有这样的境界、胸怀和志气。

三、把医疗改革引向医学模式的改革。当代医改着眼于医疗体制的改革，政府主导，广覆盖，强基层，改革公立医院，都属于体制性改革。这是非常必要的，也是首先要解决的。但要全面建立健康医学，从疾病医学转向健康医学，从根本上解决看病难、看病贵的问题，克服大处方、大检测、过度医疗、过度保健等弊端，还得改革原有的医学模式，以降低医疗的功能膨胀，减少药品的无谓浪费，彻底改变重治轻防思想，积极树立大医精诚观念，从根本上改善医患关系。陆老说“医改医改，医还没改”，从中国的传统医学中，我们可以找到打开医改难题的钥匙。现在有人提出，一些发达国家的医疗服务支出占国内生产总值比重达到10%，其中美国达到16%；一些发展中国家这一比重也达到6%～8%，而我国目前的比重尚不到5%。希望政府对医疗服务有更多的投入，这是很必要的。但重点不在药而在医，不在治而在防，不在物而在人。现在我们把很多精力放在扩大药品生产、平抑虚高药价上，而很少放在正确评估药品对健康的贡献率上。预防工作与医疗相比，被重视程度远远不够。《汉书·霍光传》里有一个“曲突徙薪”的故事。一个客人见主人家的烟筒安得太直，周围又堆满了柴火，建议将烟筒拐弯，把柴火搬开。主人不听，后来果然发生火灾。邻居都来救火，有的被烧得焦头烂额。主人为表示感谢，热情地酬谢了救火的人。席间，焦头烂额坐上宾，曲突徙薪无人问。今天，我们仍然存在这种情况。我们的医生，就是那些焦头烂额的座上客。尽管在感谢会的餐桌上，出了好多节省酒水、如何打折、如何打包的好主意，但终究抵不上一个曲突徙薪、预防火灾的好建议。所以我很同意海玉的研究报告，不是单纯地讲陆广莘诊疗思想，而是研究陆广莘养生、保健、治病（三者）必求于本的创生性实践的健康医学。

（2012年3月31日）

* 本序原是作者在李海玉博士后研究工作论文《陆广莘学术思想研究——养生保健必求于本：创生性实践的健康医学研究》审评会上的发言。

《章次公博采众方医案补注》简介

王羲明是20世纪50年代我们在北京医学院（“中学西”班）学习期间的同学，1957年毕业以后又一起分配在北京中央人民医院工作多年。今年八十有四，比我小三岁。他将章次公先生的部分医案，编集成书，命我作序，于情于理，我都无法推辞，于是欣然从命，并表尊师重道之意。

1928年，章次公和陆渊雷、徐衡之创办上海国医学院，以“发皇古义，融会新知”为校训，培养了一大批中医人才，王羲明早年跟随次公先生抄方学习。1955年，次公先生奉调北京任卫生部顾问，1959年去世。在北京的三年多时间里，给我们提供了继续跟师学习、切磋学问的大好机会。在这本书里，王羲明收集了次公先生的医案1256例，保存至今，是非常不容易的。他将这些医案分门别类，分编成5篇27门（章），并结合自己几十年的临床经验，重点注释，讲解点评，弘扬了先师的真知灼见，融入了个人的心得体会，继承传统，以惠后学，做了一件极有意义的事情。

次公先生所处的年代，是中医受到取缔、挤压和严重挑战的时代。广大中医界人士心情郁闷，寻求出路，奋力拼搏。沪上多海派，次公先生适应形势，汇通中西，“不相菲薄不为师”，甚至“双重诊断，一种治疗”，做到“心知其意而不为所囿”。特别是到了晚年，对于中医学术的发展，提出“欲求融合，必先求我之卓然自立”。今天我们重温他的医案，更体会到他的这种独立自主的学术精神、辨证论治的诊疗思想、融会新知的宽阔胸怀。这一点，在今天更有其现实意义，更值得我们深刻领会，认真学习。

（2013年7月25日）

*陆广莘口述，诸国本整理，因未及收入陆广莘论医集《中医学之通》，故收录于此。

在中西汇通中卓然自立

——国医大师陆广莘医学思想的形成

自2001年陆广莘论医集《中医学之道》问世以来，2012年《国医大师陆广莘》一书出版，汇集了陆老新世纪以来的近作30篇，加上其博士后学生李海玉的出师论文《陆广莘学术思想研究——养生保健治病必求于本：创生性实践的健康医学研究》和《中华中医昆仑·陆广莘》的出版发行，陆广莘医学思想的全貌已经呈现在国人面前。我们把陆广莘的学术经历和中医学的坎坷命运联系起来考察，知人论世，陆广莘医学思想不仅是他个人60余年学术生涯培育出来的丰硕之果，而且是近代中西文化交流激荡的历史舞台上令人目不暇接的满山红叶。陆广莘医学思想的核心是以人为本、以生为本的生生之道。它是当代中医自信自强、卓然自立的标志，是中国中医人流连忘返的学术大厦。它涉及哲学、社会科学、生物学、环境生态科学、传统医学、现代医学、人体生命科学的方方面面，是陆广莘在中西两种医学的刻苦学习、临证实践和比较研究中艰难前行踩出来的茶马古道。从“发皇古义”到“融会新知”，从“览观杂学”到“历多达妙”，从“豁然开朗”到“众采纷呈”，这是物质与生命的风云际会，更是医学与健康的犀光独照。下面我想对陆广莘医学思想的形成，做一个初步的探讨。

一、陆广莘医学思想的核心

陆广莘认为，人是宇宙演变过程中出现的生命之链的一环。从单细胞生物到多细胞生物到人类，是一个生态共演的漫长过程。人类仍然处在继续进化当中，只是人生苦短，我们难以察觉而已。陆广莘说：“人的生命过程的、以物质的依赖性为基础的、神气应乎中的、主体性开放出入、自组演化网络整合、稳定适应性目标信息调节的自我独立性问题，是‘天地之大德曰生’的中华传统文明的文化核心价值，是我国医学创新的源泉，是现代科技革命的前沿，是养生保健治病创生性实践必求的本，是医学的研究对象和目标对象，是医药的依靠对象和发展对象，是医生的服务对象和学习对象。”这段话反映了陆老的行文风格，富有哲理性和逻辑性，但显得有些深奥艰涩。但读过《中医学之道》的人，应该不会感到陌生，这段话就是陆广莘医学思想的核心。

医学是人类与生俱来的需求。人类最初的医学是头痛医头、脚痛医脚的原始疾病医学，后来，在多神崇拜的原始宗教中，把疾病缠身的原因推之为天神的惩罚和鬼愆的作祟，这是传统医学医巫不分的童年。随着人类文明的进步，有了医学经验的积累，有了药物性能的认识，有了医生职业的分化，有了趋利避害的常识，有了养生防病的概念，有了医学典籍的编著，医药逐渐从草根文化进入学术殿堂。《汉书·艺文志》云：“方技者，皆生生之具。”中医学把医学视为生生之道。陆广莘解释道：“中医药的任务，是寻找健康的钥匙，是为人类生命活动的生存、健康、发展、进化服务的方法、技术和工具。”（《国医大师陆广莘》（以下简称《大师》），中国医药科技出版社，2011年版，第53页）

二、陆广莘医学思想的形成

陆广莘医学思想不是凭空产生的，我们可以从他所处的时代背景和他的个人经历中、从中医学的学术发展和近代遭受的磨难挫折中理清它的来龙去脉。

（一）家庭熏陶，初出茅庐

1927年1月，陆广莘出生于江苏省松江县颛桥镇，现属于上海市闵行地区。陆广莘的祖父在颛桥镇开一片杂货店。祖父去世后，陆广莘的母亲主持了陆家门庭，经营店业，侍奉婆母，扶养两个弟弟。母亲经常说“做人要做长流水”“朋友多一个好一个，冤家少一个好一个”，陆广莘一直铭记在心。

陆广莘5岁上小学，1939年入上海中学，1942年考入本校高中工科机械专业。当时正是抗日战争时期，1945年初的一天，学生宿舍里发现了炸药，学校被日本宪兵包围，陆广莘被迫辍学回家。他在机械专业足足学了两年半时间，获得了物理、机械方面的基础知识。陆广莘说“中医学是人的生生之气的作为主体性开放流通自组演化调节的目标动力系统，是主体性开放的功能目标动力学”，还说“医学是对生命健康的创生性实践。把医生的主观能动性加入进去，产生楔入效应。调动周围的环境因素，产生加和效应。总之，使得实践的终点大于始点，得出溢出效应。医生的实践过程，就是努力使终点大于起点”（《大师》第 40 页）。谈医学用物理学语言，与他在机械专业两年半学习有很大关系。

陆广莘离开了“高中工科”，家里希望他学中医，于是托人找到了当地颇有名气的中医马书绅，拜他为师。这位老中医挂牌“咽喉内外科”，每隔 10 天，请上海来的医生轮流坐诊。陆广莘当时是一个小学徒，夏天天气热，要给老师们扇扇子，拧毛巾擦汗，做许多杂务。

陆广莘之所以学中医，还受一点家庭的影响。他的祖父懂一点医，在镇上经常做一些施药的好事。比如春天，农民挑来青梅叫卖。祖父就买下一担，把青梅煮烂，去核，放入姜丝、红糖、紫苏。邻里的产妇或什么病人下痢，便常来索取，吃了见效。夏天，家里收一种名叫“花红”的小苹果似的果子，泡在白酒里，有人患痢疾，吃几颗，也有效。冬天，下了大雪。陆家的后院有一片空地，铺了厚厚的一层白雪，去掉上面一层，不用下面一层，只取中间一层，放在缸里。村里有人发高烧，常来索取储存的雪水饮用。还有一种尿泡石膏（李时珍《本草纲目》称“秋石”）。把石膏泡在尿液里，几天以后取出石膏，研成细粉，调入小膏药内，可敷贴疮疖。这一切，陆广莘都看在眼里，记在心里。直到今天，他总是提到，中医丢了，“礼失而求诸野”。他牢记章太炎先生的教导，“下问铃串，勿贵儒医”，对民间中医寄予厚望。

3 年的学徒生活，陆广莘跟师临证，学习经典，向家乡的老先生学习古文，还进入“陆渊雷医室遥从部”函授学习，为自身中医的理论和临床都打下了良好基础。

学徒生活过了 3 年，1948 年 10 月满师。陆广莘悬壶济世，开始了自己的行医生涯。1950 年，他在上海市松江县颛桥镇组建了颛桥联合诊所，已是一个锋芒初露、小有名气的青年中医。1952 年，联合诊所共有员工 28 人，其中中医 26 人，西医 2 人，上级说国家要成立中医研究院，招考中医，陆广莘脱颖而出，被录取了。

（二）学习西医，汇通中西

1952 年，陆广莘进入北京大学医学院医疗系学习（后来改为北京医学院）。全年级 6 个班，中医出身的学生分在一个班。中学西班共 43 名学生，利用暑期补习数理化。在这个班上，后来毕业了唐由之、陆广莘、施奠邦、费开扬、徐景藩、闫润茗等一批中医大家。

陆广莘在北京大学医学院医疗系学习 5 年，打下了坚实的西医基础。1957 年毕业以后，分配在北大人民医院中医科工作。北大人民医院首创开设中医病房，共设病床 14 张，陆广莘既是住院医师，又是病房主任。北大人民医院是北京乃至全国的高级西医临床基地和教学医院，名医汇集，医疗质量很高，疑难病会诊很多。当时政府号召西医学习中医，有一次班主任老师王叔咸教授到中医诊室来抄方，还带来了眼科主任和刚从美国回来的外科主任。当时有一个肝癌病人两肺转移，由中西医合作治疗。陆广莘用中药治疗了七个月，病人还活着，后来因为生活困难让他出院了。外科主任问陆广莘："这种病人一般只有三个月的寿命。两肺转移以后，只能存活一个月了，现在你治了七个月没死，是用了什么抗癌药？" 陆广莘说："中药没有直接抗癌，不用抗菌药能抗菌，不用抗癌药能抗癌，这就是中医的长处。"

陆广莘在北大人民医院工作了 26 年，医治过无数病人，见到过许多特殊病例，经常参加中西医联合查房和会诊。学西医 5 年，在高水平的西医医院坚持中医临床近 30 年。这个经历、这个功底，为陆广莘所独有。陆广莘在门诊时，诊断上处处以中医为主，西医为助，"心知其意而不为其所囿"。然后开中药治疗，不开西药，并对病人尚在服用的西药做出某些建议。王叔咸老师的岳父俞凤宾，是一个留美归国的高级西医，时任中华医学会副会长。他于 1916 年在《中华医学杂志》上发表《保存旧医之商榷》一文，指出"当前所谓欲废中医者，泰半为浅尝之西医师。此辈徒学西医之皮毛，学识与经验两不足取，骤然曰旧医陈腐，辄须取消之。殊不知必将几千年来丰富之实际经验抹杀之"。陆广莘感到，真正的西医大家，是不排斥中医的，他强调的是中西医团结合作。至于中西医结合，他也不反对，认为结合总比排斥好。但他主张"只有大力发展中医药，才能促进中西医结合"，如果没有好的中医，中医这条腿短，是结合不好的。

（三）发皇古义，融会新知

"发皇古义，融会新知"，是当年中国医学院的办学宗旨，也是他们这一辈中医人牢记不忘的责任。陆老认为，一个中医，首先应对"古义"有所了解，才能进一步张皇发挥。中国医学史应该从伏羲开始，砭石、针灸、刮痧、捏脊、推拿、贴膏药等都反映了皮表与内脏的联系和皮肤的保卫功能。陆广莘说："人的皮肤，是人体最大的器官。皮肤经过不断进化，把人体包装起来。皮肤之内是我，皮肤之外非我，是环境。环境对我是好是坏，必须通过皮肤和黏膜主动地选择和吸取。更重要的是，这个边界屏障，还有排泄功能。我们可以借助于界面物理学、界面化学的一些手段来研究我们的界面医学。界面医学带来一个非常重要的概念。" 他接着说，"中医对整体边界屏障功能的重视，提出了腠理、大表、藩篱等概念，在长期的针灸、推拿实践中发现，作用于体表可影响内脏，作用于局部可影响远隔部位乃至整体。”[《中医学之道》（以下简称《之道》），人民卫生出版社，2001 年版，第 8 页］陆老从伏羲制九针联系到皮肤功能和界面医学，由界面医学反映出人的自我健康能力以及内病外治、上病下治等一系列较深的基础理论，均为发前人所未发，为中医的生理、病理、治则提供了新的认识。

陆广莘对于《黄帝内经》的领会和应用可以说得心应手，灵活自如。他特别注意《黄帝内经》正邪相争和阴阳平衡的论述，认为“正气存内，邪不可干”“精神内守，病安从来”“阴阳自和，病必自愈”“标本相得，邪气乃服”是医学之本，“一切邪犯者，皆神失守位故也”。所谓“扶正祛邪”，扶正和祛邪并不是并行的。正确的理解应该是扶“正祛邪”，医生的功能只是一种助力，扶助人体自身的正气去祛邪，这个提法受到岳中美先生的赞许。

陆广莘认为，中医的问题固然有许多客观原因，关键还是自身。是中医自己缺乏自信和自强，盲目地跟着西医跑，总希望别人承认我是科学。中医研究缺乏自主，缺乏真正的“中医研究”，而任凭他人去“研究中医”。陆广莘说：“近代中医的学术思想危机，中医特色优势的淡化，除了疾病医学及其物质科学化的外在冲击的因素，根本内在的是中医学术队伍的‘不知比类，足以自乱，不足以自明’的结果，于是造成了‘舍其田而芸人之田，其所以求于人者重，而所以己任者轻’。”（《大师》第 54 页）凭着深厚的理论功底和卓然自立的胆气，他提出“医学四本论”，即“以人为本，以病人为本，以正气为本，以神为本”。他说，神就是调节。正如《黄帝内经》所说的“神转不回，回则不转”“上守神，中守气，下守形”，守神第一。《黄帝内经》讲“道生”，其纲领是“提挈天地，把握阴阳，呼吸精气，独立守神，肌肉若一，故能寿敝天地”。他说，对“守神”的内涵，值得我们很好领会。

陆广莘对仲景之学精研有加，体会尤深。他说，《金匮要略》桂枝茯苓丸是妇科专方，对妇科咖啡样下血胎动不安有特效。还说，《伤寒论》第 29 条是中医诊断和治疗休克的经典条文。甘草干姜汤、芍药甘草汤、调胃承气汤、四逆汤，都是治疗休克的名方。可惜大多中医已退出急诊舞台，《伤寒论》第 29 条已很少应用。

陆广莘对元末明初的医学家王履情有独钟。《中医学之道》旧版收《论王履的医学思想及其对明清医学的影响》一文，是陆广莘医学思想的一篇重要文章。

王履（1332—？）字安道，医学家兼画家。他曾学医于义乌朱震亨，明洪武年间任秦府良医正。他的医学著作及诗画作品甚多，但流传下来的主要是《医经溯洄集》一书。《论王履》一文写于 1962 年，为纪念北医母校 50 周年而作。据陆广莘回忆，20 世纪 60 年代初生活十分困难，人民卫生出版社将一些古籍让他点校。1962 年春节，他到上海把母亲接来北京，住在一间十平方米的房间里。大人小孩入睡以后，他就在边上摊开书本点校。中华书局的版本目录专家陈乃乾告诉他，清华大学有《哈佛引得》可查到古籍并提供指引。他立即利用星期天前往查阅，读了王履的《医经溯洄集》，还见到一些介绍王履的零星资料，考据了它的版本，花了整整一年的工夫才把文章写成。像这样一种读书和写作经历，一般临床医生是很难遇到、也很难做到的。

（四）尊师重道，心领神会

陆广莘常说，他有三位老师：陆渊雷、章次公、徐衡之，还说："我受陆渊雷影响最深。"

陆广莘认为近代中医的一大误区就是把中医的"证"从属于西医的"病"，不少中医用很多的精力做"病证对照"，使中医的证尽量符合或套入西医的病，把"辨证和辨病相结合"当作法则创新，把病名之下分若干证型视为辨证论治的一大创举。陆老借用王履的话说，这是"粗工不知求属之道以成之欤""实际上百年来我们中医的传统面貌是被扭曲了"（《大师》第 17 页）。他希望大家"从长期把'证从属于病'的学术误区中解放出来"。陆老认为，《伤寒论》第 16 条说："观其脉证，知犯何逆，随证治之。"有的中医教科书讲到"知犯何逆"以后，不讲"随证治之"，马上引到西医的病因、病理、病位上去了，"证"也改成了症状的"症"。扁鹊说"病应见于大表"。"病应"之"应"，是"阴阳应象"的"应"，是"观其外应，知其内藏"的"应"，是"针药治其外，神气应乎中"的"应"；是西医所说的"反应、适应、应激、应答"的"应"。"证"是机体对疾病的应答，是生命主体抗病的应激反应，除了生命，物质世界是没有应答的。

在 1931 年，陆渊雷就提出"证"的本质问题，认为"证候之成，约有三途：一为正气抗病现象，二为菌毒直接造成，三为其他证候的结果。药治标准，首重抗病现象"。陆渊雷对药治作用也做了正确评价，认为"用药治病，非药力能敌病，助正气以敌病也。良医察病体而知正气之欲恶，从而助之以药力"。陆广莘正气抗病理论的形成，从这里得到很大启发。

1949 年 5 月，陆广莘在上海拜章次公为师。1955 年秋，章次公奉调北京担任卫生部中医顾问。当时陆广莘在北京医学院学习，经常抽时间随章次公临诊。1955 年冬，次公先生用独参汤治林伯渠术后呃逆成功。陆广莘从徐衡之那里听到这个病例，至今仍描绘得有声有色。我曾经根据陆广莘的回忆，写过一篇短文《章次公先生治林伯渠术后呃逆》，记述了这件事情（载于《医林朝暮》第 130 页）。

当时，次公先生看到西医迅速发展、中医艰难前行的局面，面对中西医非“结合”不可的形势，告诫说：“欲求融合，必先我之卓然自立。”这句话已经成为一代中医的座右铭。

陆广莘在北医毕业以后到北大人民医院中医科工作，正逢徐衡之当中医科主任。徐衡之是章太炎的学生，思想开放，学验俱丰。他提出中医科实行中西医“双重诊断，双重治疗，共同观察”的方针，坚守中医理论，对西医的诊治要求做到“心知其意，不为所囿”，现在也成了中医界的一句箴言。

陆渊雷、章次公、徐衡之都是上海国医学院的创办人。陆广莘与三位老师的缘分，特别是和章次公、徐衡之在北京的会面和共事，成为志同、道合、人和的佳话。

（五）览观杂学，历多达妙

陆广莘是一个“圣之时者”。他处于中西汇通的时代，养成了“览观杂学”的读书习惯，终于达到了“历多达妙”的学术境界。

陆广莘的生生之道和正气医学，首先从哲学上找到依据。黑格尔说：“一切对生命体发生影响的东西，都是由生命体独立地决定、改变和改造过的东西。”

陆广莘非常欣赏苏联传染病专家达维道夫斯基的话：“传染病病理学的研究发展，不在于发现更多的病原体，而是对已知的，甚至更少的病原体，机体对它的典型性反应。”（《之道》，第 50 页）

1962 年，“美国科学家卡逊发表《寂静的春天》一书，揭示以农药为代表的直接对抗和以化肥为代表的直接补充，带来对人类及其自下而上环境的化学污染。人们才认识到近百年来，由于大量使用化学合成药的化学疗法，带来与药物有关的化学污染”（《之道》第 60 页）。陆广莘说，抗生素相当于农药，激素相当于化肥。环境激素的泛滥，带来乳腺增生、子宫肌瘤、白血球减少、精子数下降。他十分同意日本学者由田真的观点，“公害是有机生命体对环境刺激因素所做出的反应和适应过程。”

对于支持人体正气反应的另一种西医理论，也引起陆广莘的注意。在

1963 年研究命门学说的时候，陆广莘就提到：“迄今认为，在大多数急性感染的转归（死亡或生存，全恢复或转为慢性），是取决于机体的先天性或种属免疫的非特异性抵抗，而后天性或获得性的特异免疫的重要性，只是在于预防再度感染。命门学说的治疗学成就，将为我们提供关于如何提高机体非特异性免疫力的重要线索。”（《之道》第 26—27 页）当年陆广莘在北医念书的时候，我国微生物学和免疫学专家谢少文教授曾说过：“中医药作用的反应，基本上是非特异性免疫反应，不完全是特异性免疫反应，而且特异性免疫是建立在完整的非特异免疫的基础之上的。如果非特异性免疫的基础不扎实，特异性免疫的形成也非常困难。”无独有偶，美国学者坎农也说：“非特异性抵抗的存在是特异性抵抗能够形成的根本基础。”这些现代医学家的论点，从免疫学的基础上，把人体内存在的健康因素和愈病能力一语道破，使陆广莘又一次感到中西文化的汇通之妙。

（六）顺应潮流，回归医旨

陆广莘医学思想的发展是与国际的医学前沿相同步的，我们可以从世界医学的变化中，感触到陆广莘医学思想的脉搏。

1970 年，德国科学家拜因豪尔指出：“对调节机制和防卫反应机制的活动原则，如果一旦有所阐明，这就意味着医学的发展具有质的飞跃。”陆广莘认为，中医就是讲调节机制和防卫反应机制的。

1997 年，美国学者恩格尔严厉批判“统治着西方医学的疾病模型”，在中国，陆广莘是疾病医学最激烈的批判者。

1993 年，全世界 14 个国家讨论“医学之目的”。《“医学之目的”国际研究计划》尖锐指出：“当代世界性医疗危机，根本上由于近代医学模式只是针对疾病的技术统治医学的长期结果。”

1996 年，世界卫生组织在《迎接 21 世纪的挑战》报告中强调：“21 世纪的医学不应该继续以疾病为主要研究领域，应当以人群或人类健康作为主要研究方向。”

早在 1962 年，陆广莘在研究王履的文章的结语中，就“认为医药的手段是帮助恢复人体本身具有的机能间互相制约的调节作用”（《之道》第 17 页）。

1973 年，陆广莘认为“医学应该成为广义的卫生学”，他说：“是致病作用还是治疗作用，不决定于该环境因素的成分是什么，它必须以机体为中心，必须以人体为中心，决定于人的主体性地位的主体性反应。”（《之道》第 36 页）

1981年，陆广莘说："医学本质上是一门动员的医学。"

1996年，陆广莘提出："医学与哲学一样都是属于为了人的自我发展的人学，医学则是关于人对自我健康能力的自我认识发展的健康智慧学。"（《之道》第52页）

1999年11月，陆广莘在北京中医药大学学术节的开幕式上提出：

生物医学要前进上升为人类医学。

疾病医学要前进上升为健康医学。

对抗医学要前进上升为生态医学。

化学层次物质构成的医学观要前进上升为生命层次自组织调节的医学观。（《之道》第69页）

在这期间，1993年"医学之目的"国际大讨论和应邀去美国以"人的自我痊愈能力"（HEALING FORCE）为题进行讲学，是陆广莘医学思想取得新的升华的重要时刻。在此之前，陆广莘主要为阐明"正气存内，邪不可干"和人体的自选择、自组织、自稳态、自演化、自调节功能而自言自语；而20世纪90年代中期以后，他从世界医学史的宽阔视野出发，大声呐喊，猛烈抨击疾病医学模式，积极提出建设生态医学和健康医学的命题。在中医基础理论方面，树立"重铸中医魂"的宏伟理想，决心重建中医的主体价值体系，攀登中医学高峰。

（七）善于海纳，勇于思辨

陆广莘对王履的画才文才医才，都非常钦佩。他认为"王履的医学著作，主要为论辩性文字"（《之道》，第8页）。陆广莘在学术研究中，主张"勤求古训，博采众方""厚德载物"，超越包容，抱有宽广的学术气度；同时坚守独立思考，直抒己见，遇事不默，不为人讳，充分舒展了他的文字功力和论辨之才。

陆广莘发表的第一篇论文是关于章太炎反对五行学说的文章（1956），章太炎是著名的国学大师，又是上海国医学院的院长，论辈分是他的师祖。太炎先生否定中医的五行学说，在中医界造成很不好的影响。陆广莘撰文认为"如果它（指五行学说——引者）的确是广大中医藉此以解释临床病象及指导临床实践不可或失的有力根据，则不能因为现代医学科学不能解释而粗暴地否定它"（《之道》第3页），这里明显看出陆广莘卓然自立的学术姿态。

对于《黄帝内经》，陆广莘烂熟于心，奉为圭臬，但他认为，"病机十九条""诸风掉眩，皆属于肝"诸句，过分强调了外因的作用，而忽视了人体自身的生命功能。他对有些中医专家研究中药，强调“多组分，多靶点”的观点，也不予苟同。他认为中药是通过人体吸收、应答以后才发挥作用的。他说:“北京大学医学院王叔咸教授说过，中药不是有效成分对作用靶点的抵抗物，而是前体药，是经过生命体自组织、自演化以后产生效应的，是接受生命体的自主调节之后发生作用的。”

陆广莘认为“科学是重要的，但不能成为中医发展的阻力，不能成为霸权，更不应该霸道。现代医学力求客观化、科学化。我的观点是，应该使科学医学化，而不是医学科学化”(《大师》，第 38 页)。陆广莘认为医学是生命科学，不是物质科学，物理化学可以帮助医学，但不能代替医学。他主张在自然科学和社会科学之间，建设人体生命科学。把现代自然科学和社会科学的成就，包括现代医学的成就，都包容进来，利用起来，超越以往，提高到一个新的层次。

四、结束语

陆广莘是国医大师，海水不可斗量。前几年，我对《中医学之道》涉及的典籍和人物做了一个统计，其中引用中国古籍（包括中医古籍）65 种，外国典籍 6 种，中国学者 49 人，外国学者 39 人。陆广莘的成才之路，既非通衢，也非羊肠，比作攀登，更难追踪。以蠡测海、挂一漏万之处，在所难免。大江流水，暂作一瓢饮。不能尽醉，已知甘冽矣！

* 本文是作者在“国医大师陆广莘学术思想研讨会暨陆广莘健康医学研修班上的发言”，发表于《中国中医药报》2013 年 9 月 5 日第 3 版，发表时略有删节。

天地之大德曰生

——兼论国医大师陆广莘的生生之道

陆广莘是我国当代30位国医大师之一，是一位胸怀世界、学贯中西、具有战略眼光和哲学头脑的中医理论家，他的医学思想主要围绕一个“生”字。在2001年出版的《中医学之道》一书中，他根据《汉书·艺文志》提出的“方技者，皆生生之具”的命题，归结中医学的学术思想为“循生生之道，助生生之气，用生生之具，谋生生之效”，他的工作室命名为“创生性实践健康医学工作室”。最近，他进一步提出：“创生性实践的生生之学，是循生生之道的参赞化育，用生生之具的通变合和，助生生之气的阴阳自和，谋生生之效的天人合德。”用东方文化的观念和语境，阐发生命科学的奥秘，驾驭医药临证的变化，深化生生之道的理念，启示未来医学的道路，与北京大学楼宇烈教授提倡的“生生之学”不谋而合。

陆广莘认为，宇宙分两个部分，一部分是物质世界，一部分是生命世界，宇宙间最伟大的事件是物质世界里出现了生命。生命世界高于物质世界，物质世界是为生命世界服务的。宇宙之大，历史之久，人们的认识未有穷尽，我们对宇宙的认识十分有限。就拿物理学的物质来说，可见的物质只有百分之几，不可见的物质有百分之九十多，还有反物质、暗物质，我们连地球科学都还没有研究得很深。对生命科学，包括对人类自己，人们的认识更是少之又少。《淮南子·主术训》指出：“遍知万物，而不知人道，不可谓智；遍爱群生，而不爱人类，不可谓仁。”现在，我们正在以不智不仁之身，蹒跚于生命科学之域。中医学对人体生命的认识，尤其是对人体生命的本质、生命的整体、生命的运动和各部分生命体的功能及联系的认识和探索，应该说具有独到之处，为其他医学所不言或不及，值得进一步整理发掘。

陆广莘中医学徒出身，21岁悬壶济世。5年西医科班，1957年毕业于北京大学医学系。他不仅了解中医的长处，也学到了西医的长处；他不仅看到中医的短处，也看到西医的短处。西医在微观、解剖、生理、病原、对症、应急、手术、免疫等方面，研究较深，成就卓著。更重要的是，西医也在变，也在不断地完善和提高自己。人们说，西医缺乏整体观念。其实，西医的中枢神经学说、内分泌学说，亦在向整体观前进。20 世纪 50 年代，当时的苏联传染病学专家达维道夫斯基认为，“传染病病理学的研究发展，不在于发现新的病原体，而是对已知的、甚至更少的病原体，机体对它的典型反应”，就是一个转变的信号，说明西医并不死盯在某个具体的病因上，而是已经注意到机体的典型反应。从关注外在的刺激因，把视线转移到主体的免疫功能。陆广莘引用孔子的话说，“有朋自远方来，不亦乐乎”！西医从西方传来，好像一个远道而来的充满智慧的朋友，我们当竭诚欢迎。问题在于中西医要互相学习，取长补短，各美其美；西医不能用科学主义批判中医，甚至歧视中医和排斥中医；但更重要的，在于中医要保持自己的学术独立性及其固有价值。20 世纪 50 年代初成立中国中医研究院的时候，卫生部副部长贺诚说，成立中国中医研究院，以便用现代科学方法，对中医学术的独立性和固有价值进行整理研究。尽管后来贺诚因歧视中医受到撤职处分，但陆广莘认为不能因人废言，贺诚的这句话，还是有它的道理。现在中医界的一些人正是忘掉了中医学术的独立性及其固有价值。这个“固有价值”，就是“生生之道”。《易经》云：“天地之大德曰生。”《易经·系辞下》还说：“天地絪缊，万物化醇；男女构精，万物化生。”孔颖达注疏说：“以其常生万物，故云大德也。”这个大德，就是生命的“生”，“天下，莫贵于生”（《吕氏春秋·仲春纪第二》）。“天覆地载，万物悉备，莫贵于人”（《黄帝内经·宝命全形论》）。认知、尊重、爱惜、保护和挽救生命，是生生之道的内涵，也是医学应尽的责任。

这个内涵和责任，可以分以下几点：

一、“赞天地之化育”，以“生生之道”指导养生

在茫茫宇宙之中，与天地间的其他生命相比，人类只能算是“晚辈”。47 亿年前，原始的太阳星云中“甩出”了地球；三四十亿年以前，地球上滋生了单细胞生物，以后又繁衍出其他物种。公元前 750 至公元前 300 万年以前，地球上出现了人类。人类与其他生物共生共荣，“与万物沉浮于生长之门”“与万物并育而不相害”。物竞天择，各物种之间存在矛盾、斗争、互有消长。但总的来说，人类借助了、依靠了其他生物的供养才进化发展的。人类的发展进化过程，是一个生态共演的过程。以人类与微生物而言，也是共生共长的关系。细菌不能消灭人类，人类也消灭不了细菌。细菌里有致病菌，

更有许多细菌有益于人体。近百年来，我们用抗生素杀灭细菌，锻炼了细菌的耐药性，促进了细菌的变异。抗生素的毒副作用成了药源性疾病。万古霉素，已非万古，而是到了重新审视和评估抗生素的时候了。保护生态和微生态，保持社会发展的可持续性，已经成为文明社会的共识。

社会前进，首在民生。民生问题，首在养生。养生又称“道生”“摄生”。《黄帝内经·上古天真论》云：“上古之人，其知道者，法于阴阳，和于术数，食饮有节，起居有常，不妄作劳”“虚邪贼风，避之有时；恬淡虚无，真气从之，精神内守，病安从来。”这是中医养生的总纲，根据天人合一的原理，外避风雨邪气，内守精神真气，并分别要求“真人”提挈天地，把握阴阳。呼吸精气，独立守神，肌肉若一；要求“至人”淳德全道，和于阴阳，调于四时，去世离俗，积精全神，游行天地之间，视听八远之外；要求“圣人”处天地之和，从八风之理，适嗜欲于世俗之间，无恚嗔之心，行不欲离于世，被服章；举不欲观于俗，外不劳形于事，内无思想之患，以恬愉为务，以自得为功，形体不敝，精神不散；要求“贤人”法则天地，象似日月，辨列星辰，逆从阴阳，分别四时，将从上古合同于道。同时，对春三月、夏三月、秋三月、冬三月的养生过程做了具体指导。

《黄帝内经》养生之道的特点，一是来源于农耕社会，人们日出而作，日入而息，“外有寒暑之相随，内有喜怒之交侵”（《重广补注黄帝内经素问序》），与大自然特别亲近，尚无现代都市生活的隔阂；二是受道家思想较深，清静无为是修身处世的最高境界，尽量避免尘世的纷扰、利益的诱惑和心灵的摇撼；三是坚守“淡”“避”“节”等关键环节，如内心要“恬淡虚无”、风雨要“避之有时”、生活要“食饮有节”，尤注重于“独立守神”。上守神、中守气、下守形，守神第一。神是“神气应乎中”的集中反应，是生命力的主要标志。《健康报》驻上海记者站兼职记者王姿英写了一篇报道，标题是“中医圆梦神气应”。陆广莘特别欣赏这七个字，认为这七个字高度概括了他的学术思想。因为没有神气相应，药石终将无效。他给广东省中医院院庆的题词就是“中医圆梦神气应，岂止问病因理位”。“因理位”是指西医的诊疗思想，医学就是解决病因病理病灶。找到病因，消除病因；找到病理，纠正病理；发现病灶（病位），清除病灶。这是疾病医学模型。尽管《黄帝内经》时代的养生之道与今天的社会生活存在一定距离，现实生活已经与古代社会渐行渐远，但中医养生之道的基本原则仍有巨大的指导意义。生命科学正在不断地呼唤返璞归真，张弛有度，心态平和。针对当前广泛存在的生活方式病，中医养生不失为一副良药。陆广莘先生今年 86 岁，他说："关于养生，我有八字方针，叫'我尽我心，量力而行'。一定要尽心，但是要量力。而且心态要平和，少生气。"寥寥数语，道出了中医养生的要领，这就是生生之道的首要之义。

二、阴阳自和，以"生生之道"理解医学

《黄帝内经》云："阴阳者，天地之道也""是以圣人陈阴阳，筋脉和同，骨髓坚固，气血皆从。如是则内外调和，邪不能害，耳目聪明，气立如故。"(《生气通天论》) 阳气根于阴，阴气根于阳。阴阳互根，阴阳消长，阴阳自和，阴阳平衡。阴平阳秘，精神乃治；阴阳离决，精气乃绝。阴阳是万物之纲纪，变化之父母，也是治病必求于本的"本"。生生之道的"道"，就是达到"阴阳自和"的道路与手段。

人体本身有自在的抗病能力和自愈能力，方技皆生生之具，意指医生和医学都是帮助生命的工具。医学是一种治理和服务的学问，其作用约占全部健康因素的 8%。生命的主动权掌握在生命者自己手里。医生有救死扶伤的天职，也有一定的救死扶伤的能力，但不是救世主，无力包治百病，无能起死回生。面对人间疾苦，无法包揽一切。当年虢太子"暴蹶而死"，被扁鹊救活了。"故天下尽以扁鹊为能生死人，扁鹊曰：越人非能生死人也，此自当生者，越人能使之起耳！"这"使之起耳"，就是医学的定位，就是医药的职能，就是医生的本领。今天医学的功能被无限夸大，是医学有意无意的僭越，也是医学商业化的轻率表现，更是疾病医学模式的必然反映。

中医的"生生之道"，要点在于发掘和提高人体自身的防病能力和痊愈能力，而不是努力找病，除恶务尽，把生命的回归托付给外来因素。"生生之道"是健康医学模式，"努力找病"是疾病医学模式。在这个问题上，西方早已有深刻的反思。1977 年，美国罗彻斯特大学医学院精神病学和内科学教授恩格尔提出："现在统治着西方的医学是疾病模型，是一种生物医学的疾病模型。这样的医学模式认为疾病的一切行为现象，都必须用物理和化学的原理来解释，任何不能做如此解释的，都必须从疾病范畴中清除出去。"认识到疾病医学的失误，领会到健康医学的内涵，中国的疾病医学模式必然向健康医学转换。陆广莘在 2000 年就提出："医学现代化的发展取向将是：1. 从化学层次寻求物质基础的医学观，前进上升到生命层次寻求自组演化目标调节的医学观。2. 从生物医学上升为人类医学。3. 从疾病医学前进上升为健康医学。4. 从

对抗医学前进上升为生态医学。”陆广莘接着问，“21 世纪，中医学向何处去？”他非常赞赏 1999 年世界科学大会提出的任务，“21 世纪的科学应该站在全人类更好的生存和发展的高度来思考问题”。这关系到中国人民的健康，关系到中国卫生事业建设的方向，关系到中医学的前景，关系到中医和西医的角色转换，我们今天应该回答这个问题。

三、通变合和，以生生之具指导临床

医学是一门实践性很强的学问。它必须在临床实践中尽展风彩，发展自己。中医临证的特点是“观其脉证，知犯何逆，随证治之”。在临床实践中，谨守病机，不拘成规，紧紧扣住病人的生命体征，把握证候的变化，证变药也变。不以药物的直接对抗，力求神气应乎药力。辨证求本，药助正气，通变合和，平衡阴阳。其要点在于发现病人体内的抗病反应和抗病能力。许多症状体征的出现，例如发热、疼痛、咳嗽、血压升高、血糖升高，不能简单地看作坏事，而是应该把它看作是机体的抗病反应，是机体自发地动员自身，调整自己，力求自愈，与疾病抗争。好比它告诉你“急救车”该往哪个方向开进，提示医者从何处探察病情，引导医药该如何扶植正气，以便从根本上减轻病痛，消除病根，而不是简单粗暴地把症状压下去。“治其旺气，是以反也”。《黄帝内经》就告诫过，“粗工凶凶，以为可攻，故病未已，新病复起”。中医的治疗，主张给正气以助力，给邪气以出路。中医的治法有汗、吐、下、和、温、清、补、消“八法”。这“八法”既有寒则热之，热则寒之，虚则补之，实则泻之；也有消之清之，温之和之。圆机活法，因人因病而异。

胡适说：“中医能治好他的病，就是说不清他得的什么病，所以，中医不科学。”这是用西医的观点来评价中医。古人云，医者，意也。中医对生命观察的体悟性，决定于生命本身的深奥性。认知哲学中有一种“默会知识”（tacit knowledge）（参见《读书》杂志 2013 年 10 月号，谭安：默会知识带来的厚实认识论），认为“我们知道的多于我们所能言说的”，并不是说从实践中得来的知识绝对难以言说，而是指语言表达的不充分性，从而形成“只可意会，不可言传”的状态。中医在临床上诸多通变和合，教育上诸多言传身教，治疗时诸多得心应手，科研中诸多左右逢源，都反映了中医学的哲学特征和学术特征。实际上，用“默会知识”的语境来说，中医并没有停留于“传统的理论导向的单薄的认识论”，而是始终遵循着“实践导向的厚实的认识论”。

四、天人合德，以生生之效和谐自然

司马迁的《史记》，“究天人之际，通古今之变，成一家之言”。陆广莘认为，中医学是“究天人之际，通健病之变，循生生之道，谋天人合德”的学问。天人合德的含义，有以下要点：

（一）“天人相应”的基本理念。天人合一，人与自然的和谐统一，是人类生存繁衍的基本条件。中医学是依靠自然、顺应自然、利用自然、维护生命的生态医学。离开了天和人的关系，人的生命不复存在。

（二）化毒为利的探索精神。《吕氏春秋》（尽数）说，“四时之化，万物之变，莫不为利，莫不为害。圣人察阴阳之宜，辨万物之利以便生，故精神安乎形，而年寿得长焉”。《礼记》说，“医师聚毒药以供医事”。《淮南子》说，“天下之物，莫凶于鸡毒，然而良医橐而藏之，有所用也”。孙思邈说，“有天竺大医耆婆云，天下物类，皆是灵药。万物之中，无一物而非药者，斯乃大医也。”这里，药毒利害的标准是人的“生”，是“察阴阳之宜以便生，辨万物之利以便生”。从古至今，中医、藏医，苗医，还有一些其他民族医，都使用过砷、汞、铅等有毒药品，治愈过不少疑难绝症。尽管本草学饱含着血的教训，也充满了人类探索创新的英雄精神。如今一些医药专家“谈毒色变”，或只有部长用砷治好了癌症，才认可砷的功能。这些现代专家与古人相比，其境界、其气度、其精神，实有天渊之别。

（三）保护自然的传统观念。西方工业化以后，环境污染和化学污染日渐引起人们的关注，可惜，我们没有接受旧工业化的教训，严重的环境污染和化学污染未能避免。当下，中国已经成为癌症大国、雾霾大国，不得不令人想起美国海洋生物学家蕾切尔·卡逊（1907—1964 年）在 1962 年发表的《寂静的春天》，“它就为人类用现代科技手段破坏自己的生存环境发出了第一声警报”（《中文版序》）。1874 年，欧特玛·勤德勒首次合成 DDT，1939 年瑞士化学家 P.H. 米勒发现这种合成有机物具有极强的效力，并因此获得诺贝尔奖。这些特效杀虫杀菌剂是持久性有机污染物和内分泌干扰物，在提高作物产量的同时，对环境和生态系统造成了严重破坏。2013 年 10 月 29 日光明日报的书评，标题是“从《寂静的春天》到灰暗的春天”。无怪乎卡逊在书的扉页上绝望地写道：“谨以本书敬献给声明‘人类已经失去预见和自制能力、人类自身将摧毁地球并随之而灭亡’之论的艾伯特·施韦策。”在中国卫生界，陆广莘可能是阅读和引用《寂静的春天》的第一人。其原因，就是中医认为，地球是人类的“美丽家园”，天人相应是人类生存繁衍的根本条件。

五、厚德载物，以生生之学解生死之谜

《易》曰:“天行健，君子以自强不息；地势坤，君子以厚德载物。”自强不息，指人的正气。厚德载物，靠物的支持。人的生命，处于天覆地载之中。生命之学，是生生之道，也即生生之学。但现实的医学，与生生之学相去甚远。陆广莘的生生之道，曲高和寡。主管部门认为其言之有理，但行之不通。究其原因，大致有三点：

（一）中国卫生事业建设的基本盘是西方模式的。从晚清开始，中国的社会精英痛定思痛，自省哀其不幸，怒其不争，决心师夷长技，以救中国。辛亥革命以后建立的国体和政体，是按照西方模式的。“五四”运动提出德先生和赛先生，是西方的科学和民主。中国的现代化，工业、农业、国防、科技、教育、卫生的现代化，均是以现代科学为基础的现代化。以卫生事业为例，1935 年，全国中医 80 万人，西医 4000 人。1950 年，全国中医 60 万人，西医 4 万人。2012 年，全国中医执业医师 305.372 人，中医执业助理医师 51.407 人，合计中医 356.779 人。在全国卫生人员中，中西医加在一起，总计执业医师 213.9 万人，执业助理医师 261.6 万人。减去中医数，西医执业医师 183 万人，西医执业助理医师 200 万人，合计西医 383 万人（引自国家卫生和计划生育委员会“2012 年卫生统计”和国家中医药管理局“2012 年中医药统计”）。全国中医药人员占全国卫生技术人员比例为 7.15%，全国中医药人员占全国医药人员的比例为 15%（国家中医药管理局“2012 年中医药统计”。原编者按，卫生部门统计与科技部统计是两套全然不同的统计体系，中医按科技部数据）。因此，“中西医并重”的方针，应是全面发展现代医药的基本盘里的一个方针。

（二）医疗改革尚未涉及医学模式改革。医疗改革是一个世界性难题。世界卫生组织近年的报告，也集中在医疗改革方面，具体解决两个问题，一是医疗的可及性，能否达到人人享有卫生保健，能达到多大的覆盖面；二是资金从哪里来？政府可否起主导作用。中国的医疗改革，主要也是解决广覆盖和回归政府主导问题。预计以后的医学模式改革不可能推翻现代医学模式的基本盘。

（三）医学模式改革的三大阻力：

1. 传统观念和习惯势力，现有医学模式的既成局面。

2. 中西方文化差异和中西医学术分歧。

3. 医药企业集团和其他有关利益集团的阻挠。

有人认为，改革也是革命。但革命是革他人的命；改革是革自己的命，改革的难度，似乎更大。

（2013 年 12 月 6 日）

《中医学之道》增订版序

《中医学之道》从2001年出版以来，至今已有14个年头。这14年间，正值21世纪开局之年，人类社会发生了巨大变化。东西方文化交流激荡，东方文明华丽转身；医学由急性传染病防治进一步向非传染性流行病防治转变，人类疾病谱发生重大变化；医疗危机弥漫全球，世界性的医疗改革全面展开；以疾病医学为中心的现代医学继续偏离医学之目的，医学模式正在从新的医学革命中艰难形成。陆广莘在长期临床实践和理论研究的基础上，融会新知，卓然自立，坚持中医学的核心价值，弘扬生生之道的基本理念，批判物质科学凌驾于一切之上的科学主义思潮。他认为迄今为止的“科学”基本上是物质科学，无法涵盖十分复杂的人体生命科学。因此，医学不能拜倒在科学脚下，从而为人体生命科学的建设呼啸前引。

陆广莘医学思想的核心是生生之道。这个生生之道，反映了生命的本质，阐明了医药的机理，体现了中医的真谛，寻索了医疗改革的最后归宿。陆广莘认为，天地之大德曰生。在漫长的自然史中，人类与万物沉浮于生长之门，与万物并育而不相害。人类与其他生物相比，只是一个高度进化的“后生”。人类具有“自组织、自演化、自稳态、自适应、自调节、自选择、自清除”和以皮肤包裹“形者生之舍”的“整体边界屏障”等“七自一包”功能。皮肤内是生命，皮肤外是物质。“正气存内，邪不可干”“精神内守，病安从来”。人的正气，始终是第一位的，这是对生生之道的最本质的理解。

陆广莘认为，医药是健康的助手。维护正气，是医生第一要务。针药治其外，神气应乎中。针药治病，只是一种外来的物质力量，用来唤起和调动人体的内因，扶持人体内在的正气，促使其恢复健康，“当病人已经失去内应，你把他泡在药缸里亦无济于事”。在中国医学史上，他第一个提出中医是生态医学，是扶正医学，是健康医学，是动员医学。医生的职责不是“努力找病，除恶务尽”，而是对人体正气的“努力发掘，加以提高”。早在20世纪50年代，他在北京医学院学习的时候，读了达维道夫斯基的《传染病病理学》。该书在序言中说:“传染病病理学的发展，不在于去发现更多的病原体，而是就已知的，甚至更少的病原体，生命有机体对它的典型反应。”陆广莘敏锐地觉察到，这是西医正在转变观念的重要信号！什么是机体的典型反应?不就是人的“一变应万变”的正气吗?西医都认识到了，中医怎么反而能丢掉呢?

陆广莘中医学徒出身，青年时代就崭露头角。1952年考入北京大学医学院学习5年，成西医科班，毕业后又从事中医临床和中医科研60余年。因此，他既通中医，又通西医。他的医学识见充满底气，充满自信。他提出“医学整合的境界、胸怀和志气”，主张发皇古义，融会新知，超越包容，显示出一个国医大师的学术气度和大家风范。陆广莘善于学习，长于思辨，敢于创新。他博览群书，学贯古今;立足临床，眼观世界，善于从中国社会的实际出发研究医学存在的问题，从世界医学动态的全局中把握医学发展的大趋势，从哲学高度领会和阐明中医学的基本理论。他不无自负地引用司马迁的话勉励自己，“究天人之际，通古今之变，成一家之言”。在中医研究方面，要求:(一)从实际出发，究天人之际明乎物我之相分;(二)实事求是，通健病之变以识环境利害药毒;(三)有的放矢，循生生之道发现发展人的生生之气;(四)讲求实效，用生生之具谋求天人合德生生之效，终于形成了他在医学领域的一家之言。

时势造英雄，英雄造时势。陆广莘出现在当代中国，绝不是偶然的。他与中国传统文化大变革风云际会，成为中医学术大动荡中的中流砥柱之一。他用中医理论诠释中国哲学的万里云彩，他挟着哲学的锋利在中西医学之间探寻生命的奥秘。《汉书·艺文志》曰:“方技者，皆生生之具。”两千年后，陆广莘在现代语境下发皇古义，承先启后，继往开来。盛哉斯言！明哉斯人！可敬也夫！可敬也夫！

当《中医学之道》增订再版之际，是为之序。

（2014年8月23日，农历甲午年七月二十八日，处暑）

痛悼吾师陆广莘

国医大师陆广莘走了。在阴阳两隔的一刹那，我紧紧地握住他的手，他有了回音，他的手还是暖和的。这是一双写了《中医学之道》的手，我将永远记得。

我和陆老什么时候认识的，已经记不清了。

1987年4月的24日至27日，国家中医管理局自成立至开始办公还不到半年时间，科技部在北京国谊宾馆举行了“《2000年中医药学继承与发展》规划专家论证会”。这个会规格很高，宋健、钱学森、沈其震、张震寰、陈敏章、朱丽兰、邓楠、田景福等都参加了（胡熙明因出国访问未参加）。在4月26日下午的大会上，陆广莘发了言，他说：“中医药学是研究健康的科学，是目标决定论，主体决定论，系统工程决定论，功能决定论。它的发展有四个指标，理论、临床、学术和技术。发展的标准是自主性的提高，复杂性的提高，实用性的提高。现在的问题是证从属于病。世界意义上的现代科学还没有，现代意义上的世界科学也还没有。不站在巨人的肩膀上，就不能前进。”（笔记大意）散会后走出会场，我对他说：“你是个年轻的老中医！”他喜欢我这个评价。

1993年，我发表了《中医药学发展战略刍议》一文，文中提到“中医药学把人体分阴阳，把病证分寒热，把药性分温凉，用药性之偏纠正人体阴阳不平衡之偏”。陆老说“不对！药入人体，不可能直接克病。正如针刺治疗痢疾，不是针尖把痢疾杆菌刺死了，它有一个调动机体应答的机制和过程”。我同意他的意见。中医治病，不是用中药直接“拮抗治疗”，而是通过调整人体内在的防病机制，战胜疾病的。

1992年，我在国家中医药管理局分管医政工作，提出“把专科专病建设、中药剂型改革和中医急症工作作为学术发展的突破口”，并征求陆老等专家意见。陆老认为“专科专病不是中医的思路，中医是讲整体论的”。我争辩说：“专科专病是医者的经验积累，是医生‘随俗为变’的结果。现在讲医疗市场，我是把苹果鲜红的一面朝向顾客。”陆老说：“结果呢？久而久之，就会把中医领偏了。”此后，我在谈中医专科专病建设的时候，总是强调必须有整体观念和大内科的功底，必须有中医的“证”的概念。

还有一次，我和他谈到“三因学说”。我说六气不正，外感六淫，是为外因。他显然不同意我的观点，他说：“‘病机十九条’关于‘夫百病之长也，皆生于风、寒、暑、湿、燥、火以之化之变也’之论，过分强调了外因的作用，而忽视了人体自身的生命功能，是‘外因决定论’。人的一切疾病，说到底，‘皆根于内’。”这个论点，与他一贯主张人体主体决定论是一致的。

2007年1月，中国中医科学院纪念陆老行医60周年，我发表了“论陆广莘医学思想”的论文——《一枝高竹独当风》。陆老说：“我（的学术观点）是少数派。”后来我知道，把他比喻为“一枝高竹独当风”，他内心是得意的。

今年春节期间，陆老最关心的问题是中医界如何应答习近平总书记关于“中医药是打开中华文明宝库的钥匙”的论述。陆老不仅多次对我说过，也多次和他的学生李海玉、刘理想交代过，还对春节期间前来拜年的北京中医药大学、中华中医药学会的朋友谈过。他认为中医界应该深入探讨，扩大影响，回答这个问题。

20世纪90年代以来，陆老参与了“医学目的再审查”的世界性大讨论，不断展开对疾病医学的批判。今年病重住院期间，他再三跟我和他的家人说：“医药引领健康，医药发展健康，医药促进健康，医药服务健康，医药有益健康。”因为在他看来，当前的医药并不健康。他认为医改有两个层面，一是制度层面的医药体制改革，二是学术层面的医学自身改革，看病难、看病贵在很大程度上是“努力找病，除恶务尽”的疾病医学的恶果。医学应该从疾病医学转变为健康医学，所以他常说“医改医改，医还没改”，他希望随着医改的深入，医学模式有根本的改变。

陆老生于1927年，享年87岁。他是一个跨世纪的老人，从民国年代经抗日战争到国内战争到历次政治运动到“文化大革命”到改革开放，走过的路漫长而艰辛。从一个年轻有为的中医才俊，考上北京大学医学院，系统学习5年西医，回过头来重操旧业，衷中参西。心知其意，不为所囿，茕茕乎卓然自立。他老老实实做人，认认真真做事。清贫生活，刻苦学习，博闻强记，学贯中西。他住院治疗6个月又8天，言谈所及，只有一个主题：中医理论和中医事业。除了中医，还是中医。一个人专心致志、心无旁骛、思无杂念、老而弥笃到这种程度，是很少有人能做到的。3月8日住院的第4天，他对我说：“我心地比较平静。生不带来，死不带去。一个人到世上走一遭，应该有所贡献。我离开，我无憾。”他在中医理论上的建树，“循生生之道，助生生之气，用生生之具，谋生生之效”；并以现代语境做了表述，“生物医学要前进上升为人类医学；疾病医学要前进上升为健康医学；对抗医学要前进上升为生态医学；化学层次物质构成的医学观要前进上升为生命层次自组调节的医学观”。这一种围绕生命的哲学观和医学观，国内还没有人说得比陆广莘更早、更全面、更清晰、更深刻、更透彻。随着世界性的医学改革与进步，陆广莘将留给中国，留给世界。

（2014 年 9 月 14 日）

附：

悼陆广莘师

亦师亦友亦相邻，
亦唱亦叹亦鸣争。
秋山万象霜打菊，
弦月孤影油尽灯。
人间有道论生死，
天堂无理决死生。
一代名医飘然去，
留下真言掷地声。

陆广莘逝世百日纪念

陆老离开我们已经100天了，他的音容笑貌一直浮现在我的面前。最近我得了一次重病，更是想，医有疑难可问谁？病无良方可问谁？陆老走了，对中国中医界、对我们这个时代是一个巨大的损失。中国的医学界再能有一个高屋建瓴、学贯中西、高呼生态医学、健康医学的陆广莘吗？

陆老是医学界的思想家、理论家、哲学家。半个多世纪以来，中医界有不少医术精湛的临床学家，但就是缺少高瞻远瞩、善于宏观考虑问题的思想家。一般认为，医学就是医疗，医生就是治病。不对。陆老说："医学的根本问题，就是要研究疾病和健康及其相互转化的规律。"探讨的是人体生命科学。陆老不是不关心医疗。《中医学之道》中有五篇文章，是对肾炎、乙型脑炎、哮喘、糖尿病、高血压的治疗总结（其中糖尿病一文是北京医学院人民医院六位医生的集体论文，由陆广莘执笔），写于1958年到1977年他在北大人民医院做临床工作期间，涉及的病种都是最严重的常见病和疑难病。从这些病例的总结中，可见其用功之深、思路之广。中西医学的知识，在这里融会贯通，运用得灵活自如。当时，他是众多西医（许多都是大名鼎鼎的西医）中的一名中医，他负责的中医科是许多西医科室之外的一个小科。但正赶上20世纪50年代后期西医学习中医（西学中）的高潮时期，他开设了中医课程，自编了"中医学概论"。中西医互相学习，共同探讨，气氛很好。有的西医问他："这个肝癌晚期患者只有三个月的寿命，在你这里治了半年还活着，你用了什么抗癌中药？"有的西医跟他探讨，认为中药的作用不像西药，而是一种"前体药"，是经过人体体内再加工以后才发挥作用的。青年陆广莘当时听了觉得很有道理，直到晚年他还津津乐道地谈论这事。现在有人说，陆老只是理论好，临床不怎么样。其实，他是在学习了中医学和西医学两个学科以后、在积累了几十年（在北大人民医院即26年）临床经验的基础上，站在更高层次上研究中医，研究如何增强人体的防病能力和自愈能力。

当前，中国正在突破世界性的医改难题，医改进入深水区。医改的根本问题或首要问题，是解决医疗的广覆盖问题，也就是解决医疗的公平性问题。但陆老认为，医学为了健康，但医学本身并不健康。这就是医学模式不科学，也就是如何改变长期统治医学领域成为文化上的至上命令的疾病医学模式问题。这个疾病医学模式，陆老把它总括为“努力找病，除恶务尽”八个字。而陆老建议建设的健康医学模式，则是“努力发掘、加以提高”人体内在的抗病能力和自愈能力，也就是中医所说的“正气存内，邪不可干”。这个健康医学模式，第一，它是改造和替代疾病医学的理想模式；第二，它是体现中医学精髓，而且可以包容现代医学的科学模式；第三，它是建设中国特色医药卫生事业的中国模式。当然，健康医学模式的建设是不容易的。首先，要有气吞山河的理论勇气，要有冲破利益集团、挽狂澜于既倒的大无畏精神，要有中国医学界（无论中医西医）团结起来，建设健康医学的担当精神和奋斗精神。我们相信，医学终究要回归人民，医改最终要触及医学本身。这是人类进步、进化的要求。陆广莘对此，是充满信心的。让我们用实际行动，告慰他的在天之灵。

（2014 年 12 月 20 日）

* 本文是作者在国医大师陆广莘逝世 100 天纪念会上的讲话。

中医学之道的内核是生生之道

古人说“文以载道”，陆广莘医学思想，都凝聚在《中医学之道》这本书里。中医学之道的内核，是生生之道，即发现、发展人体内在的生生之气以达到健康愈病之目的。中医教科书说：“中医学是中国人民长期与疾病作斗争的经验结晶。”有的中医专著说：“中医学是以阴阳五行、脏腑、经络、气血为生理基础、以四诊八纲为诊疗手段、以四气五味为药物性能、以整体观和辨证论治为思辨方式，从动态中掌控养生及医疗的传统医学体系。”从不同角度、不同层次定义了中医学，而陆广莘的中医学之道对中医的内涵和功能做了令人耳目一新的诠释。这个诠释来自《汉书·艺文志》的“方技者，皆生生之具”。陆广莘在两千年以后，给这个定义赋予了新的生命和时代意义。

陆广莘说：“中医学之道，是养生治病必求于本为主旨的生生之道；是辨证论治的发现和发展人的生生之气；是聚毒药以供医事转化利用为生生之具；是通变合和谋求实现天人合德生生之效的健康生态的实践智慧学。”（陆广莘，中医学之道，人民卫生出版社，2014 年版，第 4 页。以下凡引自该书者，只表页码）这里说的医学的功能不是“妙手回春”，不是“药到病除”，不是“越俎代庖”，不是“强加干涉”；而是发现发展，转化利用，通变合和，天人合德。早在 1962 年，陆广莘就引用明代医学家王履的文章说，“人之气也，固也有亢而自制者，苟亢而不能自制，则汤液、针石、导引之法以之为助”（王履《医经溯洄集》）。他诠释道，“这里，（王厦）他高明地指出了：首先是人体本身能够依靠内部存在着的机能正常的互相制约作用，来克服一时性的不正常（亢），只有当‘亢而不能自制’时，机体暂时地丧失或降低了互相制约的调节作用，然后才用得着医疗的手段。而医疗手段也只能是‘为之助’”。这也正是陆广莘医学思想的核心。这个思想的形成，有诸多因素，首先是《黄帝内经》关于“正气存内，邪不可干”的理论给了他足够的底气和勇气，其次，当他还是一个中医学徒的时候，深受恩师陆渊雷的影响。陆氏认为，中医的“证”，是人体的抗病反应。“用药治病，非药力能治病，助正气以敌病也”。第三，他从西医的理论中得到许多启发。20 世纪 50 年代中期，他在北京医学院学习时，就认为苏联传染病病理学家达维道夫斯基的话颇有道理。达氏说，“传染病病理学的发展，不在于去发现更多的病原体，而是就已知的，甚至更少的病原体，生命有机体对它的典型反应”。因此，早在 50 年前，他就把人体的抗病能力和自愈能力建立在“正气存内”的基础上，认为王履把医药看作仅仅是“为之助”的思想是“高明”的。

陆广莘的中医学生生之道，更进一层看，说到根子上，是出于他对生命的认知。他认为人类有漫长的生存史和进化史，有与万物并育而不相害的生态共演过程。人体是一个具有“自组织、自演化、自稳态、自选择、自调节、自适应、自清除”功能的高级生命体。其生也伟大，其死也尊严。生命自主于人类自身，既不能任医而为，也不能任药而为。针药及于身，全靠神气应。这个“应”，就是生命的选择和生命的回声。无论是传统的传染病，还是新发现的艾滋病、非典、禽流感、埃博拉出血热，今天的防治措施依然是积极治疗病人，消除传染源；严格隔离措施，切断传播途径；寻找预防疫苗，减少易感人群。最后的希望，总是落实在研制疫苗上，正像天花的消灭依靠牛痘一样。而增强免疫功能，就是增强人的正气。陆广莘在 1962 年发表的《命门学说源流考》一文，就提出大多数急性传染病的转归，取决于先天性或后天获得性免疫，尤其是先天的、遗传的、由进化获得的非特异性免疫，是人类最基本的免疫功能，因为特异性免疫是建立在非特异性免疫基础之上的。“后天性或获得性的特异性免疫的重要性，只是在于预防再度感染。命门学说的治疗学成就，将为我们提供关于如何提高机体非特异性免疫力的重要线索。祖国医学的临床治疗经验，将为此种研究提供丰富的内容”（第 23 页）。从 1928 年发现青霉素以来，由青霉素到万古霉素，至今不到 100 年，其间发现了 100 多种抗生素。在世界医学史上，可以说是一个抗生素时代。近 20 年来，由于抗生素的滥用和耐药菌株的增加，抗生素的命运受到严重质疑。一位英国医学家甚至说，“耐药性是一个和恐怖主义一样重大的威胁”（英国“每日电讯报”网站 2015 年 1 月 7 日报道）。看来，人类和疾病作斗争，主要的精力，不应该放在消灭比人类还古老的微生物上，而应该着眼于提高人的正气。发现和提高人的正气，是防治传染病、非传染性流行病和其他一切疾病的正确途径，这就是陆老所说的“扶正医学”。

陆广莘《中医学之道》及其增订版的出版发行，它的意义不在于给临床实践提供了多少灵丹妙药，而在于它开启了那一扇古代先哲们曾经叩击过的思想之门，使人们在中医学的百年迷茫之后看到了明堂之上的“正气”二字。这生者之气一旦受医生之气的相助，医学就成为保障人类健康的巨大力量，而发现人的“生生之气”，正是中医学的原创性之所在。 中医学的原创性，蕴含着中华民族特有的精神价值和思维方式。如果未来的医学将“生生之气”放在首位，随之真正地（而不是口头上）建立“预防第一”的观念，在治疗领域始终把发现发展人的“生生之气”作为正能量，使整个医药卫生事业由中医学所宗领的“生生之道”思想来指导，使疾病医学模式改造成健康医学模式，而不是仅仅把中医学当作一种取长补短的“疗法”，把中医学的原创思维仅仅停留在“中西医并重”的境界，那将是中医学对世界的巨大贡献，无疑也是“中国特色”和“中国方式”的医改对世界做出的巨大贡献。

陆广莘于2014年9月13日因病逝世，享年87岁，但正如韩愈所言，“道之所存，师之所存也”，陆老毕生孜孜不倦，学贯中西。仅以本文所引的材料而言，大都是他在20世纪60年代初生活最困难时期从北京医学院毕业后不久写的文章，特别是《论王履的医学思想及其对明清医学的影响》一文，经过陆广莘的传承与发挥，直接影响到现代中医学的发展。可见陆老阅读之广，用功之勤，领悟之深；也可见陆广莘医学思想的源头活水和山高水长，令人在半个世纪以后，仍有余音绕梁之感。从20世纪50年代到21世纪10年代，是世界局势大动荡、中国社会大变革的时代。陆广莘眼观世界，志存高远；发皇古义，融会新知；博览群书，历多达妙；超越包容，和而不同；思路缜密，文采如飞。他除了大量阅读中西医学书刊和哲学社会科学书籍以外，晚年退休以后，还订阅《读书》《新华文摘》《参考消息》《光明日报》《南方周末》《作家文摘》《环球时报》《北京晚报》《京华时报》《报刊文摘》《文摘报》《健康报》和《中国中医药报》（赠阅）等十几种报刊；随期购买《中国国家地理》《国家人文历史》《生活周刊》《文汇周刊》《炎黄春秋》等杂志，阅读面之宽、阅读量之大，一般临床医生都无法企及。正是这种刻苦勤勉、锲而不舍的求知精神，使他在中医学岐途忘归的关键时刻，“寻坠绪之茫茫，独旁搜而远绍。障百川而东之，廻狂澜于既倒”（韩愈语），成为“重铸中医魂”的领军人物。时代孕育了陆广莘，也成就了陆广莘。 中国的中医界将永远铭记、永远怀念这一位全国著名中医理论家、中医临床家、健康医学倡导者和始终站在医学前沿的中医哲人!

（2015 年 1 月 28 日）

* 本文是作者在《中医学之道》（增订版）首发式暨陆广莘医学思想研讨会上的发言。

健康的医学必须由医学的健康来保证

——重读《中医学之道》

陆广莘先生在2005年说："我们现在面临着一个划时代的重大学术思想转折，就是由疾病医学向健康医学转化，生物医学向人类医学转化，对抗医学向生态医学转化。这样的一个重大的转折时期，价值观念、疗效观念都需要重新考虑。把18世纪、19世纪的东西拿来当现代化，这就是闭目塞听了。"（《中医学之道》增订版，第237页）

其实，先生关于医学转化的观念，已经酝酿很久。恩格尔在1977年严厉批判疾病医学的言论，先生曾引用过几十次。1999年11月，他在北京中医药大学学术节开幕式上的演讲，对健康医学做了全面表述。应该说，这是上一个世纪留下的话题了。

陆广莘先生的立论，主要有以下几点：

一，充分肯定人类自身的生存能力。综合他的论述，我把它概括为"七自一包"。在几百万年的进化过程中，人类形成了"自组织、自演化、自选择、自稳态、自适应、自调节、自清除的生存能力、适应能力、反应能力和皮肤的整体边界屏障功能"。这也就是人体对疾病的防卫功能和自愈功能，即中医所说的"正气存内，邪不可干""阴阳自和，病必自愈"。

二，医学是辅助人体养生、祛病的工具。它的侧重点应该放在增进人体健康方面，而不是专门针对消灭疾病。在人类得以生存的众多因素中，医药的作用只占8%。疾病医学显然夸大和扭曲了医药的功能，从而进一步误导了卫生事业的方向。

三，正确认识药物的功能。药物的作用并非直接对抗病原，而是通过人体机能的自主调节并做出反应，再发挥其治病的作用。尤其是中药，"中药不是一个单体，不是有效成分对作用靶点的激动拮抗物，是'前体药物'"（第334页，转引王叔咸语）。"针药治其外，神气应乎中"，针药和机体必须产生内外的呼应，否则，把病人泡在药缸里也无济于事。

四，这些问题涉及医学发展的方向，拷问医学本身是否健康。“医改”的任务应该有两个方面：第一方面，根据以人为本的理念，改革旧的医药卫生体制，回归其公益性质，使病者有医，医之有效，资源共享，全民得益。第二方面，要改革医学本身，回归医学的本来目的，改革疾病医学模式，建立健康医学模式。用新的医学理念，摆脱医疗危机，建设健康中国。

五，必须深刻认识和公正对待医学文化的多样性，全面贯彻执行《中华人民共和国宪法》关于“发展现代医药和我国传统医药”的规定，根据中华民族的传统文化特点和现实国情，切实转变观念，建立中国特色的健康医学模式，使医学回归本位，发挥医学的扶正功能，贯彻“预防为主”的方针，增强人民体质，减少疾病，降低医疗费用。

20 世纪 70 年代开始，国际医学界批评疾病医学。20 世纪 90 年代开展“医学目的”大讨论，各国在医药卫生的科研学术领域积累了丰富经验。1993 年《医学的目的国际研究计划》指出：“当代世界性的医疗危机，根本上是由于主要针对疾病的技术长期统治医学的结果。”21 世纪初，世界卫生组织在《迎接 21 世纪的挑战》报告中提出：“21 世纪的医学不应该继续以疾病为主要研究领域，应该把人类的健康作为医学的主要研究方向。”这表明，从 1962 年美国学者卡逊发表《寂静的春天》，提出农药和化肥问题以来，对疾病医学模式的反思和批评，已达半个世纪之久，国际医学界对医学发展的重大方向问题已经有了统一的认识。

但令人费解的是，为什么世界性的医改难题至今无法破解呢？“中国式办法”正跋涉于深水区。什么是“深水区”？“以人为本”的指导思想已经确定，钱也不是主要问题，疾病医学观念的顽强存在仍然是最大的障碍。我们读陆广莘先生的文章，听他的演讲，他一遍一遍地讲“医改医改，医还没改”。有时难免有语多重复、老生常谈之感，也肯定使医改当局听得很不舒服。这难道是一个老人脑软化之后的唠唠叨叨吗？绝对不是！这是一个复诊病人的反复主诉！是在那位没有看好他病的医生面前，他不断发出的求医的呻吟！辛弃疾救国心切，报国无门，在石头城边，“把吴钩看了，栏杆拍遍，无人会，登临意！”（《水龙吟，登建康赏心亭》）陆广莘之“登临意，无人会”，栏杆就一直拍到如今。

六，陆广莘医学思想，是“形而上”之道。在医学领域，属于宏观的、战略性的、前瞻性的学术思考，对我国医药卫生事业的改革和建设，具有重要的现实意义。在陆广莘先生所说的“划时代的重大思想转折”面前，首先要转变领导层的思想观念，其次要转变科技、卫生界的学术观念，三是要转变群众的传统观念，四是要摆脱和冲破医药集团既得利益的阻挠。

发展是改革的动力，改革是发展的前提。健康的医学必须由医学的健康来保证。陆广莘生前是国医大师，是医学界凤毛麟角的智者，是医药领域难得的思想家。他劳而不倦，光而不耀。他的身后，是不会寂寞的。健康医学，必将成为健康中国的旗帜，飘扬在神州大地。

（2016 年 5 月 14 日）

不养生而寿

——献给当今的养生热潮并向真正的养生专家致敬！

国医大师陆广莘先生（1927—2014 年）生前多次跟我提起于右任先生写的一幅字，内容是“不养生而寿，处尘世亦仙”，这分明是另一种养生格言。有一次，我写了上联，记不起下句，陆老就在纸上续了下句，这张纸片成了我们交谈合作的纪念（见照片）。

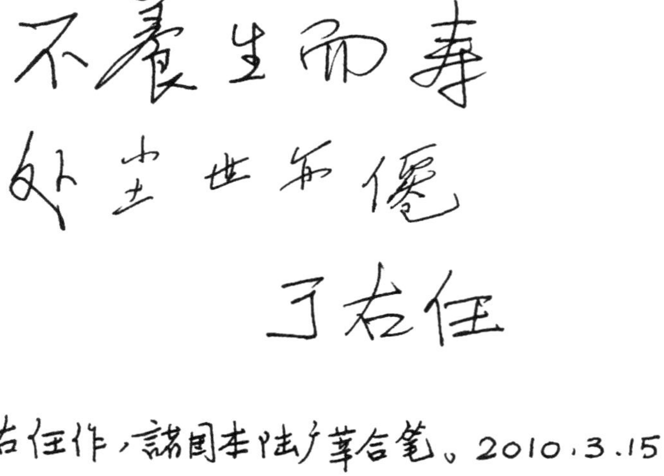

陆老是 2014 年 9 月去世的，享年 87 岁。当时写这纸片时，已 83 岁高龄。于右任先生（1879—1964 年）享年 85 岁，也是一位高寿长者。这两句联语，原创者是台静农先生。台静农（1903—1990 年）是五四“新文学的燃灯人”，既烟且酒，不修边幅，不善养生，而且长寿，飘然有名士之风。他晚年写了这两句话，曾成为当时的寿世通言。后来，一些对养生持清淡态度的人，或无力或无奈于养生而又健康长寿的人，都推崇这两句养生格言。

当前，随着经济发展和社会进步，老龄化社会提前到来，全民的养生热潮风生水起。养生知识宣传、养生教育课堂、养生方式方法、养生药品器具、养生书刊文章、养生会所会馆、养生大师高人，琳琅满目，铺天盖地，层出不穷。

如此养生热潮，体现了人民大众寻求养生长寿的迫切心情，反映了拥堵在养生堂前求神得神的热烈场景，折射出社会对养生需求慌乱无措的应激反应。结果，很有可能，人们都牺牲在追逐长生不老的旅途上，以致无需惋惜、无可非议、无辞可悼。

在这种情势和气氛中，提出“不养生而寿”，岂非迎风而行，逆流而上，大煞风景，太不中听！

其实，非也。“不养生而寿”，并不是不要养生，而是为了活得自然，减少干预。生无定限，死无执着。养生有术似无术，养生无术胜有术。让生命之流，静水流深，平淡自如，久远不息。

人类的历史，约300万年。在300万年中，人类经历了漫长的进化过程。绝大部分时间里，人类过着茹毛饮血的原始生活，生活质量低下，疾病伤痛不断，生命十分短暂。但人类不断地适应自然，扬长避短，改善自己，越走越聪明，越走越长寿，逐渐具备了顽强的生存能力、防卫能力和自愈能力。进入文明社会以后，人们在总结生活经验和防病治病知识的基础上，创造了各种各样的传统医学。其中之一，就是中国的中医学。

中医学是中华民族对生命、健康和疾病的认知，它有丰富的哲学思维和人文精神，是中国人民原创的生命科学。

中医学首先告诉人们三件事。

一是天人合一，天人相应。人是自然界生命体的杰出代表，是大自然有血有肉的一部分。“虚邪贼风，避之有时”。对抗自然，改造自然，还没有这个能力。

二是社会和谐，天下太平。追求中正平和的治世之道。深知“乱离人不如太平犬”。战争和动乱只会荼毒生灵，玉石俱焚。

三是身心平衡，形神相合。做到“志闲而少欲，心安而不惧”。淡泊明志，宁静致远。远离尘世喧闹，摆脱悲怨情仇之苦。

于是，《黄帝内经》把养生理论和生命愿景，分为四等：

一曰真人。“余闻上古有真人者，提挈天地，把握阴阳，呼吸精气，独立守神，肌肉若一。故能寿敝天地，无有终时，此其道生”。

二曰至人。“有至人者，淳德全道，和于阴阳，调于四时，去世离俗，积精全神，游行天地之间，视听八达之外。此盖益其寿命而强者也，亦归于真人”。

三曰圣人。“其次有圣人者，处天地之和，从八风之理，适嗜欲于世俗之间，无恚嗔之心。行不欲离于世，被服章，举不欲观于俗，外不劳形于事，内无思想之患，以恬愉为务，以自得为功，形体不敝，精神不散，亦可以百数”。

四曰贤人。“其次有贤人者，法则天地，象似日月，辨列星辰，逆从阴阳，分别四时，将从上古，合同于道，亦可使益寿”。

这无疑是中国古人描绘的理想世界的极乐园图，却也给现代人指引了通向极乐世界的理想之路。通观全局，真人、至人、圣人、贤人，这四种人都有顺应自然、把握阴阳、精神内守的特点。其生命过程，如行云流水，天然无饰。春秋有序，生生不息。在自主生命之外，毫无另加养生调料的意味。这是极高明的养生之道，达到“不养生而寿”的境界。

“处尘世亦仙”，则体现一种安之若素的心态。现在，许多关心养生的人，大都生活在大小城市和水泥房子里。为了养生，喜欢避开尘世，到山野林间去养生修心，希望到风景秀丽的山林海滩去休憩旅游。日常的养生生活，总逃不出原来的生活条件和生活圈子。因此，“处尘世亦仙”的处世态度，就很有现实意义。探其内涵，“不养生而寿，处尘世亦仙”的要旨在于不讲条件，不受干扰；不弃尘世，不计荣辱；恬淡虚无，精神内守；处变不惊，随遇而安。以这种理念去生活，把这种生活当养生。关键的一点是，养生必先静心，静心意在守神。精神的内修与涵养、心胸的开阔与包容，尤其重要，应是养生之道的题中之义。

“不养生而寿，处尘世亦仙”。看起来，有点否定养生的味道，其实这是一种更高层次、更高境界的养生理念，是一种道法自然的“无为而治”，是一种举重若轻的生活态度，属于哲学层面的养生之道。目前各类人群的养生状态，比较复杂。一部分人以青年居多，不知养生。工作压力巨大，生活极不规律，心情浮躁焦虑，引起许多亚健康状态和社会生活方式病。另一部分人以老年居多，他们受过贫困生活的煎熬，好不容易盼到了和平幸福的晚年，迫切希望被折腾过的生命得到最后的补偿，于是热烈养生，刻意养生，拥抱养生，极端养生，不惜“花钱买健康”。但对生命和疾病的认知严重不足，片面理解营养成分和药物功能，迷信保健品滋补品，忽视精神调养，助长养生的物质化和商业化。

在许多因素的作用下，好端端的养生热潮，变成了养生乱象。

凭借养生热潮而发财的科学家和生意人有福了。
仰靠养生发财并缺德的科学家和生意人该休息了。
“不养生而寿，处尘世亦仙”，不失为一服切中时弊的清醒剂和解毒剂。

（2018 年 8 月 22 日）

中医学之为道

——《中医学之道》学习笔记

陆广莘是当代著名中医思想家、理论家和临床家。他和别的医学家不同，他的哲学观念、理论修养、宏观视野和逻辑思维掩盖了或令人忽视了他的临床才能。他的代表性著作《中医学之道》，不仅是临床经验的结晶，更是对医学理论、医学模式、医药时弊、医学前景的深入探索和高论宏议，尽显一个中医大师的学术风范和学术担当。中医学之道，中医学之为道，中医学之所以为之道。在这本书里，陆广莘拨开历史的浓雾，扫除科坛的迷信，抓住医学的根本，提出健康医学的方向。纵观《中医学之道》所表述的陆广莘医学思想，有如下几个特点：

一、以深刻的哲学思维探索生命健康之谜

陆广莘先生认为，“中医学是哲学、医学、临床经验的统一体”（《中医学之道》增订版，第 341 页，下同）。20 世纪 50 年代中期，他在北京医学院上学的时候，就开始用哲学的方法反思医学上的很多问题（第 332 页）。先生在谈到医学的时候，总是从生命开始，提出“生命的主体开放论”“生命的生态共演论”。他引用黑格尔的话说，“一切对生命体发生影响的东西，都是由生命体独立的决定、改变和改造的东西”（第 156 页）。他非常赞赏“天地之大德曰生”，认为天地间最伟大的事件莫过于地球上出现了生命。《汉书·艺文志》曰：“方技者，皆生生之具。”他用现代语境做了解释，“中医学是对人类生命活动的生存健康、进化发展服务的方法、技术和工具。所以中医药是生生之具，不是针对疾病的，是针对‘生’的”“第一个生，是‘赞天地之化育’”“第二句话，‘万物沉浮于生长之门’。我活我生长。病毒也成长，也进化”（第 156、157 页）。“所以我们只能承认微生态这个概念”（第 152 页）。中医学“生”的概念和现代医学“微生态”的概念，是医学立论的基础。“中医学的任务是寻找健康的钥匙，打开健康的大门，依靠健康的动力，谋求健

康的目标”（第 153 页）。

陆广莘先生强调“治病必求于本”，反对病因决定论的外因论。他说“病机十九条中说百病之生也，皆生于风寒暑湿燥火。认为致病因素决定疾病性质的疾病分类学，是病邪决定论；把针对病理变化进行纠正的拮抗疗法奉为常规，是医药中心论；病邪决定论和医药中心论的诊治观，是庸俗进化论的外因论在医学上的反映，它是医源性疾病和药物病产生的认识论根源”（第 251 页）。他坚信正气论，“正气存内，邪不可干”“精神内守，病安从来”“一切邪犯者，皆神失守位故也”。他说，“正气是人的健康动力，是人的自稳调节；因此中医治病之道是一种恢复生态学，而中医养生之道是一种发展生态学”（第 207 页）。他赞成刘完素的话，“治病不求其本，无以去深藏之大患。故掉眩收引，闷郁肿胀，诸痛痒疮，皆根于内”“风寒暑湿燥火等邪实的临床表现，实际上都是来自体内的抗病反应”（第 261 页）。但“孤立地提‘扶正’，为滥用补药开方便之门，结果往往是走向反面”（第 251 页）。他认为诊病能“执其枢要，众妙俱呈”，这就是陆广莘的辨证法。

陆广莘以毕生精力写成的论文集，定名为《中医学之道》。《周易》曰“形而上者谓之道，形而下者谓之器”。显然，陆广莘把自己的论文集视为“形而上”之道，而不是像其他医学著作那样，写的是临床经验和一方一药。他不是看不起临床经验，而是认为就医学的总体而言，首先要在“形而上”的层面上，把一些高端的问题弄清楚。当代医学存在的问题，正是缺乏必要的哲学思考，缺少高屋建瓴的顶层设计和深思熟虑的规划思路；总是以物理的、化学的原理去解释生命现象，用物理的、化学的实践经验去处理人体的疾病健康问题，用物质科学替代生命科学，用普通生物学演绎人体生命科学。西医微观，中医跟着微观，视微观不足为中医之所短，将“心为神明之府”改成“脑为神明之府”。西医分科，越分越细；中医也跟着分科，名曰“辨证和辨病相结合”，实际上把证从属于病，诊疗思路完全跟着西医走。陆广莘说，首先要分清“道”和“器”、“学”和“术”的关系。“器”驾驭于“道”，“术”统治了“学”，这是“工具理性主义”。在《科技中国》的专访中，他尖锐地指出，“医学不是科学”“医学不能拜倒在科学的脚下”（第 322 页）。

此话一出，举座皆惊。

我体会他的意思，有以下四点：

第一，长期以来，人们对“科学”含义的理解，有很大不同。“五四”运动时期，前辈们提倡“德先生”与“赛先生”。在那个时代，提倡“民主”与

“科学”是完全必要的，是非常正确的。但后来，一些人把“科学”推到绝对正确的“真理”地位，变成了全面的“科学主义”，实施了严格的“科学专制主义”。一切被认为“不科学”的东西，尽在打倒和抛弃之列。中医学就一直被人指为“不科学”而备受争议，甚至受尽挤压。“中医不是科学”，是许多自诩为“科学的化身”的人把它作为标签，几十年前就贴在中医身上的。今天陆广莘说“医学不是科学”，当然包括中医学在内，则是从另一种含义和更高层面上，反映了人们对“科学”的不同理解。

第二，陆广莘认为，迄今为止的“科学”，指的是物质科学，而医学是生命科学，两种学问不在同一个层次上。物质科学不能涵盖、指导和代替生命科学，当然也不能把医学和科学画上等号。陆广莘明确地说，“中西医和而不同”“中医的根本不是医，而是人”“医学是人学”“医学的科学化是医学前进进程中的一个历程，但是切不可拜倒在它脚下，拜倒在物理、化学的层次，而忘了它仅仅是生物的一个方面，忘掉了医学根本是人类自己关于健康的一门学问”（第 155 页）。

第三，陆广莘说，“医学不是科学。如果我们把医学目的和医学模式统一起来考虑，医学就是一种实践。医者，治也。治什么？治理使之有序。治水、治学、治国、治家，都是治理的过程。治理就是一门管理。医学首先是医者治也，某种意义上来说就是医学管理学。西方管理学大师早就说过，管理不是科学”（第 153 页、324 页）。

第四，“医学不是科学”，无意于歧视科学。陆广莘说，“科学是重要的，但不能成为中医发展的阻力，不能成为霸权，更不该霸道”（第 324 页）。“一百年来，我们不断地谈‘科学’‘伪科学’等等，这是假问题，是‘关公战秦琼’。科学就是科学，医学就是医学，各有各的任务，各有各的领域。我们非常尊重科学家，他们也想帮助中医回答问题。但是化学家、物理学家、生物学家，甚至生命学家，当不了医生。这不是贬低，医生有医生的领域。人的自我痊愈能力、自我实现健康的能力才是根本。一切医药手段都是为这个根本服务的”（第 239 页）。

在这里，陆广莘充分发挥了他思辨能力，这是一种使许多人感到望尘莫及的哲学能力。

二、以宏观和高度探讨医学发展方向

2010 年，陆广莘在“首届医学发展高峰论坛”上发表了以“医学整合的境界、胸怀和志气”为题的主题报告，令人们豁然开朗，肃然起敬。大家感到，讨论医学问题，像研究其他学问一样，的确有个境界问题。志向高大，心胸宽广，意境深远，十分重要。近人王国维在《人间词话》中说：“古今之成大事业、大学问者，必须经过三种之境界，‘昨夜西风凋碧树，独上高楼，望尽天涯路’，此第一境也；‘衣带渐宽终不悔，为伊消得人憔悴’，此第二境也；‘众里寻他千百度，蓦然回首，那人却在灯火阑珊处’，此第三境也。”一个人在秋风落叶时候，孤零萧瑟，登高远眺，对茫茫前景，上下求索，却正是大学问起步之时。王国维还说，“词以境界为最上，有境界则自成高格”。医学的整合，第一需要的是这种高格境界。

陆广莘研究中医，一开始就用太史公的话要求自己，“究天人之际，通古今之变”。他认为，“医学和哲学，都是‘究天人之际’的关于人的自我认识的人学，‘知人者哲’‘自知者明’，医学是一门关于人的健康的自我认识的智慧学，是关于‘究天人之际，通健病之变，循生生之道，谋天人合德’的一门学问”“天行健，君子以自强不息；地势坤，君子以厚德载物。只有自强不息，确立主体目标、动力和价值的主体地位，才能以厚德载物”（第 205 页）。现代医学注重微观，这本身没有错。但微观不是两耳不闻窗外事，低头只看显微镜。如果以微观见长而轻视宏观、整体观、全局观、动态观，那就会失之于偏，走到另外一个极端。

陆广莘把医分成三个层次：

“上守神，中守气，下守形（或粗守形）”；

“上工治未病”；

上医（上工），中医（中等水平之医），下医（即粗工，“粗工汹汹，以为可攻，故病未已，新病复起”）；

“上医医国，中医医人，下医医病”；

“上医医未病之病，中医医欲病之病，下医医已病之病”。

中医学显然赞赏“上工”和“上医”，更显然贬低“粗工”和“下医”。因为，“中医学并不把自己局限于疾病医学”（第 228 页）。陆广莘说：“上工治未病，是一个非常高的思想追求，非常高的学术境界，是引领中医学发展向上的思路。未病的病，不是平常所见的那些具体的病。现在可好！开了那么多治未病的门诊，用了那么多治未病的药，开发了那么多治未病的保健品。这不是浮躁是什么！这不是急功近利是什么！这是把一种高级的思维物质化，简直是焚琴煮鹤！”

20世纪下半叶，国际上掀起一场关于“医学目的”和“医学模式”的大讨论。陆广莘积极地参加了这次讨论。他说，“中西医学在‘医学目的’上的分野，就是源于对医学的‘目标对象’的不同选择”“中医学成为一门学问，以追求人的心身健康及其对人的健康动力的认识，来决定对环境利害药毒的选择，以帮助养生治病实践和效果评价的医学”（第207页）。把医学回归“人学”，追求人的身心健康，完全符合世界卫生组织关于健康的定义。世界卫生组织早在1948年成立之初，在其《宣言》中就明确指出：“健康是指身体上、心理上和社会上的完美状态，而不仅仅是没有疾病和虚弱的现象。”1989年，世界卫生组织对健康做了新的定义：“健康不仅仅是没有疾病，而是包括躯体健康、心理健康、社会适应良好和道德健康。”

把着眼点放在人体健康方面，还是放在疾病方面，是医学发展的重大分歧。

1977年，美国罗彻斯特大学医学院恩格尔教授提出医学模式问题，其著名命题叫“医学模式的根本转变”。他说，“今天统治着西方医学的疾病模型，是生物医学模型。这种模型已经成为一种文化上的至上命令，即它现在已获得教条的地位。它认为疾病的一切行为现象，都必须用物理和化学的原理来解释，这是还原论的办法。他认为任何不能做如此解释的，都必须从疾病范畴中清除出去，这是排外主义办法。他把敢于向生物医学疾病模型的终极真理提出疑问，并主张将建立更为有用的模型的人视为异端”（第22页）。陆广莘非常欣赏这个命题，他评论说，“这段话非常不得了，足可以回答本世纪以来中医为什么有大难的问题”（第152页）。后来，恩格尔把生物医学模型修正为“生物－心理－社会医学模型”，中医界对此大为赞赏，认为新的医学模型与中医学的理念十分接近。陆广莘说，“但请注意，这也还是疾病模式，还是仅仅说疾病怎么来的，除了生物性因素以外，还有心理因素和社会因素。所以，他说得还不彻底”（第154页）。

1993年，《医学的目的国际研究计划》明确指出：“当代世界性的医疗危机，根本上是由于主要针对疾病的技术统治医学的长期结果。”世界卫生组织在“迎接21世纪的挑战”报告（1996年）中也提出，“21世纪的医学，不应该继续以疾病为主要研究领域，应该把人类的健康作为医学的主要研究方向”。这两个经过集体研究并通过正式文件发布的重要结论，比恩格尔个人见解更有说服力。陆广莘立即对此做出反应，说：“医学的目的和本质功能，要从专注于发现和确诊疾病到征服和消灭疾病的疾病医学，上升为以发现和发

展人的自我痊愈能力和自我健康能力为主旨的、为人类生命活动的生存健康发展服务的健康医学。”（第 231 页）

“医学的目的”的讨论反映当前的医学远离了它的本意和初衷，“疾病医学模式”的讨论反映了医学对人类健康主体功能的忽视和扭曲。陆广莘主张把两者统一起来考虑，从理论和实践两方面做深刻剖析，把医学从走过的弯路上拉回来，以期为未来医学的发展指明道路，为当前的医改提供借鉴。可惜，路漫漫其修远兮！他苦口婆心地说，“我们医生，医的是‘生’，学的是‘生’，向生命学习。生命的自我健康能力和自我痊愈能力是内生性的卫生资源。我们现在医疗卫生体制改革应该考虑外源性的医疗资源能不能依靠和发展内生性的卫生资源这种思想，医学教育、医学模式、诊疗思想由此应该带来一个重大的转变”（第 336 页）。“我曾经说过，医改到现在医还没有改，就是医学的诊疗思想、发展模式和价值观念还没有改”（第 336 页）。

中国的医改，一定要走“中国式道路”。世界上一些发达国家，健康保障支出占国家财政支出的比例相当大。以 2011—2015 年健康支出的平均值为例，加拿大为 10.5%，日本为 10.2%，美国为 17.7%。这一方面反映了这些国家对民生的重视；另一方面，也是疾病医学的“巨大贡献”。医药无能，遂使医药企业获得丰厚收益。在西方，医药企业是盈利最大的企业之一，这是医药利益集团脱离民生、掠夺民生的突出表现，反映西方国家这么大的健康支出并没有完全用在人民身上，而是存在很大浪费。随着经济的发展和人民生活的提高，中国的健康保障支出应该逐步提高，这是必须的。但从陆广莘健康医学的角度来考虑，认真贯彻“预防为主”的方针，提高人体防病抗病和自我痊愈的正能量，革除疾病医学的种种弊端，减少医药浪费，必将大大提高医疗水平，降低医药费用。

三、从复杂的历史中厘清中医“大难不死”的脉络

陆广莘生于 1927 年，逝世于 2014 年，享年 87 岁，称得上是一位世纪老人。他经历的年代，是中医多灾多难的年代。他对民国时期取缔中医，北洋军阀拒绝中医教育，解放初期歧视中医，毛泽东、梁启超、章太炎、陈独秀、胡适之、余云岫如何议论中医，他的老师陆渊雷、章次公、徐衡之如何坚持中医，他都身历其境，历历在目。

1913 年，毛泽东在笔记里写道：“医道东西，各有所长。中言气脉，西言实验。然言气脉者，理太微妙，常人难识，故失之于虚。言实验者，专求质，

而气则尽离矣，故常失其本。”（第 325 页）1958 年，毛泽东在《关于西医离职学习中医班总结报告》上批示：“中国医药学是一个伟大的宝库，应当努力发掘，加以提高。”

章太炎面对以西废中的局面，提出：“取法东方，勿震远西。下问铃串，勿贵儒医。通天人、陈五行者，医之稗荑。多议论、少成功者，虽是也非。道不远人，以病者之身为宗师。名非苟得，以瘳者之口为据依。”（第 27 页）

梁启超说：“中医尽能愈病，总无人能以其愈病之理由喻人。”（第 228 页）

陈独秀认为，“中国的医学不知科学，既不解人体之构造，复不事药性之分析，菌毒传染更无闻焉”（第 228 页）。

胡适认为，“西医，能说清楚他得的什么病，虽然治不好，但是，西医是科学的。中医，能治好他的病，就是说不清楚得的什么病，所以，中医不科学”（第 228 页）。

1929 年，余云岫提出取缔中医的提案，说，“旧医一日不除，民众思想一日不变，新医事业一日不能向上，卫生行政一日不能开展”。1935 年，又在《中华医学杂志》7 月号撰文，“阴阳五行、三部九候之谬，足以废旧医之理论而有余；治病必求本、用药如用兵二语，足以废旧医之治疗而有余”（第 34 页）。

1933 年，中央国医馆提出“统一病名建议书”。杨则民说“中医重辨证，西医重辨病。识病之目的在明病所，西医遂以能识病压倒中医”（第 231 页）。

1950 年 8 月，首届全国卫生会议上，卫生部副部长贺诚说“如何用今天的科学方法把中医的经验和理论，给以证实和说明；用科学方法研究中医，保证中医科学的独立性，保持其固有价值，发扬下去”（第 228 页）。

1945 年，陆渊雷认为，“用药治病，非药力能敌病，助正气以敌病也。良医察病体而知正气之欲恶，从而助以药力”。又说：“证候之成，约有三途：一为正气抗病现象，二为菌毒直接造成，三为其他证候的结果。药治标准，首重抗病现象，视证候而揣知抵抗力之趋势，当扶助者扶助之，当矫正者矫正之。”（第 234 页）

徐衡之认为，对西医诊疗标准及其体系，要做到“心知其意而不为所囿”，才能充分发挥中医诊疗思想的积极作用，才能与西医同道协同合作，做出中医应有的贡献（第 234 页）。

1959 年夏，章次公患肺癌骨转移。临终之前，他在病床上嘱咐：“中医欲

求融合现代科学，必先求我之卓然自立。”（第 235 页）

北京医学院的王序教授在 20 世纪 70 年代说，“中药的重要性，第一不是萃取，不是乙醚萃取，是水提物、水溶物，第二是微量的，第三是调节的”（第 237 页）。

北京医学院教授有机化学的王夔先生针对中药提出一个问题，“药学能不能往前移，叫预防药学、健康药学。中医药在治病上、诊断上不如西医，在疾病医学上不如西医，但在健康医学、生态医学角度上来说代表未来医学的发展方向”（第 237 页）。

以上所列，是陆广莘先生经常提到的近代多位名人关于中医中药的存废之论。有的否定中医、有的怀疑中医、有的坚持中医、有的指示中医，大致可以看到近百年来中医问题争论的脉络。社会各界对中医有各种各样的议论，内行看门道，外行看热闹。名人与名言，也是如此，从中可见百年中医史之一斑。但根本的问题在于这些意见对行政当局的影响力，对卫生政策的决定力。几经折腾，大浪淘沙，结果是中医总算还是保留了下来。

四、以中西汇通的角度超越包容中西医学

陆广莘精通中医，也精通西医。他用西医的理论阐明中医的问题，也用中医的实践印证西医的思维。言之有据，言之有理，显得非常有说服力。他说，“我的学术生涯中有 30 年是在北京医科大学度过的，从而使我初步认识到，西医学是一门以研究疾病及其对病因病理病位的认识来决定其防治行为和效果评价的医学。它是西方哲学的传统同近代自然科学相结合的产物。近代自然科学的微观实体本质论和受控实验方法论，都是基于上述观念的必然结果。随着观测技术的进步，逐渐向微观层次进军，达到细胞、分子、受体、基因的水平”“中医学是中国哲学传统同养生治病实践经验的长期积累相结合的产物”“21 世纪将是生命科学的世纪，当前有关神经网络、内分泌网络、免疫网络、代谢网络及其相互间的关系，以及关于膜学研究的进展将会进一步有助于为中医基础理论研究提供思路和方法”（第 210、211 页）。

他经常引用西医的观点支持中医的“正气”学说，证明机体的自主反应、抗病反应与痊愈能力。

达维道夫斯基在《传染病病理学》中说，“传染病病理学的发展，不在于去发现更多的病原体，而是就已知的，甚至更少的病原体，生命有机体对它的典型性反应”。达维道夫斯基的话是在 20 世纪 50 年代说的，陆广莘特别看

重的是，他强调了机体主动的典型性反应。

德国学者拜因豪尔在《展望2000年的世界》中提出:“一旦把调节机制和抗病反应机制的活动原则搞清楚，就意味着医学的发展有了质的飞跃。强调的是调节机制和抗病反应机制的‘活动原则’，不是实体或实物要素，中医所重视的正是这种活动原则。”（224页）

中国的西医对非特异性免疫的看法也很有深意。中国免疫专家谢少文在20世纪50年代说:“机体的反应、疗效反应、药理反应，基本上是非特异性抵抗，不完全是特异性抵抗。而且特异性抵抗是建筑在完整的非特异性抵抗的基础之上的，非特异性抵抗的基础不扎实的话，特异性抵抗的形成也是非常困难的。”陆广莘在1962年研究王履学说的时候就注意到这一点。

中医很早就知道人体内存在一种本能的、自觉的健康能力和抗病反应，称之为“正气”，与前面西医所说的“典型性反应”“活动原则”和“非特异性抵抗”是一致的，这是在原则上对中医的肯定和支持。在技术层面，中医则应该以充分的自信，对待西医和其他学科，采取学习和包容的态度。陆广莘“对以邪为本的对抗性治疗，并不全盘否定和抛弃，而是超越包容和提高到为人的健康能力服务这个高度，并限制其对抗程度和持久用药”（第214页）。“我们应该在中国自己的基础上，批判地吸收西洋有用的东西”“创造出中国自己的、有独特民族风格的东西，这样道理才能讲得通，也才不会丧失民族信心”（第215页）。所以，陆广莘先生在晚年的文章和讲话中，经常说，要“从中医学出发思考问题”“坚定中医学的自我学科主体意识”“发皇古义，融会新知”“重铸中医魂”“重建中医主体价值体系”“超越包容，综合以创新”“应当以‘健康医学’模式和生态医学观为结合的基础”，最后归结到健康医学和生态医学的建设上来。

五、由览观杂学、博闻强记到历多达妙、通合道理

陆广莘认为，“医学是杂学。因与人相互作用的自然社会环境是多层次的，所以医家应成为杂家，应该能够‘览观杂学，及于比类，通合道理’（《素问·示从容论》）”（第240页）。他博览群书，博闻强记，知识渊博，又善于抓住重点，提炼精华，长于体悟，为我所用。我们知道，文学艺术源于生活又高于生活。董其昌《画旨》云:“以境之奇怪论，则画不如山水；以水墨之精妙论，则山水决不如画。”陆广莘从广泛阅读和深入实践中，寻得有用的章句，总结深刻的道理，画龙点睛，出口成章，发常人之所未发。犹如

画中山水，更见真实与精彩。前面提到的许多名人名言，他的习惯是当即记住，经常引用，倒背如流。对一些外国学者的名言警句，也是如此，如马克思、恩格斯、黑格尔、恩格尔、拜因豪尔等的话，在他的文章中，随处可见。在谈到如何正确诊断，如何抓住人体自稳调节这个枢要时，他引用成都武侯祠的一副对联："能攻心则反侧自消，从古知兵非好战；不审势则宽严皆误，后来治蜀要深思。"不过，根据中医的特点，下联做了一点修改，改成"能攻心则反侧潜消，自古知兵非好战；不审势则补泻皆误，从今用药要深思"（第252页）。诊病要看病势，对病人的阴阳平衡状态要审时度势，做出总的评估。在这一点上，良医和良相是相通的。他经常引用黑格尔的话，"相互作用是事物的真正的终极原因"。事物的"特性就是相互作用本身，事物离开相互作用就什么也不是"。于是借苏东坡的一首诗来说明："莫道弦上有琴声，放置匣中何不鸣？若言声在指头上，何不于君指上听！"苏轼的这首诗，题名《琴诗》，是一首讲哲理的诗，很有宋诗的特点，它讲了琴与指之间的相互关系。《楞严经》说，"譬如琴瑟，箜篌，琵琶，虽有妙音，若无妙指，终不能发"，也就是这个意思。

2003年5月的一天，陆广莘先生跟我讲到章次公用独参汤治林伯渠呃逆一事。讲完，最后加了一句，"这个病例发表在1956年《中华外科杂志》上"。为了核实这个病例，我随即到中国中医科学院图书馆去找这本杂志。但从1956年第1期翻到第12期，没有找到。回到办公室，我坚信先生的记忆不会有错，于是请一位年轻的同事帮助，再去查检，结果在《中华外科杂志》1956年的第12号上，找见了这个病例。原来，这个病例记载在江西省吉安专区人民医院易子中写的"用中药治疗手术后顽固性呃逆一例报告"之后的"编者附志"中。还有一次，陆广莘先生讲，"治外感如将，治内伤如相。治外感病，兵贵神速，机圆法活。治内科病，坐镇从容，神机默运，无功可言，无德可见"。我问他，这句话出自哪里？先生说，"吴鞠通讲的，你可以去找《温病条辨》"。果然，在《温病条辨·卷四》中，找见了这段话。原文是："治外感如将。兵贵神速，机圆法活，祛邪务尽，善后务细。盖早平一日，则人少受一日之害。治内伤如相。坐镇从容，神机默运，无功可言，无德可见，而人登寿域。治上焦如羽，非轻不举；治中焦如衡，非平不安；治下焦如权，非重不沉。"（《温病条辨·治病法论》）陆广莘先生的博闻强记，善作点睛之笔，我是真正地领教了。

六、师道未竟，今可谁问？

陆广莘先生一辈子潜心于中医事业，但他的一只眼睛始终紧盯着现代医学的前沿。他经常学习和思考的问题是，当前，现代医学的进展如何？困局何在？世界卫生组织的工作重点与未来指引有哪些？中西医学的现状和比较优势如何？医学为何，中医何为？新的传染病、流行病和新的卫生问题不断出现，医学观念和防治措施不断更新，他的思维与时代的长河一起流淌。

陆广莘提出建设生命科学问题。中医的生命科学观念和西方的生命科学观念既是相通的，又是有区别的。因为前者是宏观的，后者是微观的；前者是哲学的，后者是物质的。1953 年美国科学家詹姆斯·华生发布 DNA 双螺旋模型。1958 年以后，陆广莘一直关注细胞、分子和基因组学的研究。当前，基因产业受到前所未有的重视。2016 年，基因组学以及在此基础上发展起来的精准医学均被纳入国家“十三五”规划。20 世纪 80 年代，美国开始启动“人类基因组计划”，旨在测定人类基因组的全部 DNA 序列，了解人类所有与癌症相关的基因信息。2003 年，历时 13 年、耗资 10 亿美元的“人类基因组计划”宣告完成。人类的遗传病、出生缺陷、癌症、寿命以至天赋，均可予以解读，并通过精准医学得到防治。只是目前还没有能力跟踪活体细胞中基因产物的运动和分布，找到病理情况下的异化，比如癌症细胞的发生和转移。基因检测，一个人一生做一次就够了，不仅可以预测患病的可能性，还可以指导科学用药和选择更健康的生活方式。在美国，奥巴马总统几年前就提倡精准医学。有人认为，“人类基因组计划”的下一步，就是“精准医学”时代的到来。面临现代生命科学的巨大进步和如此咄咄逼人的“大兵压境”状况，中医学将如何应因？陆广莘医学思想将做何解释？我想，陆广莘先生会说，基因组学将证明人的生命体的“七自一包”功能（陆广莘提出人体具有“自选择、自清除、自组织、自演化、自稳态、自适应、自调节”和皮肤包裹的“整体边界屏障功能”）。基因检测对生命的认知和提示，不仅将精准指导临床医学，也有利建设健康医学。但人体生命中的一切，不可能全部是“命中注定”。有一些致病因素，亦非基因所左右。人类的发生、发展、变异、进化，永远处于动态变化之中，它不会在科学研究面前停止前进的脚步！正如基因组学专家自己所言，活体细胞中基因产生的运动和分布及病理状态下的异化，目前还没有能力跟踪。今后跟踪了，结论又会如何？一切尚在探索之中。中医学是打开人类文明的钥匙，更是打开人类健康之门的钥匙。精准医学，不会是无限的。它一定会精准指导人类健康，如果不被疾病医学包围的话。

（2018 年 11 月 12 日改定）

陆广莘的临床水平（附医案两则）

陆广莘中医学徒出身，1950年23岁时候，就在上海挂牌行医，之后带头组织联合诊所，小有医名。1952年考取北京大学医学院，学习西医5年，属于“中学西”一类。毕业后分配在北京大学人民医院工作，当时，西医医院的中医科刚建立，他是一个中医科小大夫，和众多西医大家名流一起，互相学习，参与会诊，用中医中药治好了许多病人，其中不乏疑难病症。这样一干就是26年，积累了大量临床经验。因为他的中医理论功底好，思辨能力强，1986年调到中国中医研究院（现中国中医科学院）创建中医基础理论研究所，从事中医理论研究，但始终没有脱离临床。晚年，坚持临床门诊，参加过多次会诊，如治疗一例百岁老人的肠梗阻，用中药灌肠，使病情缓解，存活了10个月；广州一青年高烧不退，抗生素无效，他用升麻葛根汤一剂见效，次日热退，复发后改大柴胡汤善后，随即痊愈。还有若干肿瘤病人，经他诊治，卓有疗效。我多次建议他把北大医院26年间治疗的典型病例（病历）找出来总结分析一下，他没有反对，也没有同意，也没有机会和时间实行。

1980年代从事中医理论研究之后，临床的时间显然减少，加上他一贯主张，医生的作用在于发掘和提高病人自身的正气，不迷信药物的作用、不夸大医生的本领、不炫耀临床的功绩。他的临床病例，记录不少，但总结不多。晚年，他经常参加会诊。有两个典型医案，我把它记录下来。其中有一个病例，我整理完之后，他做了修改，很值得珍藏。

陆广莘在诊病的时候，有几个细节值得注意。一是大量的语言疏导。给患者分析病情，去除顾虑，交代预防养护方法。对病因、病理、转归、预后，既用中医，又通西医，说得患者心服口服，高高兴兴地拿着处方离开。二是常用中成药“老三样”，即补中益气丸、加味逍遥丸、防风通圣丸。补中益气，增其正气；加味逍遥，精神调理；防风通圣，防病治病。“老三样”不是一开始就用，主要用于主病已去，后期调理。有的病人并无器质性疾病，只是情绪焦躁紧张，长期过度医疗，需要用疏浚和消解的药物使其舒缓下来，也用“老三样”调治。三是提倡细嚼慢咽，多吃干的，少吃稀的。推荐患者常吃糖醋泡姜蒜萝卜，健脾理气，佐餐防病。四是嘱患者晚上用花椒水泡脚，促进血液循环，改善睡眠，祛除湿气；患妇科病者，还可以用来坐浴。一般人认为这些小药土方怎么能治大病。但陆老自有深意，十分看重。在无锡李同丰医馆出诊的时候，患者听了糖醋姜蒜萝卜、花椒水泡脚，一下子记不住，由助手冯静芳帮助他记录下来，印成传单。现与病例一併附录如下：

附：

老年肠梗阻一例（陆广莘口述）

高热不退一例（陆广莘口述）

花椒水泡脚（陆广莘口述）

糖醋姜蒜萝卜（陆广莘口述）

老年肠梗阻一例

——陆广莘医案之一

患者某，99岁，口腔肿瘤（齿龈癌，高分化鳞癌），2006年3月进行放疗。继患肺炎，19种抗生素轮流使用无效。之后，心梗。进而肝功不全，肾功能衰竭，继发肠梗阻，36小时内呕吐4800毫升。专家组意见，必须手术，但又不能承受手术，认为只有几个小时的生命了。2006年4月27日夜半，请中医诊治。陆广莘开了一服中药：吴茱萸3克，川椒3克，附子3克，大黄6克，共计15克，急煎120毫升，灌肠。每10分钟灌30毫升。灌肠半小时后，出现肠鸣音。29日，X线见肠子慢慢蠕动，扩张的肠体缩小。以后几天，一直处于通而不畅状态，病情比较平稳。这位老人后来维持生命10个月。于2008年1月因心衰室颤频发去世。这一例老年肠梗阻，多脏器衰竭。肠系膜血液循环不畅。肠梗阻部位，正是腹腔神经丛和太阳神经丛的部位。中医诊断，属于命门火衰，故用温经汤灌肠。温经汤温补肝肾，有温肝益气运血之功，1950年代曾用以治胃癌、肝硬化，均有效。陆广莘认为，这是一个个案，很难重复，谈不上诊疗思想，但诊疗的思维方式有一定意义。

（陆广莘口述，诸国本整理）

2007年6月—2008年10月

陆老于2008年10月30日来笔改定

老年肠梗阻

——陆广莘医案之一

患者某，99岁，口腔肿瘤（齿龈癌，高分化鳞癌），两月前结束化疗。继患肺炎，19种抗菌素轮流使用无效。之后，心梗。肝功不全，肾功能衰竭，突发肠梗阻，36小时内呕吐4800毫升。专家组意见，必须手术，但又不能手术，认为只有几个小时的生命了。2006年4月28日夜半，请中医诊治。（陆广莘）开了一付中药：吴茱萸3克，川椒3克，附子3克，大黄6克，共计15克，煎200毫升，灌肠。每10分钟灌30毫升。灌肠半小时后，出现肠鸣音。29日，X线见肠子慢慢蠕动，扩张的肠体缩小。以后几天，一直处于通而不畅状态，病情比较平稳。这个病人后来维持生命10个月。于2008年2月去世。这一例老年肠梗阻，多脏器衰竭。肠系膜血液循环不畅。肠梗阻部位，正是腹腔神经丛和太阳神经丛的部位。中医诊断，属于命门火衰，故用温经汤灌肠。温经汤温补肝肾，有健脾益气化痰之功，1950年代用以治胃癌、肝硬化，均有效。

这是一个个案，很难重复，谈不上诊疗思想，但诊疗的思维方式有一定意义。

（陆广莘口述，诸国本整理）

2007年6月~2008年10月

图：陆广莘亲笔改正医案

高热不退

——陆广莘医案之二

某，男性，29岁。连续10日高热40℃，查咽后壁有脓点，白血球14000～17000，肥达氏反应1∶40—1∶160。

用金霉素，新霉素，地塞米松，物理降温，均无效。

2001年2月10日中医接诊。

患者年轻力壮。高热，白血球升高，肥达氏反应阳性，咽部脓点意味对炎症有局限化能力，均为机体高度抗病反应之表现。

升麻葛根汤主之：

升麻　葛根　柴胡　防风　桔梗　枳壳　赤芍　川芎　僵蚕　蝉衣　姜黄　甘草

次日热退。4日后又发热，舌苔黄厚，两胁发胀，腹泻，泻后有轻松感，改用大柴胡汤。

服后热退，痊愈。

陆广莘认为，外感病起，切忌闭门留寇，而宜给病邪以“出路”的政策。升麻葛根汤原为儿科透发麻疹、解肌解毒的方剂，患者年轻，高热不退，机体反应强烈，故顺其病势，以透发泄热为主。本方升麻葛根汤加柴葛解肌汤并寓升降散之意，重用升麻柴葛，撤降药（大黄）而得效。烧退以后，患者急于食补，壅塞病邪外泄而致两胁发胀，发热复燃，少阳阳明合并病变，改用大柴胡主之而安。

陆广莘说，这个病例是由邓铁涛、任继愈推荐而接诊治疗的，第一方曾征求过他们两位意见，三人默契。

（陆广莘口述，诸国本整理）

2008年9月27日

花椒水泡脚

国医大师陆广莘临证时，每嘱患者用花椒水泡脚。方法是：花椒 10 克，放在“味宝”（调料盒）内，或用纱布包住，加水适量煮沸，待水温降至或用凉水兑至适当温度后，每天睡前泡脚 20 分钟左右。10 克花椒，可连续用多次，直至味淡为止 。

俗话说，树老先老根，人老先老脚。从猿到人，人类由四肢行走到双脚直立，脚成了“忍辱负重”的支点。但脚远离心脏和口鼻，是气血运行的末梢和气血供应的缺口。而气血的运行是一个网络，一处不畅，整体受阻，多种疾病由此而生。中医还认为，下肢有 6 条经脉，脚部有许多重要穴位，如脚底的涌泉穴，可治头痛头晕，咽痛失音，小便不利，大便困难，小儿惊风，霍乱转筋；针刺小趾外侧的至阴穴，可治头痛鼻塞，脚膝肿痛，胎位不正；还有内踝、外踝附近的昆仑穴、太溪穴、三阴交穴，常治头面、五官、生殖系、泌尿系诸多疾病。总之，用热水洗脚，可使脚部以至全身气血流畅，供血改善，整体的生理机能得到调整。所以古代就有人主张，“热水泡脚，胜过吃药”。

泡脚所用的花椒，是厨房里常用的调料。它是芸香科植物花椒、青椒的果皮，呈紫红色或棕红色，有浓烈的辛香味，全国各地均有生产，以四川的川椒、青椒最有名。花椒性温味辛，归脾、胃、肾经，具有温中止痛、除湿止泻、杀虫止痒等功效。中医常用于治疗脾胃虚寒，脘腹冷痛，肺寒喘咳，阴痒带下诸证。外用于炒热外敷和煎水熏洗。花椒水（温水）也适用于女性坐浴，对霉菌性阴道感染和宫颈糜烂颇有疗效。花椒杀虫，驱蛔方剂常用花椒，对多种皮肤病以及冬季脚部皲裂和冻疮，花椒水泡脚都非常好。用花椒煎水泡脚，使热水洗脚更添药力，这也是一种内病外治、上病下治的方法，达到温中补虚、畅通气血、改善睡眠、调整功能的目的，既有治疗作用，又可养生防病，比内服药更加安全并易于推广。

（陆广莘口述，冯静芳整理）

糖醋姜蒜萝卜

国医大师陆广莘临证时，常嘱患者平时多食“糖醋姜蒜萝卜”，现将其制作方法和功效简介如下。

原料：白萝卜、大蒜、生姜、醋、白糖。

容器：玻璃瓶或瓷罐。

制作：将大蒜剥去蒜皮，生姜切片，白萝卜带皮切成薄片，加入白糖，一同放入容器内，倒入醋汁，搅拌均匀，浸泡半日后即可食用。

白萝卜与姜、蒜、糖的比例约 10∶2∶2∶2（不必过于精准），醋以淹没萝卜为度，酸度和甜度可按食用者口味做适当调整。

提示：一次制作量不宜过多，最好在一周内食用完。久泡后的萝卜虽仍可食用，但口感较差，口味过酸，影响食用兴趣。另外，最好不要空腹时食用，以免胃部不适。本品作为佐餐小碟或餐后零食，食量随意，主要是吃萝卜，姜、蒜也可陆续吃掉，醋酌情继续利用。

作用：舒肝、利胆、解郁、化湿。

生姜性热，味辛，归脾、胃、心、肺经，功能是解表散寒、温中止呕、化痰止咳，特别是生姜中含有一种类似水杨酸的化合物，相当于血液的稀释剂和抗凝剂，对降血脂、降血压、预防心肌梗塞有一定作用。生姜中的生辣素对心脏、心血管有刺激功能，可以加速血液流动，促使排汗，带走体内多余的热量，具有排毒、养颜、减肥功能。生姜中所含的姜酚有很强的利胆作用，可用于预防和治疗胆囊炎、胆石症。

大蒜是一种天然的植物抗生素，具有杀菌、消炎、散痛、止泻、利尿等作用，大蒜有较高的抗氧化活性，常食可增强人体免疫力。

白萝卜又名莱菔，是萝卜的一个品种。李时珍在《本草纲目》中评价其食用价值：“可生可熟……可糖可醋……可饭，乃蔬中之最有利益者。”它具有下气、消食、润肺、解毒、生津、利尿、化痰止咳等作用，对肺热、便秘、气胀、食滞、痰多等均有疗效。白萝卜含多种维生素，尤以维生素 C 的含量比一般水果多；内含的糖化酵素、淀粉酶和粗纤维能分解食物中的淀粉、脂肪等成分，易被人体吸收；萝卜中的芥子油促进肠胃蠕动，有助于体内废物的排出。常食萝卜对降低血脂、软化血管、稳定血压、预防冠心病、动脉硬化、胆石症等都有较好的作用。

生姜、大蒜和白萝卜经糖和醋浸泡后，中和了各自的功效，成为人们简便易行的保健帮手。特别是加工后酸甜的萝卜带有淡淡的姜蒜香气，口感更好，更利于人们接受。

（冯静芳整理）

中医理论研究的锋芒

——重读陆广莘先生的一封信

新冠肺炎流行期间，居家隔离，整理旧物，发现陆广莘先生在33年前给我写的一封信。重读一遍，百感交集。陆老在信中谈到的中医问题，在不同程度上依然存在，其中反映的中医理论研究的锋芒，仍让人振聋发聩。

这信写于1987年1月7日晚上，近1500字。我记得，1986年11月我从青海省卫生厅调到北京。1986年12月20日，国家中医管理局正式挂牌成立。大概在12月份，曾在后海边上醇亲王府遗址、原卫生部大院里开过一次老中医座谈会。会上，陆广莘的发言立意高远、逻辑严谨，谈的是中医发展的宏观问题，而且记忆清晰、论据确凿，引起我极大兴趣。会后，送老中医们出门的时候，我见陆老衣冠楚楚，风度翩翩，显得非常年轻。说了句“你是位年轻的老中医”（这句话他后来一直记着）。会后，我写信向他咨询30年代余云岫等“废医存药论”的有关文章。因为是初交，我在信里大概也交代了一些调来北京的情况。至于说我可能主管中医教育的事，那只是他听人传说而已。

在这封信里，陆广莘谈了十个问题。

第一，“五四”以后，以西方文化的价值观看待中医，否定中医理论，以西医观点改造中医。“这是一个时代的观念”“不仅西医界如此，中医界也然”。

第二，“这种以实证科学为基础的科学观，重视历史决定论、外因决定论和结构决定论，与中医学的研究关系学，重视目标决定论、主体决定论和功能决定论是两个不同的价值体系”。这个论点，在他所著的《中医学之道》一书中有充分发挥。

第三，他对解放后的中医教材有一个总的批评，就是中医理论的西化。“不能摆脱用西医病因病理病位改造中医理论，从而说中医学术从属于西医，使大学生、研究生产生（对中医的）信仰危机”。

第四，“当前中医教材的分化，不是学科发展的结果。如果不是学科自然发展而仅仅在教材上做文章，没有相应的学术成果，容易导致失败。科学发展不只表现在分化，更表现在分化基础上的综合，表现在系统化水平的提高，表现为内在联系的加强，而不是离散、堆砌和重复”。

第五，“不少人把中医学术发展战略问题，归结为中西医结合和中医现代化，独独忽略了中医自身的主体化建设。缺乏中医主体化建设的中西医结合和中医现代化，最终将成为空中楼阁”。

第六，从事医学教育的医生“只教书，不临床；只写书，不看病。这种风气中医界也存在，造成临床实践不用中医理论，不上升到中医理论，切断了中医理论与临床实践自身的良性循环。这样下去，怎么能培养高水平的中医呢？因此，中医教育，首先是质量问题”。

第七，“中医应该是名副其实的中医，中医医院应该是名副其实的中医医院”，这是 1982 年衡阳会议的主题。“中医也应该学一点西医的诊治手段”，但“社会对中医、病人对中医，以至于西医对中医的需求，是希望用中医理论和方法解决问题，而不是要你的西医知识”。

第八，“中医积极利用现代科技，也要有一个吸收的主体”，千万不要忘记你的目的是发展中医。

第九，要分清“中医研究”与“研究中医”的主体区别。“中医研究院应该是名符其实的‘中医研究’院。我们不反对研究中医，但要引导他们真正地‘有的放矢’‘实事求是’地找出中医自身的规律”。

第十，“在学术上达到中医和西医处于同等地位，这个任务很艰巨”。也就是说，真正做到“中西医并重”不容易，需要我们继续努力。

凡是对陆广莘的学术思想有所了解的人，或读过他的《中医学之道》的人，对以上论述不会感到陌生，对他的论说水平也叹服不已。只是这些论述是陆老在 33 年前提出来的，至今仍有其现实意义。在这封信里，他告诉我“废医存药论”的代表性文字发表在《中华医学杂志》1935 年 7 月号。而且说，是在“作者江酶鸣题为‘存乎！废乎！’的文章后的‘编者按’里”。我坚信，他在那年 1 月 7 日晚上写这封信的时候，没有去查杂志，全凭他惊人的记忆。甚至像“江酶鸣”这个作者，他也没有忘记。据《得烟楼上传·清代、民国安庆名医史料》（1937 年以前资料，共计 116 家）记载，江酶鸣是安徽安庆名医（大二郎巷）。

陆广莘指出，先是以西医的观点否定中医理论，后以西医研究中医，改造中医理论，“这是一个时代的观念”。时代的观念，也就是时代的大趋势。认识这个大趋势非常重要。解放初期，科学价值观加苏联模式，把科学与不科学对立起来，把现代与传统对立起来，把基础与应用对立起来，把文科与理科对立起来，甚至一切都归结于先进与落后、革命与反革命。1929 年余云岫废止中医的提案，就是打着“医学革命”的旗号提出来的。

这个大趋势决定了我国卫生体制的基本盘，卫生工作的方针任务就是实现医药卫生现代化。不仅卫生部门要抓现代化，政府综合部门、有关部门也要支持医药卫生现代化。在科学眼光的审视下，他们可能取缔中医，也可以“漏列”中医。针对这种情况，国家根据中国国情，用文件、政策、条例、法规进行了校正、保护、平衡，直至并重。

几十年来，国家领导人对中医药的历史意义、文化意义、政治意义做了高度评价。现在真正需要担当和落实的，是中医队伍自己。时过境迁，可能人亡政息，也可以人亡艺绝。但哲人的思想永存。对中医临床能力的评估，对中医事业建设的成就及继续发展的探索，对中医理论建设的成败利钝，对中医教育教材的得失和深层次问题，对中医科研的方向和成果，我们应该有所复习、有所审视、有所反思！

（2020 年 5 月 9 日）

附：陆广莘先生信

陆广莘致诸国本的一封信

诸国本同志：

大札聆悉。得知奉调来京，参加国家中医管理局领导工作，任务艰巨而光荣，为振兴中医肩负重任，为提高中医贡献力量，幸甚。

承询关于余云岫的原文，在《中华医学杂志》1935年7月号。作者江酶鸣题为“存乎！废乎！”的文章后的“编者按”。其中主要的三句话，末句确为“研究国药，试用成方，足以发扬国产药物而有余”。连起来三句话，就是“废医存药”论的原始资料。“五四”前后，用西洋文化价值观看待中国传统而否定中医药，当然有孙中山和鲁迅，他们都是学西医的。孙中山就读于澳门博济，就是1935年美人伯驾办的。伯驾被称为泰西大炮不能打开中国的大门，伯驾的手术刀打开了中国的大门，后来被任命为中国公使，并参予强加中国“治外法权”的望厦条约的制订工作。学西医的在当时不信中医理论，并非因其为政治或文学界的伟人而有所改变，这是一个时代的观念，迄今也不等于完全解决了。综观近代史，先是用西医观点，否定中医理论，后以西医研究中医，改造中医理论。不仅西医界如此，中医界也然。这也是一个时代的观念问题。西方实证科学的实体论，认为看得见、摸得着的才是科学。重视历史决定论、外因决定论和结构决定论，与中医学的研究关系学，重视目标决定论、主体决定论和功能决定论，是两个不同的价值体系，决定各自的认识和实践，各自的认识论和方法论。解放后中医学院教材由于不能摆脱用西医病因病理病位改造中医理论，从而说中医学术从属于西医，使大学生、研究生对中医理论也持否定态度，产生信念危机。不少人认为中医学术发展战略问题，归结为中西医结合和中医现代化，独独忽略了中医自身的主体化建设。缺乏中医主体化发展的中西医结合和中医现代化，将成为空中楼阁。听说您将主持中医教育工作，这关系到新一代中医人才的培养。管理局的成立，责任大，困难多，关键是人才问题。

社会对中医、病人对中医、以至于西医对中医的需求，是希望中医理论和方法解决问题，而不是要你的西医知识。

中医积极利用现代科技，也要有一个吸收的主体。

医务界不愿当临床医生，此风在中医界也造成只教书、不临床，只写书、不看病的书生。临床实践不用中医理论，不上升到中医理论，切断了中医理论与实践的自身良性循环，怎么能培养出高水平的中医。中医教育，首先是质量问题。中医院要真正名符其实是中医院，中医就应名符其实是中医。然后学点西医，吸收点西医的诊察手段，以至能更进一步用中医理论吸收利用西医药治疗手段。这才是真本领。当然中医研究院应能够逐步成为真正名副其实的“中医研究”院，而不仅仅是“研究中医”院。研究中医不能反对，要放宽政策，要引导他们真正地“有的放矢”，才能“实事求是”地找出中医自身的规律。但中医研究却长期被忽视，只有研究中医而没有中医研究。特别是研究中医者对中医不深入了解，或自谦为不懂中医，则对研究对象不清楚的，能产生高水平的研究成果吗？

由于认为只有西方科学才是科学，代表进步。非西方科学不科学和落后，从而被作为改造对象。因此在学术上达到中医和西医处于同等地位，这个任务很艰巨。要有一批重点高校培养扎实中医基础的人才，要有一支扎实基础的中医师资。

当前中医教材的分化热，不是学科发展的结果。如果不是学科自然发展而仅仅在教材上做文章，没有相应的科研成果，容易导致失败。科学的发展不只表现在分化，更表现在分化基础上的综合，表现在系统化水平的提高，表现为内在联系的加强，而不是离散、堆砌和重复。需要认真地论证，需要认真地试点，一步一个脚印。要有科学态度，要重视中医学自身特色，允许人们去创造，但不要一轰而起。

拉杂写来，匆此，即颂

冬安！

陆广莘　1987 年 1 月 7 日

第三部分

传统医药与非物质文化遗产保护

民族医药的生态性保护与生产性保护

我国除汉族以外有55个少数民族，人口为1.04亿，占总人口的8.40%。民族自治地方面积占全国总面积的64%，全国有5个民族自治区，30个自治州，120个自治县（旗）。少数民族大都居住在边疆或靠近边疆的地区，我国的陆地边境线长达2.2万公里，其中1.9万公里在少数民族地区。按2000年人口普查统计，人口最多的少数民族是壮族，共1617.88万人，排序依次是满族1068.23万人，回族981.68万人，苗族894.01万人，维吾尔族839.32万人，土家族802.81万人，彝族776.23万人，蒙古族581.39万人，藏族541.60万人。人口在100万以上的少数民族共18个。另外有22个少数民族人口在10万人以下，共计63万人，其中有几个民族人口分别不到1万人，如云南的独龙族7426人、东北的赫哲族4640人、西藏的门巴族8923人、西藏的珞巴族2965人。

近30年来，特别是从1984年9月全国第一次民族医药工作会议以来，我国民族医药事业得到较快的恢复和发展。

第一，藏、蒙、维、傣医加强了基础设施建设。

历史上有民族文字、有医学典籍，因而也有比较系统的医学理论并形成医学体系的民族医学，如藏医学、蒙医学、维医学、傣医学都建立了医疗、教学、科研机构。目前全国有民族医医院200个，编制床位9021张，卫生技术人员8484人。其中藏医医院69个，蒙医医院58个，维医医院40个，傣医医院1个，其他民族医医院32个（引自国家中医药管理局办公室主编《2007年全国中医药统计摘编》）。藏、蒙、维医均建立了高等教育和内设科研院所。

第二，发掘整理取得巨大成就。

历史上没有文字和医学文献的少数民族，民族医药的发掘整理成效显著，并用汉文编著出版了本民族传统医学的概论、医学史、诊断学和药物学等，其中以壮医学、苗医学、土家医学、瑶医学、侗医学为代表。此外还有仡佬、布依、畲、黎、拉祜、羌、佤、纳西、水、满、毛南等民族，也都出版了本民族的传统医学专著。同时，壮医学、苗医学分别在广西中医学院、贵阳中医学院内建立了高等医药学院或相关专业，从而从田野调查到全面整理，从口承医学到文传医学，使壮医学、苗医学等十几种民族医学终于成为看得见、摸得着、可供当代研究、可供后代传承的传统医学。这从世界范围内来说，也是一项伟大的文化工程。

第三，22 个人口较少的少数民族中，除毛南、仡佬以外，其民族医药资源底数不清，或调查粗略尚未整理。尽管这些民族的传统医药资源不会太多，能形成独立医学体系的可能性较小，但他们在艰苦条件下创造的医药经验，点点滴滴都十分珍贵，目前正在组织全面系统地实地调查。

第四，民族药工业化生产初见成效。1997 年至 1998 年，卫生部在部颁标准中设立了藏药分册、蒙药分册、维吾尔药分册，2003 年以苗药为主的 435 种民族药地方标准升为国家标准，目前民族药成药已有国家标准 896 个，进入《医保目录》47 个；全国民族药生产企业 150 家，年产值约 90 亿元。

第五，民族医药作为非物质文化遗产受到广泛重视。到目前为止，进入国家非物质文化遗产名录的民族医药有藏医药（拉萨北派藏医水银洗炼法和藏药仁青常觉配伍技艺、甘孜州南派藏医药、藏医外治法、藏医尿诊法、藏医药浴疗法、甘南藏医药、藏药炮制技艺，藏药七十味珍珠丸配伍技艺，藏药珊瑚七十味丸配伍技艺、藏药阿如拉炮制技艺、七十味珍珠丸赛太炮制技艺）、蒙医药（赞巴拉道尔吉温针、火针疗法）、畲医药（痧症疗法、六神经络骨通药制作工艺）、瑶医药（药浴疗法）、苗医药（骨伤蛇伤疗法、九节茶药制作工艺）、侗医药（过路黄药制作工艺）、回医药（张氏回医正骨疗法、回族汤瓶八诊疗法）等，还有一批保护项目已进入自治区（省）和县级名录。各地文化部门、中医药管理部门继续合作，将有更多的民族医药非物质文化遗产代表性项目得到审批并保护。

民族医药在恢复、继承的同时，也存在不少困难和问题，主要是认识不足、特色不浓、保护不力、丢失严重。有的地方在现代化、工业化、科学化、国际化口号下，传统文化的保护意识很差。有的认为草医草药是落后的东西，“今天西医西药发展很快，中医中药还管不过来，哪来那么多民族医药！”“民族医生文化低、水平差，出了人命怎么办？”有的为发展旅游文化宣扬民族医药，为单纯经济效益开发民族药，而很少为弘扬传统文化、延续民族血脉来振兴民族医药。在不少地区，民族医的执业门槛过高，缺乏培训机制和考试考核制度，基础建设严重不足，民族医药无用武之地，造成人员流失过多，临床活力衰退。民族药方面，民族药成药生产和民族医临床严重脱节，民族药走西药开发途径变得“有根无芽”，难以出台，而且一旦进入成药生产，资源破坏严重，保护和栽培工作跟不上。民族药成药进入《国家基本药物目录》和《国家基本医疗保险和工伤保险药品目录》阻力重重，从后门堵住了民族药扩大生产的可能性。以藏药为代表的民族药炮制工艺、生产工艺研究滞后、重金属含量和毒副反应不断受到质疑。

但总地来说，当前民族医药的发展遇到了前所未有的机遇。在建设中国特色社会主义社会中，国家对民族宗教问题十分关切，对民族医药采取“高度重视”“大力扶持”“切实加强”“充分利用”的政策，为保护和促进民族医药提供了有力保证。为了进一步贯彻落实民族医药政策，这里提出四点建议：

一、进一步提高对民族医药的认识

（一）民族医药是我国少数民族传统医药的总称。这是当代中国的一个特定学术概念。“民族”一词有广义和狭义之分，广义是指中华民族，具有“中国的”“本土的”“非外国的”意思，如民族工商业、民族资本、民族经济等等；狭义的概念即“少数民族”的简称，如民族事务、民族问题、民族歌舞，专指少数民族的事务、问题和歌舞，不包括汉族的事务、问题和歌舞在内。有人认为，中医药不也是民族医药吗？从广义而言未尝不可。但今天的中国，民族医药专指少数民族传统医药已约定俗成，没有歧义。

（二）民族医药不是当代新发现的或新创立的、统一的、无所不包的医学体系，而是藏医学、蒙医学、维吾尔医学、傣医学、壮医学、苗医学等集合在一起的学术统称和工作定义。这些民族医药之间虽有共性和交叉，但各自为用，基本上自成体系。它们的学术特点、发展道路、政策需求有许多相似之处。为了管理方便，采用这个学术统称和工作定义是必要的。

（三）民族医药是中国传统医药的组成部分，但不是中医学的分支。世界卫生组织对传统医学下过一个定义，认为“传统医学是传统中医学、印度医学及阿拉伯医学等传统医学体系以及各种形式的民间疗法的统称”。这说明，一切传统医学体系和各种形式的民间疗法都属于传统医学。《中华人民共和国宪法》规定，“国家发展医疗卫生事业，发展现代医药和我国传统医药”。中国的传统医学包括中医学、民族医学和民间医学三个组成部分。中医学是以汉文化为背景的中国历史上的主流医学，是以《黄帝内经》为主要经典著作的传统医学体系，在形成发展过程中曾广泛吸收了少数民族的医药经验，反过来又给各民族医学以巨大影响。它是中国传统医学的当然代表，以至在很大程度上成为中国传统医学的代名词。中国人在国内用传统医学这个词觉得很自然，但发达国家把传统医学视为另类，称为“补充医学”“替代医学”或“非常规医学”。在西方有些人的眼里，传统医学是流传于民间的、土著的、落后的、医巫不分的古老医学，是难登医学大雅之堂的。澳大利亚中医界的朋友曾正式致函国家中医药管理局，建议中国的中医学应称 Chinese Medicine 而不主张用 Traditional Chinese Medicine，认为“传统医学”是医学领域的落后成分，“传统”带有贬义，显然这是对中国传统医学的误解。

（四）民族医学与中医学有明显区别。

民族医学与中医学的区别，主要有三点：

1. 文化背景不同。中医学的文化背景是以儒家思想为主的儒道佛合流文化，而藏医学的文化背景是藏传佛教文化，维吾尔医学的文化背景是西域伊斯兰文化，傣医学的文化背景是南传上座部小乘佛教文化，如此等等。

2. 理论体系不同。中医学的基础理论是藏象、经络、气血、精气神以及诊断的四诊八纲，药物的四气五味、升降浮沉和归经。藏医学的基础理论是五元（土、水、火、风、空）、三种因素（隆、赤巴、培根）。维吾尔医学的基础理论是四大物质（土、水、风、火）和体液学说（胆液质、血液质、黏液质、黑胆质四种体液的功能变化和平衡）。朝鲜医学的基础理论是四象人论（太阳人、太阴人、少阳人、少阴人）。壮医学的基础理论是阴阳为本，天地人三气同步，脏腑骨肉气血三道（气道、谷道、水道）两路（龙路、火路）和巧坞主神等等。

3. 医技方药不同。中医学用针灸、汤液和推拿等非药物疗法治病，中药经加工炮制和成药生产，成为饮片和中成药。藏医学除望闻问切以外，尿诊很有特色，以辨别尿的颜色、温度、气味、泡沫和沉淀物来诊断疾病。诃子在中药中作为固涩药，藏医视为药中之王而普遍应用。同样一株植物，药用的部位，功能、作用，中医和民族医有的相同相通，有的明显不同。中药以饮片入药，苗、瑶、侗医则多用鲜草。这些方药技术的不同，又与当地的自然条件、生产生活方式与风俗习惯有密切关系。

二、高瞻远瞩，全面规划，多方协调，分类指导

中国自古以来是一个多民族国家，汉族和少数民族共同创造了中华文明，

国家“大一统”的政治理念与民族文化的多样性构成了文明史的主流，达到了文化认同和政治认同的统一。少数民族的传统文化是它的民族精神的凝集和民族血脉的承继。民族传统医学是这些民族在长期的生产生活中积累起来的生存经验，这种对生命的认知以及与疾病作斗争的实践丰富了中国传统医学，理应得到充分的认识和尊重。尽管今天西医学已经成为国际性的医学，中医学是博大精深的传统医学体系，但都无法替代民族医学的客观存在和巨大作用。

藏医学是中国民族医学的杰出代表，早在公元8世纪，著名的医学家宇妥·元丹贡布编著了藏医学经典著作《四部医典》，藏医学对人体在高寒缺氧环境下的生命健康做出了突出贡献，它的“土、水、火、风、空”的五元学说和“隆、赤巴、培根”的三种因素是藏族人民的自然观和生命观的结合。它在历史上留下的80幅曼唐（医学唐卡）即教学挂图，是世界上任何一种传统医学都无法比拟的。19世纪由帝玛·丹增彭措编著的《晶珠本草》一书是藏药的集大成之作，收载药物2294种，去掉重复的和一物多用的共计1167种。藏医学所反映的哲学思维、生命信息和医药知识令其在世界传统医学领域独树一帜。

我国西南地区是一个多民族聚居区。云南省除汉族以外，人口在5000人以上并有一定聚居区的少数民族有25个，其中有16个民族跨境而居，15个民族为云南省所特有。贵州也是一个多民族省，贵州少数民族人口1290.09万，占全省总人口的36.77%。其中，苗、布依、侗、仡佬、水等民族在贵州分布较为集中。全省苗族人口419万，占全国苗族总人口的46.9%。广西是少数民族人口最多的民族自治区，有壮、瑶、苗、侗、仫佬、毛南、回、京、彝、水、仡佬等11个世居民族。在所有这些民族地区，少数民族群众的草医草药知识都非常丰富，出门抓一把草就可以治病，许多草药知识是西医不知道、中医不掌握的。

在历史上，民族医药为人民的身体健康和生存繁衍做出过重要贡献；改革开放以前，当地人民的防病治病，很大程度上仍然依靠草医草药。对于民族医药这样一笔巨大的历史财富，如何保护、如何利用，显然应该有一个全面规划。这个规划，应该从尊重民族权利、发展民族文化的全局出发，高瞻远瞩，以医带药，全面振兴。而不是急功近利，光看到它的药材资源、旅游资源、开发价值和经济效益；也不是零敲碎打，在传统医药文化的地摊上选取几样宝贝以炫人耳目，也不要在基础很差、基本情况都不了解的情况下马上去抓“关键技术”。民族医药涉及跨地区广泛领域，其基础水平和发展状况很不平衡，因此更应该加强协调，大力合作，分类指导，防止低水平重复和工作安排“一刀切”。

三、要特别重视口头的非物质传统医药文化的保护

人类借口头语言传承知识的历史远比书面文化的历史悠久，即使有了书写文化，口承文化仍有其生命力和广阔前景。在中国民族医药中，有文字、有文献的民族尚属少数，大部分是蕴藏在民间的、凭借口传心授的草医草药知识，像壮医、苗医、瑶医、土家医、侗医等等都是这样。这部分口头的传统医药文化，丢失尤为严重，消亡危险更大，其原因除了口承文化本身的飘逝性以外，还由于过去人们比较看重文字传承，而轻视族群记忆和口承文化。大量的草医草药知识，本来都是在生产生活实践中积累起来的，是通过群众记忆和父子相传、师徒相传不断丰富、不断选择、修正、过滤而渐趋稳定且经久的，其间蕴藏着这个民族最宝贵的文化基因和历史经验，而一旦丢失就无法再生。另一个原因是民族医药长期处于“两栖文化两不管”状态。民族文化工作者大都是哲学社会科学界人，他们的研究领域主要是社会、语言、历史、文学、艺术、经济一类，一般不研究民族医学，在田野调查中也有意忽略民族医学，他们认为民族医学技术性强，属于医学门类，是卫生部门的事。而卫生部门过去对民族医药了解不多，扶持不够，专门研究更少，对口承医学能否进入医学殿堂歧见甚多，有的干部甚至持否定态度。使民族医学及其非遗身份在相当长的时间内，卫生部门不管，文化部门也不管，在学术领域处于“两不管”的状态。第三个原因是客观困难。口承的民族医药内容各异，地域性强，专业性强，队伍参差不齐，自主研究的能力和条件都不足，于是造成这一部分非物质文化遗产处于十分濒危的境地。

近30年来，人们对藏医学、蒙医学、维吾尔医学、傣医学比较重视，认为它们有文献、有理论、看得见、摸得着，而对那些口头传承的医药文化，则认为它们“没有东西”“没有理论”“没有教育”“无法考试”，长期采取不承认、不研究、不解决的态度。这些原来的民族草医因为得不到重视，没有资格执业，大都为了生计改了行，也无心传授其子女。从民国以来近百年的荒废，几十年的迟疑，偶有自尊自贵而执着者，毕竟已是少数。这样，一边是西医西药千帆竞发，一边是草医草药寂寞无问，这就是为什么到2006年，《中共中央关于构建社会主义和谐社会若干重大问题的决定》中严肃提出，

“大力扶持中医药民族医药发展”，这个决策使基层的民族医药人员欢欣鼓舞，但在管理部门，有的人心领神会，有的人至今还并不理解。以致这一部分口头传承的民族传统医药岌岌可危，濒临失传，加紧保护和抢救，实在是到了刻不容缓的时候了。

四、大力保护、扶持、促进民族医药发展

民族医药的继承发展，可分传统文化和医药科技两个层面，前者以生态性保护为主，后者以生产性保护为主。因此非常有必要制定政策措施，区别情况，分类指导，努力恢复，协调发展。

民族医药在活态状况下，一直处于不断应用、不断积累、不断创新的过程。这个过程，本身就是生产性保护过程。但在工业化、现代化环境下，不少地区的民族医药有的已被废弃，有的正在衰亡。为了保存这一支血脉，也为今后“充分利用”保存火种，首先需要从文化层面上做全面的生态性保护。

（一）对过去有文献、有基础的民族医学如藏、蒙、维、傣医学等，应有全面的建设规划，对医疗、教学、科研工作精心设计，精心研究，坚持民族医药特色的发展方向，加强基础设施建设，特别要强调适应共性、突出个性，按民族医药的规律和特点办事。

（二）对原先口承的民族传统医学进一步做好发掘、整理、研究工作，用特殊政策保存草医草药人才，建立考试考核制度，加强培训教育，制定并实行实事求是的执业资格标准，恢复临床能力，为他们提供医疗、教育、科研的基本条件。

（三）以临床必需、就地取材为原则，全面放开民族医医疗机构和个人诊所的内部制剂，并进一步加强科研，提高质量。在保护资源、保护生态的前提下，发展民族医药产业。

（四）建立民族医药文化园区。在民族医药基础较好、资源丰富、应用广泛、群众信誉度高的县、乡、村（特别是名医名药之乡），建立民族医药文化园区。除保留传统医药历史文化以外，坚持民族医药的养生习俗，普遍采用民族医药防病治病，推行具有民族医药特色的卫生设施，保留民族医药的文化信仰，建设返璞归真的现代生活乐园。

在 1984 年全国民族医药工作会议闭幕式上，当时的卫生部副部长谭云鹤有一个总结发言，他说：“民族医药问题不单纯是一个医疗卫生问题，而且是一个政治问题和民族问题，是一个如何对待传统文化的态度问题。它对发

扬民族文化、促进民族团结、保证民族繁衍昌盛和人民身体健康都有巨大的意义，是建设具有中国特色的社会主义医疗卫生事业的需要，是民族团结的需要，是建设社会主义物质文明和精神文明的需要。这是一个事关重大的问题，而绝非一时的权宜之计”“我们卫生部和各级卫生行政部门也存在一个对民族医的再认识问题。所谓统一认识，首先是要统一卫生行政领导部门的认识，改变那种忽视民族医，甚至歧视民族药的做法”他还说：“我国的民族医药，除藏医、蒙医、维医以外，还有傣医、壮医、苗医、瑶医、朝医、彝医等等，还有许许多多的民间草医。”（引自国家中医药管理局《中医工作文件汇编（1984—1988）》，第57—58页）在后来的20余年中，基层卫生部门不断有人说“我们是四大民族医之一”“民族医药只有藏、蒙、维、傣，其他都是国家不承认的”。我重引这两段话的意思，就是想说，目前不少年轻干部对文化多样性认识不足，对历史文件不太了解，对政策的连续性注意不够，以至常常把“旧事重提”看作“老生常谈”或“别出心裁”，其实，历史文献和老一辈干部的经验是不容忽视的。

（2009年9月5日）

传统医药非物质文化遗产保护的重点领域

一、加深对非物质文化遗产的理解

（一）非物质文化遗产的概念

2003 年 10 月联合国教科文组织通过的《保护非物质文化遗产公约》（下称《公约》）对非物质文化遗产下了一个定义："非物质文化遗产，是指被各社区、群体，有时是个人，视为其文化遗产组成部分的各种社会实践、观念表述、表现形式、知识、技能以及相关的工具、实物、手工艺品和文化场所。"

根据这个定义，非物质文化遗产包括以下 5 个方面：

1. 口头传统和表述，包括作为非物质文化遗产媒介的语言；

2. 表演艺术；

3. 社会实践、礼仪、节庆活动；

4. 有关自然界和宇宙的知识和实践；

5. 传统手工艺。

（二）非物质文化遗产保护的重要性

保护非物质文化遗产，首先是基于文化的多样性，其次是这种文化的价值，第三是对他者文化的尊重和容忍，第四是这种文化因处于被损害状态甚至濒危状态而需要保护。非物质文化遗产保护工作"是文化多样性的熔炉，又是可持续发展的保证"（《公约》）。

（三）"口述"和"土著"的特殊地位

在《公约》产生之前，非物质文化遗产曾被表述为"人类口述和非物质文化遗产"。《公约》在提到非物质文化遗产主体之"群体"时特意加上"尤其是土著群体"。因此，"口述遗产"和"土著群体"在非物质文化遗产保护中受到特别关注。

（四）强调"手工艺"

非物质文化遗产概念之一是"传统手工艺"，说明不是一般技能，不是在近代机械化和半机械化的技能，而是“手工艺”，而且是“传统的”。

（五）“活态”存在

这个非物质文化遗产代表作并未被历史淘汰，尚有生机，尚属当代社会生态的一部分，具有合理利用的价值，在良好的传承条件下一定会继续发展。

（六）日本和韩国对非物质文化遗产的表述

最早为保护非物质文化遗产立法的是日本。日本于1950年制订了《日本文化财保护法》。1962年韩国制订了《韩国文化财保护法》，它们都指明非物质文化遗产代表作必须具有“历史价值、艺术价值、文化传承价值”。因此，非物质文化遗产中的“遗产”二字应是指其“历史价值”的“文化财”，说明它是历史上遗留下来的，不是现代或当代创造的文化财产。如中国当前在讨论传统医药的非物质文化遗产代表作名录时，要求其具有百年以上的传承历史。但是把具有历史价值的文化财产（财富）翻译为“文化遗产”，却引起了中医界的极大误解，认为“遗产”就是没有生命力的死货，以“遗产”来对待中医药很不公道，从而对中医药申遗产生不同的解读。

（七）保护的前提是丢失

非物质文化遗产面临的破坏和丢失，是提出保护的理由和根据。《公约》认为在全球化和社会变革条件下，非物质文化遗产面临损坏、消失和破坏的严重威胁，要求在国际援助中，首先列入“急需保护”的名录，尤其对濒危状态的“非遗”项目，更应紧急保护。

（八）分清物质文化遗产和非物质文化遗产

《国务院关于加强文化遗产保护的通知》（2005年12月22日）中，提出“文化遗产包括物质文化遗产和非物质文化遗产”，物质文化遗产包括“历史上各时代的重要实物、艺术品、文献、手稿、图书资料等可移动文物”。这样，传统医药中相当大的一部分如文献、手稿、图书资料属于物质文化遗产，而不属于非物质文化遗产，应该采取另一种保护方式。非物质文化遗产的无形性、口述性、民间性应是其重要特征。以传统医药来说，它既有物质文化遗产部分，也有非物质文化遗产部分。文献、手稿、图书资料、药材药品、医用器材等，属于物质文化遗产；思维形式、想象力、职业精神、传统知识、卫生习俗、诊法疗法、药物炮制技艺、药品制作技艺等，属于非物质文化遗产。其各有各的特点，各有各的保护方法。

（九）从“望文生义”到领悟真谛

非物质文化遗产的基本内涵、基本精神究竟是什么？一般对“非遗”的理解，往往停留于有实用价值的传统知识、传统习俗和传统工艺，用非常功利的“细目筛子”去筛取传统医药的医疗价值和药用价值，但对非物质文化遗产所蕴含的中华民族特有的精神价值、思维方式、想象力和文化意识，缺乏领悟，缺乏提炼，缺乏深知。物质文化遗产和非物质文化遗产，都是维护我国文化身份和文化主权的基本依据，都是我国与国际社会文明对话的共同语言。

由此可见，明确非物质文化遗产的概念非常重要。总地来说，非物质文化遗产的特点是：①口述性（无文字记载）；②民间性（尤其是土著群体）；③手工艺（近代机械化了的工艺不能算）；④活态存在（尚有生机）；⑤历史性（历史上遗留下来的）；⑥濒危性（急需保护者）；⑦精神价值（思维方式、想象力、创造力、文化意识）。

由此可见，传统医药作为非物质文化遗产保护的内容，重点在民族医药、民间医药和传统工艺。民族医药是指少数民族的传统医药，尤其是历史上没有文字记载、没有文献著述的民族医药。民间医药不仅是体制概念，指非公有制经济的私营医疗机构和非公职的从业人员；更重要的是指存在于农村牧区和基层社区的民间医药和草医草药。这类草医草药是汉族的，也可能是少数民族的。保护的着眼点不是私有制，而是它的无形性、在野性和更易丢失。手工艺是指历史上流传下来的、由从业者亲手操作的传统工艺，它往往随着传承人的消失而“人亡艺绝”。

当然，从整体上看，凡是中国的传统医药，无论是属于物质文化遗产或非物质文化遗产，均应采取相应的措施予以保存、保护和发展。

二、传统医药中典型的非物质文化遗产部分

如果以口述的、民间的、土著的、手工艺的、濒危的传统医药而言，我们的眼光不得不注视以下内容：

（一）壮、苗、瑶、土家、侗等历史上没有文字、没有医药文献，历史上（不是指现在）没有梳理和表述其医药理论体系的民族医学，它们是传统医药非物质文化遗产的典型代表。

（二）藏、蒙、维、傣、彝、朝、哈萨克等传统医学均有文献记载，但仍是重要的非物质文化遗产代表作，特别是其中一部分口述的、流散在民间的、非主流的、生境特别偏僻的非物质文化遗产，例如西藏古代的象雄医学，应是传统文化的一脉。

（三）传统医技和制药工艺。这类医技和工艺大多是传承人亲手操作的。其中也可能使用某些改良工具，但基本成分确实是历史传承下来的，而且传承脉络比较清晰。

（四）以汉文化为基础的传统医学，除中医学以外，还有一些医学知识或体系，也属于非物质文化遗产范围。中医学长期以来是中国古代社会的主流医学，这个主流医学属于“内经体系”，尊《内经》而祖《伤寒》，直至温病学派，一脉相承，从未离经叛道。但在“内经体系”之外，还有若干另类医学体系，过去被主流医学视为“旁门左道”而未予重视。20 世纪 50 年代之后，中医学经几版教材的过滤和择选，文化底盘更窄，学术圈子更小，加上 1978 年以前学术思想整体禁锢，中医学术的开放性和容忍度不够，缺乏对“和而不同”和“超越包容”的和谐理解，更无暇顾及非主流的医学体系，像“黄氏圈论①”“道家医学②”“太白七药③”等等。胡适先生说，“容忍是自由的根源”“容忍的态度比自由更重要，比自由更根本”（参见胡适《容忍与自由》）。如果我们认为自己的学术领域是完整无缺、完美无瑕的话，就容不得别人的存在与染指，就不会以虚怀若谷的态度去吸取旁人的长处丰富自己，更不会看到“山外青山楼外楼”的别有洞天了。

三、以开放的视角和严谨的态度做好“非遗”保护工作

（一）以更加开放的视角认识文化的多样性

我们需要认识“非遗”的特点，最终还需回归“非遗”的本意。鉴于人类历史上文化多样性和创造性的客观存在，世界上各个国家和地区的文化多样性反映出各自的特色与差异，对“非遗”代表作的历史价值、文化价值、科学价值，各个国家和民族都会按照自身的世界观和认识论做出各自的判断。人类对“非遗”的认识正在不断扩大和深入，比如中国的中医药和多种民族医药已列入“非遗”项目，传统医药成为文化概念的延伸，就是符合中国国情的一个创举。因为“有关自然界和宇宙的知识和实践”，东西方见仁见智，各有千秋，中医药对自然、环境、社会和对人体生命的认知，对人的心理的分析独辟蹊径，自成体系，而且影响到周边国家和地区，成为东方文化的一部分。

（二）注意地域文化与传统医药主体价值的辩证统一

不仅如此，一方水土养一方人，历史上形成的地域文化使中华民族文化“多元一体格局”更加丰富多彩。近几年来各地对河洛文化、荆楚文化、湖湘

文化、吴越文化、齐鲁文化、巴蜀文化、燕赵文化、辽海文化、西域文化等等的研究，影响到中医学和其他传统医学的文化内涵及学术特征，甚至带来某些地域特色的中医药文化，发掘出某些前所未见的学术流派，也“打造”出一些缺乏基本特征的新的文化概念。这启示人们对中医药文化需要总体把握，既要弄清一以贯之的脉络，又要重视左右互动的生息，还要注意纵横交错的变化，从而抓住根本、抓住主流，分清枝叶，使非物质文化遗产代表作更能体现其基本价值，更有利于保护和传承。

（三）坚持“四级”代表作名录体系

中国的非物质文化遗产代表作名录分国家级、省级、市级、县级四级名录体系，将某个非物质文化遗产代表作定位于哪个级别，是一项十分严肃的评审工作。目前的趋势是都想挤入国家级行列，但事实上不应该也不可能。国家级的非物质文化遗产项目，其自身价值及其代表性、示范性、社会影响力均应达到国家水准。从全国“申遗”形势来说，经过普查和各地审评，第三批国家级代表作名录的申报已达高潮。非物质文化遗产如一棵大树，树上最殷红的果实已经分三批摘了下来，所剩者不可能越来越多，其中传统医药方面的申遗工作较为滞后，增加的代表作名录可能略多，但基本上也应从严掌握、保证质量、瞻前顾后、有序前进。

最重要的是严格掌握国家级非物质文化遗产项目评审原则与标准。文化部《国家级非物质文化遗产名录评审原则与标准》规定了六条:（一）符合申报条件与要求、材料齐备;（二）具有突出历史、文化、科学价值;（三）有悠久的历史传统和清晰的传承脉络，至今仍以活态形式存在，学术界对其价值的认识比较一致;（四）具有促进中华民族文化认同、增强社会凝聚力、增进民族团结和社会稳定与和谐的作用;（五）关注处于濒危状态的项目;（六）坚持公平、公正、公开，阳光操作。如果说国家级代表作名录评审标准有什么更高要求的话，那就是坚守“突出价值”“悠久历史”“脉络清晰”“活态存在”“认识一致”“促进认同”“增进团结”“濒危状态”等主题词，必须达到足以代表中国的国家水平。例如“学术界对其价值的认识比较一致”这一条，要是学术界的认识尚未“比较一致”，则宁可放下，待以时日。这个《国家级非物质文化遗产名录评审原则与标准》对传统医药又规定了五条:（一）具有百年以上的传承历史;（二）传承脉络清晰，在当代以活态形式存在;（三）采用传统的医疗、养生或炮制方法，体现精湛的技艺;（四）有鲜明的民族、地域特色;（五）具有独特的历史、文化、科学价值。例如我们看到一些“老字号”医药企业，它的根基确实是一个历史悠久的老药店，但现在它已不生产传统产品，即使有传统产品，也已无传统工艺和炮制方法了。它完全可能得到现代化企业的一切荣誉，但很难认可其具有非物质文化遗产性质的传统文化和传统工艺。

因此，严格掌握非物质文化遗产的性质、内涵、价值、濒危状态和分级标准，落实保护措施，防止重申报、轻保护的倾向，已成非物质文化遗产保护工作的关键。《国务院关于加强文化遗产保护的通知》中，提出“物质文化遗产保护要贯彻‘保护为主、抢救第一、合理利用、加强管理’的方针。非物质文化遗产保护要贯彻‘保护为主、抢救第一、合理利用、传承发展’的方针”，这些抢救和保护一切文化遗产的基本方针，我们应该认真贯彻执行。

（2010 年 3 月 11 日）

参考文献：

①黄传贵 . 黄氏圈论［M］. 北京：社会科学文献出版社，2004.
②祝守明 . 道医讲义［M］. 北京：中医古籍出版社，2009.
③毛水龙 .《太白七药》(又名《秦岭七药》) . 待出版 .

从不同角度认识传统医药的非遗性质

传统医药作为非物质文化遗产加以保护是一项历史任务，也是一个新理念和新专业。我国是一个文明古国，很早就创造了文字。汉字从甲骨文、金文、篆书、隶书、行书、草书，记载了大量史料和各种知识。历史典籍汗牛充栋、无比丰富，仅 1911 年以前的中医文献，就达 13000 多部。所以我国又是一个文献大国，历史上一直有重视文献的传统。学童学习、科举考试，都必须熟读文献。知文识字，受人尊敬。精英文化和草根文化，一直没有摆在同等重要的地位。非物质文化遗产本来就容易流失，人亡艺绝是经常发生的现象，又受到自然因素和社会因素的影响，实际丢失更多。例如，中医学、藏医学等有文字记载的传统医学，流传和保留尚比较完整，而壮医学、苗医学、瑶医学、土家医学、侗医学等无文字记载的民族医药，已丢失太多。所有这些文化遗产，不仅在过去的阶级斗争和“文化大革命”中受到严重破坏，就是在今天，在城镇建设和房地产开发中，一些遗址、古迹、文物、文献和非物质文化遗产（包括环境和传承人），依然存在不同程度的破坏、遗弃和丢失。非物质文化遗产的保护任务，更加繁重、更为紧迫。

但是，中医界对非物质文化遗产的保护，存在一些不同的意见，主要是认为“中医药成了遗产，不就把它看成死亡的东西了吗？还谈什么发展呀”！认为把中医药当作非物质文化遗产不合适、不确切、不应该，是对中医药的贬低。这实际上是对非物质文化遗产的一种误解。

对非物质文化遗产的认识，国内外都有一个认识过程。西方发达国家和亚洲的日本、韩国等，在旧式的工业化过程中，吃够了环境污染、人文沦丧和忽视非物质文化的苦头。尤其是第二次世界大战的巨大破坏，令人震惊和深省，于是对自然环境和传统文化倍加珍惜，他们追忆寂静的春天，引发返朴归真的思潮，对非物质文化的理解日益深刻，保护意识觉醒较早。日本在战后不久就出台了《日本文化财保护法》，韩国在 1962 年制订了《韩国文化财保护法》。尽管我国历史悠久，自然遗产、文化遗产、非物质文化遗产十分丰富，但一些人的保护意识不强，对联合国教科文组织大会于 2003 年通过的《保护非物质文化遗产公约》提出的理念、方针、任务、办法，还感到新鲜和陌生。这个文件的基础是文化的多样性、濒危的现实性和保护的必要性。本来我们看待任何事物，都应该是全面的、历史的、多棱的和逐步深入的。中医药是中国人民长期以来与疾病作斗争的经验总结，充满了丰富的哲学思想和人文精神，把它作为非物质文化遗产，其实是从文化的角度、文化的层面看待它和保护它。对传统医药的不同视角，本来就是客观存在的，例如：

卫生部看到的是中西医并重的卫生资源；

国家中医药管理局看到的是伟大的医药宝库和继承发展的历史责任；

国家食品药品监督管理局看到的是传统药注册标准和药食同源的应用；

农业部看到的是多种经营和农副产品生产；

林业局看到的是药用动植物的资源和生态保护；

商务部看到的是中药、民族药的贸易和市场管理；

科技部看到的是我国原创性古代科技的开发、应用和启迪作用。

文化部看到的是传统医药作为非物质文化遗产的保护传承和合理利用。

所以对传统医药来说，各个不同的角度具有不同的感受和认知，多一个角度多一方蔚蓝的天，多一个角度多一块耕耘的田，多一个角度多一把保护的锁，多一个角度多一笔扶持的钱，因此我们欢迎各个方面对传统医药的关爱和支持。

（2010 年 7 月 17 日）

关于非遗展示馆设计给李大宁的信

大宁副局长并转

国强副部长兼局长：

经国家发展改革委2008年批准，文化部将在奥林匹克公园中心区建设中国工艺美术馆·中国非物质文化遗产展示馆（同时还有中国美术馆二期）。经过两年多的筹备，目前进入实施阶段。

根据国情，我国的非物质文化遗产（以下简称“非遗”）分10个门类，即民间文学、传统音乐、传统舞蹈、传统戏剧、曲艺、杂技与竞技、民间美术、传统技艺、传统医药、民俗，传统医药为其中之一。文化部的“重点向以工艺美术及传统手工技艺、传统音乐及舞蹈、传统戏剧和曲艺、传统民俗这四大内容中的一些缺乏专门收藏、展示条件，急待抢救和保护的具体文化形式及项目倾斜”。

6月初，中国艺术研究院邀我参加会议，征询对此项目的意见。我认为这是一件大事，建议文化部与国家中医药管理局商讨，并请有关专家论证。7月初，我在广西罗城调查仫佬族医药时，该院基建处要求我提出书面意见，我从罗城县卫生局发去了《中国非物质文化遗产馆传统医药展区设计方案（草案）》（见附件三）。之后，该院基建处给我发来了《工美、非遗展陈功能需求提纲》（见附件一）（他们把罗城卫生局的信箱误认为我的信箱，复件发到了罗城，我昨天才收到）。

因此，我建议大宁副局长于本周内召集一个小型咨询会议，请中国中医科学院（主要是中国医史文献研究所）等单位的专家参加。根据《提纲》要求，提供传统医药展区的规模、内容和展陈功能需求，经局领导审批后报出。我提供的“草案”比较粗糙，对现代化展览设备和条件缺乏知识，仅供参考。

我估计今后的后续工作还很多，如方案调整磋商、收集展品、布展、活态管理等等。此事能否与中医药非物质文化遗产管理工作以及中国中医药博物馆的申报筹建工作结合起来。文化部对非物质文化遗产保护这一块的工作，用建立一个“中心”来解决。中央机构编制委员会办公室做了《关于中国艺术研究院加挂“中国非物质文化遗产保护中心”牌子的批复》，给了事业编制。这种做法，我们中医药局可以效仿。

中国艺术研究院编写的《中国工艺美术馆·中国非物质文化遗产展示馆工程项目建议书》(见附件二)，一并呈阅。此件对中国中医药博物馆的申报，可能有参考价值。

此致敬礼。

诸国本

2011 年 7 月 20 日

* 李大宁，时任国家中医药管理局副局长。

* 附件(一)(二)(三)，略。

非物质文化遗产传统医药项目的科学保护

自从2006年国家级非物质文化遗产代表作名录评审以来，各省、市、自治区共申报传统医药方面的国家级项目265项，国务院批准公布33项，占申报数的12%。其中名录项目21项，扩展项目12项，共计73个具体项目，涉及保护单位81个。这些项目的内容主要包括传统医药的生命观医学观、独特诊疗方法和传统制药技艺等三个部分。通过一系列的工作，明显地提高了全社会对中医药特别是民族医药列入非物质文化遗产的认识，初步建立了中国传统医药非物质文化遗产项目框架系列，加强了保护意识和保护措施。除了中医药以外，藏医药、蒙医药、维医药、傣医药、壮医药、苗医药、瑶医药、侗医药、彝医药、回医药、畲医药等11种民族医药均有非物质文化遗产保护项目，反映了我国传统医药的丰富性和多样性，强化了非物质文化遗产保护工作的中国特色。目前存在的问题是卫生部门内部对传统医药的非物质文化遗产性质及保护工作在认识上尚有差异，普查工作不够全面深入，申报项目比较零散，传承和保护工作亟待加强，今后应从四个方面继续努力：

（一）深入研究传统医药的非物质文化遗产性质和特点，确立科学保护观念。

《国务院关于扶持和促进中医药事业发展的若干意见》（2009年4月21日）指出："中医药作为中华民族的瑰宝，蕴含着丰富的哲学思想和人文精神，是我国文化软实力的重要体现。"以中医药为代表，我国各民族的传统医药都有这个特点，既有物质科学的一面，又有文化内涵及传统技艺的一面，表现为医学思想与人文精神的结合。这种"两栖"状况往往淡化了医学的专业性，也模糊了文化的包容性，这是传统医药"申遗"不足的原因之一。联合国教科文组织通过的《保护非物质文化遗产公约》中有一条"有关自然界和宇宙的知识和实践"，理应包括中国传统医药对人类生命和疾病的认知与实践。中国根据自己的国情，将传统医药纳入非物质文化遗产范围，大大地丰富了非物质文化遗产的内涵，使传统医药的保存、保护、传承、发展既有卫生政策保证，又有文化政策保证，等于上了“双保险”，这是中国非物质文化遗产工作的一个创意和亮点。在此基础上，我们深化了对传统医药的认识，从尊重民族文化、繁荣医学科学、保障人民健康的角度，采取综合措施，区别不同情况，实现科学保护，留住民族医药文化的根。

（二）将传统医药的事业建设和保护工作结合起来，列入主管部门的总体规划。

传统医药是一门实践性很强的学科，允许其存在，就属于生产性保护。在工业化、现代化时代，许多国家对传统医药采取了取缔政策，割断了传统医药的血脉，使医学科学物质化、单一化，造成传统文化的一大缺失。我国政府将“发展现代医药和我国传统医药”载入《中华人民共和国宪法》，实行“中西医并重”“大力扶持中医药和民族医药发展”的政策，把传统医药事业建设列入国民经济发展规划。国家中医药管理局作为传统医药的主管部门，“坚持统筹兼顾，推进中医药医疗、保健、科研、教育、产业、文化全面发展”，为传统医药的非物质文化遗产保护提供了政策保证。这个政策保证，不是照顾、不是怜悯、不是安抚，而是高瞻远瞩地为人类保留了一扇认识生命之窗。在传承民族医药的时候，不是单一地、急功近利地寻求一方一药之效，而是尊重这个民族对宇宙、自然和生命的认知，尽可能地掌握其医药知识体系。《中华人民共和国非物质文化遗产法》提倡“中华民族优秀传统文化”，国际《保护非物质文化遗产公约》对保护的内容也有规定，“只考虑符合现有的国际人权文件，各社区、群体和个人之间相互尊重的需要和顺应可持续发展的非物质文化遗产”，这就避免了不分优劣、照单全收的毛病。但鉴于“文化大革命”的沉痛教训，在区别“精华”与“糟粕”的时候，毋必分外小心。在“文革”以前的几十年里，“取其精华，弃其糟粕”，一直是采用特殊的政治标准，把许多精华当成糟粕！打翻在地，再踩上一只脚。今日痛定思痛，心有余悸。有人对保护非物质文化遗产，有所“忧虑”，但“忧虑”在哪一方面，我们得心中有数！

（三）把传统医药中的濒危部分和口头的、无形的民族民间医药作为保护重点。

全世界把文化遗产分为四类，即自然遗产、文化遗产、自然文化双遗产、非物质文化遗产。实际上是物质文化和非物质文化、口头文化和非口头文化两大类。

如果说非物质文化遗产是指口头的、无形的、土著的、民间的那一部分传统文化的话，那么，过去无文字的民族留下的全凭口传心授的传统医药完全符合非物质文化遗产的定义和标准，应是非物质文化遗产保护的重点，例如壮医药、苗医药、瑶医药、土家医药、侗医药等等。事实证明，我国西南多民族地区，尤其是北纬 30° 以南，草木丰茂，历史上疫疠很多，民间的草医草药知识也特别丰富。但因为没有文字，没有医学文献，缺乏系统整理，他们的医药知识长期得不到认可，取缔有余，荒废不少，丢失太多。这种情况，西北、东北的少数民族中也存在。把这部分民族传统医药全面保存保护起来，十分必要，抢救之急，已刻不容缓！

（四）建立健全文化部门和中医药管理部门的协作机制，确保保护措施贯彻落实。

为了动员各方面力量做好非物质文化遗产保护工作，我国建立了由文化部牵头的非物质文化遗产保护工作部际联席会议制度，这是非常有效的协作机制。从传统医药保护来说，在制订规划、普查补课、建立名录、评审项目、加强传承等方面，进行协作和协调，十分必要。某些从文化层面看来很优秀的传统医药非物质文化遗产项目，专业部门可能认为缺乏“科学性”，不给执业资格。历史上有执业资格者，今天失去了执业资格。其中，有的是出于偏见，有的是出于不知下情，也有某些传统医药非物质文化遗产项目，在历史上存在过，但已被时代所淘汰，已经没有活态，不存在历史的传承性，这就需要文化学者与医药专家共同讨论，区别情况，加以审定。

今年 6 月 1 日，《中华人民共和国非物质文化遗产法》正式施行，为传统医药的“申遗”和保护提供了法律依据，有关部门法规必须做相应的修正。其中，提高思想认识，认识中华民族文化的“多元一体”格局，尊重民族文化的多样性和创造力，尊重人民群众对传统文化的认同感和持续感，不以主观的“科学观”强加于人，纠正长期以来“全盘西化”的偏见，将不仅是依法治国的进步，而且是思想解放的胜利。

（2011 年 8 月 29 日）

民族医药的生产性保护与发展

卫生是最基本的民生问题之一，医药是对人体生命和健康的保护，但近代传统医药的命运却十分艰难。如果说其他方面的非物质文化遗产遭遇竞争和自然淘汰的话，传统医药遇到的是政府行为的废止与取缔。辛亥革命以后，民国政府建立的卫生管理体制是西医体制，主导思想是发展西医、废除中医。先是教育部于1912年拒绝开设中医课程，让中医后继无人；后是1929年在卫生部召开的第一届中央卫生委员会上，余云岫等提出《废止旧医以扫除医事卫生之障碍案》。打着“医学革命”的旗号，要求取缔中医。新中国成立后，发展西医的主导思想没有变。包括中医药、民族医药和其他民间医药在内的整个传统医药长期受到歧视和排斥，国家采用“中医政策”进行调整和平衡。这里是有政策问题，但更存在卫生体制和医学模式问题；不仅是卫生部门的态度，更反映整个国家从晚清以来科学主义思潮对传统文化的粗暴否定。其中，少数民族的传统医药（即民族医药）遇到的困难最大。1999年5月《中华人民共和国执业医师法》颁布生效以后，民族、民间医生基本上都处于非法行医的地位，遭到全面取缔，而这部分传统医药正是最典型的、口头的、无形的非物质文化遗产。因此，保护非物质文化遗产，对民族医药的保存、保护和发展，起了至关重要的支撑作用。

民族医药作为非物质文化遗产主要包括六个方面：

（一）民族医药的基本理论、原创思维、哲学观念和人文精神，也就是国际《保护非物质文化遗产公约》提出的“有关自然界和宇宙的知识和实践”。具体一点说是“有关人类生命与健康的知识和实践”。其中有一些反映人类生成和人体功能分类的学说，与现代医学分歧最大。现代医学经常把自己的理论当作“终极真理”，从而拒绝传统医学最早提出的某些真知灼见。

（二）诊疗技艺。就地取材，简便易行，大多是土方、土药、土办法。

（三）草药，包括草药鲜用（如民间用青蒿从来都是取汁鲜用而不煎煮）、药材、饮片、成药的加工、制作技艺。

（四）传统的健身、医疗器材及与之相应的保健方法。

（五）养生长寿的思想和实践。

（六）传统卫生习俗和节庆，如端午节和民族地区的节日药市。

1982年，《中华人民共和国宪法》（下称《宪法》）第21条规定：“国家发展医疗卫生事业，发展现代医药和我国传统医药。”

1985年，中共中央指出：“中医不能丢！要把中医和西医摆在同等重要的地位。”后来国家把“中西医并重”列为卫生工作方针之一。

2006年，中共中央《关于构建社会主义和谐社会若干重大问题的决定》提出，要“大力扶持中医药和民族医药发展”。文化部门将传统医药（包括民族医药）列入非物质文化遗产，其中藏医药、蒙医药、维医药、傣医药、壮医药、苗医药、瑶医药、彝医药、回医药、畲医药都有国家级代表作名录。

近几年来，继承发展民族医药得到普遍重视。民族医医院已达200所，共设病床1万张，主要是藏、蒙古、维等民族医院。原来无文字的、全凭口传心授的民族医药很少有民族医医院。不少民族地区对开发生产民族药和发展旅游事业很有兴趣，对振兴整个民族医药及人才培养缺少规划，民族医药衰败的颓势依然存在，其核心是临床活力难以恢复，关键是体制和政策问题。如果民族医药只停留在文化遗产层面而无临床医学水平，只有遗产性保存而无生产性保护，只有观赏价值而无实用价值，则光而不鲜、华而不实、行而不远。

首先，民族医药的管理，大政方针由中央决定，具体落实应该在地方。

我国是一个多民族大家庭，中央政策带有高屋建瓴的宏观性、普遍性和指导性。《宪法》规定，民族地区可“根据本地方实际情况贯彻执行国家的法律、政策”“民族自治地方的自治机关自主地管理本地方的教育、科学、文化、卫生体育事业，保护和整理民族文化遗产，发展和繁荣民族文化”。《中华人民共和国民族区域自治法》第40条规定，“民族自治地方的自治机关，自主地决定本地方的医疗卫生事业的发展规划，发展现代医药和民族传统医药”。根据《宪法》授权，“民族自治地方的自治机关根据本地方的情况，在不违背宪法和法律的原则下，有权采取特殊政策和灵活措施，加速民族自治地方经济、文化建设事业的发展”。

民族医药生根于民族文化土壤之中，服务于少数民族群众，它的先知、它的知音、它的疗效、它的赞美、它的挫折，都在民族地区。因此，民族医药保护和发展的任务，首先应该落实在民族地区。中央政府可以根据《宪法》

和宏观政策加以指导和调控，具体工作下放给民族地区去办。

其次，要进一步解放思想，了解国情，学习、认知和尊重文化的多样性。尊重少数民族的文化权利，以百花齐放的心情看待万紫千红。真正做到“中西医并重”，从文化层面和医学层面“大力扶持中医药和民族医药发展”，这是中华民族文化大发展大繁荣的题中之义。

第三，认真分辨精华与糟粕。几十年的经验告诉我们，过去区别精华与糟粕采用的是政治标准。在这种政治标准下，不知颠倒了多少是非，至今令我们痛定思痛。传统文化如江河运行，浩浩汤汤，有高度的自净作用。历史的选择是无情的，沉淀下来的大都是优秀文化，那些不优秀的东西正在漂浮远去。精华和糟粕，让人民选择，不必或不便由上面硬加规定。费孝通先生提倡各民族文化之间，应“美人之美，美美与共”“和而不同”，文化的包容和和谐，对保护非物质文化遗产来说，是特别重要的。

第四，对民族医药的行医执业资格和药物开发条件必须制定特殊政策，尊重和认可民族地区出台的地方性法规（地方粮票）。要鼓励民族地区的干部对上级文件提出因地制宜的贯彻实施意见，不当单纯的“收发室”，不搞贯彻文件上下一般粗。

第五，保护民族地区的生态环境，防止药材资源的过度开发，保证民族药的可持续发展。

第六，支持民族地区发展旅游产业，但不宜凭空“开发”和人为“打造”非物质文化遗产项目，不宜用来商业炒作。

（2012 年 2 月 10 日）

民族医药作为非物质文化遗产的保护与发展

——专访中国民族医药学会名誉会长诸国本

赵春飞（以下简称“赵”）：诸老师，您是一位传统医药专家，能谈谈您是什么时候、什么机缘开始接触非物质文化遗产（以下简称“非遗”）保护工作的吗？

诸国本（以下简称“诸”）：我是 2005 年开始参与“非遗”保护工作的。我曾经从事中医药管理工作，1997 年以后担任中国民族医药学会会长，是以民族医药工作者的身份参加“非遗”保护工作的。在“非遗”范围内，传统医药是一个很重要的领域。传统医学不仅是科学技术，它还具有很深的哲学思想和人文内涵，所以传统医学作为“非遗”的一部分，与国际上的概念有所不同，是对“非遗”内涵的发展和补充。我近 10 多年来主要研究传统医学的民族医药部分，所以只能重点谈谈这个方面的情况。

赵：传统医药“非遗”是我国“非遗”内容的 10 个类别之一，具有相当重要的地位，请您给我们介绍一下什么是传统医药“非遗”？

诸：我国是非物质文化遗产的大国。“非遗”是指口头的、无形的、主要依靠口传心授的非物质文化遗产，其载体是在传承人的脑子里，所以它容易丢失，也不像其他文化遗产那样好认识。

中国的传统医学包括中医学、民族医学和民间医学三个组成部分。中医学是以汉文化为代表的传统医学，它长期以来是中国社会的主流医学，从《黄帝内经》成书年代算起，至今已有 2500 多年的历史。它的理论体系和医学实践系统完整且丰富，至今积累的医学文献典籍（至 1911 年）有 13000 多部。

民族医学是指少数民族的传统医学，是藏医学、蒙医学、维医学、傣医学等各民族传统医学汇总在一起的一个学术总称和工作定义。民族医学是各民族从实际的生产、生活中积累起来的医药知识和防病治病经验。一类是过去有文字、有文献的少数民族，他们的医药知识积累比较丰富，如藏医学、蒙医学、维医学、傣医学、彝医学、哈萨克医学、朝医学等。另一类是过去没有文字或没有通行文字的民族，但民间的口述医学资源非常丰富，近几十年来的发掘整理工作成效显著，如壮医学、苗医学、瑶医学、土家医学、侗医学、羌医学、畲医学等等。

民间医学是指既无明确的民族文化背景，又不属于以《黄帝内经》为代表的中医学体系之内的另外一些民间医学和草医草药，如云南的“黄氏圈论”、陕西的太白七药等等。

以上这些传统医学，都是中华民族的传统文化，其中很大一部分属于非物质文化遗产。

赵：目前传统医学作为“非遗”保护的重点研究领域是什么？

诸：“非遗”的性质是口头的、无形的、非物质的传统文化，大量是无文字的。壮族是我国最大的少数民族，有1600多万人，苗族有900多万人，土家族有800多万人，还有云南、贵州、四川、广西等地区不少的少数民族。他们生活在温带亚热带地区，气候炎热，环境潮湿，疫病较多，但草木丰茂，群众的医药知识丰富。只是没有文字传承，全凭口头传授，这一部分民族医学的内容最符合需要保护的条件。同时，中医药方面也有重点保护的部分，如中医的诊疗方法、中药饮片和中成药的加工炮制及制作技艺、中药老字号的经营理念和优良传统，还有各族人民对生命的认知以及某些创生性实践。它们都是“非遗”保护的重点领域。

赵：民族医药是“非遗”的重点领域之一，请您具体谈谈民族医药“非遗”保护包括哪些内容？

诸：在民族医药保护方面，我们不仅要保护那些实用的医疗技术和方剂药物，更要注意民族医药所蕴含的民族智慧、精神价值和思维方式等那些无形的、在很大程度上属于“形而上”的内容，根据“非遗”的定义和范围，民族医药保护的重点是：

1. 口头传统。包括壮、苗、瑶、土家、侗、羌、畲等无民族文字的医药知识，目前一部分已用汉文记述下来并经过总结整理，编写成书。但由于口承文化具有零散、不完整、易随着传承人的变迁而丢失等特点，需要在田野调查方面进行补课，还有一部分人口较少、居处偏远的少数民族，其医药经验尚未得到调查和表述，因此，需要在调查和补课基础上全面摸清家底。

鉴于我国现代化的进程正在加速前进，新农村的建设提上议事日程，山乡巨变，到处旧貌换新颜，而大量民族医药传承人已经过世，传统文化的抢救显得刻不容缓。

2. 民俗活动、礼仪、节庆。如广西壮族的“靖西端午药市”、西南各少数民族的草药集市，许多少数民族用香包、香囊、佩药辟瘟和馈赠的习俗，云南香格里拉地区藏族村户保护水井的乡规民约等。

3. 有关自然界和宇宙的民间传统知识和实践。如湘西花垣县老苗医龙玉六的“苗族生成学”（龙玉六已去世，县卫生局有他生前的录音，龙炳文、田兴秀等整理）、藏医的“树喻”等。

4. 传统手工艺技能。包括各种特殊的诊断技术和治疗技术，还有壮医、苗医、瑶医的草药熏洗、药线点灸、药筒拔罐、火针，藏医的尿诊，壮医的目诊等。

5. 与上述表现形式相关的文化空间。比如至今仍用民族医药为主要防病治病手段的偏僻乡村，民族医药资源丰富的长寿地区，著名民族医的诊所和制药环境，典型的野生药材基地等。

赵：民族医药作为“非遗”加以保护的重要意义是什么？

诸：民族传统医药既是历史文化遗产，又是现实的医疗卫生资源。既有独立的文化意义，有的成为濒临危亡亟待保护的文化遗产；又要继承发展，合理利用，充分发挥其保护各民族人民健康的作用。中央和国务院多次提出，要“大力扶持中医药和民族医药发展”，国家科技部、国家中医药管理局、国家民委在“十一五”期间对民族医药发展做出了相应的规划，其原因就在这里。

对传统医药“非遗”的保护，说到底，一是对文化多样性的必要认知和对各种文化原创者、持有者的必要尊重。二是认识到传统文化与现代文化是递嬗关系，而不是对立关系。省悟到前工业化时代摒弃传统文化的错误，认识到在现代化建设中继承传统文化的必要性。三是认识到物质文化与非物质文化的区别，即非物质文化的无形性、易碎性、飘逝性，从而引发的抢救的紧迫性。四是现代社会丰富的物质条件不能代替高质量的精神文化生活，新时期的道德建设必须植根于民族历史文化的土壤和依靠优秀传统文化的引领。

中国历史悠久，传统文化的底蕴特别深厚，对中医药、民族医药的保护发展特别重要。这是中华民族基于科学发展观的自身要求。但也要看到对民族传统医药的保护和利用，是一个世界性的大反思和大趋势。在西方工业化的历史过程中，出现过彻底否定传统文化（包括传统医药）的思潮，发生过消灭异族文化、残害“野蛮”民族、进行奴隶贩买等事件。特别是严重的工业污染，破坏了自然气候和自然生态，其严重后果至今犹存。当今，全世界人民的保健愿望与日俱增，第三世界的卫生状况相当恶化，现代医学虽然有很大进步但难以包打天下。因此，当世界卫生组织在20世纪最后20年提出到“2000年人人享有卫生保健”的时候，考虑到世界上传统医学的存在及其不可低估的力量，将传统医学纳入工作计划。中国的中医学不但用于初级卫生保健，同样用于高级卫生保健，用于公共卫生突发事件和急诊临床，用于高级养生保健服务领域。它和现代医学相比较，是从另一个窗口窥视人体生命的奥秘，调动自然的力量和人体内在的抗病机制，使人们驱除疾病，恢复健康，提高生存质量，延长生命。

现代医学和传统医学是取长补短、相辅相成的关系，在政策上和工作上是并存、并重、并举的关系。正因为如此，才需要大力保护、大力扶持，充分发挥其作用。而且，民族医药不仅是古今通用的医药资源，简便验廉、适宜实用；而且是一种文化形态，一种民族文化的血脉和传统医学的土壤，一种在漫长岁月中祖先们用鲜血和生命换来的生存经验和医学智慧，是属于全人类共同的知识财富。

赵：您认为当前我国“非遗”保护的现状如何？

诸：我认为取得了很大成就。2003年我国加入《保护非物质文化遗产公约》，2005年国务院办公厅出台相关文件，到2011年我国制定《中华人民共和国非物质文化遗产法》，这些年“非遗”保护工作取得了显著成绩：（一）“非遗”保护深入人心，从陌生概念成为热门话题，人们的认识有很大进步。（二）“非遗”传承人的社会地位、文化地位明显提高。（三）在“非遗”项目中，特别是那些能进入到生产性保护领域的项目有了很大发展。从民族医学的角度讲，医学本身就带有生产性。民间医生，如苗医，只要政策让他存在，允许他行医，他就能发展。

赵：近几年“非遗”保护工作取得了巨大的成就，那在保护过程中还存在哪些问题？

诸：保护工作取得了很大成绩，但也充满了忧虑。（一）“非遗”项目的消失相当严重，而且消失速度非常快。（二）异化严重。非遗外壳的形式存在，但是内涵发生了变化，其本真性正在消失。（三）“非遗”灵魂“神不守舍”，物化、市场化、庸俗化严重。在地方调研时发现，地方政府非常希望“非遗”能帮助当地发展经济、发展旅游。我认为不是不能与经济挂钩，但是不能太简单化、太商业化，核心是要保持它的创新思维和精神内涵。

赵：前面也提到了“非遗”保护的问题，您认为可以从哪个方面进一步加强？

诸：(一)开阔思路，提高认识。对国家级“非遗”项目要从严评审，县级“非遗”标准可适当放宽，不能太死板。民族文化要自信、自觉、自强，要允许各种文化共存与发展。(二)坚决执法。对于“非遗”文化的保护，有法可依，国务院也有文件，都要坚决贯彻执行。(三)加强民族医药的普查和宣传工作。民族医药的存在靠它的生命力，而不是光靠保护。目前民族医的数量正在急剧减少。例如苗医的行医能力当地居民都很认可，但是要取得行医资格，要有学历，还有很多其他条件设置，多数民间医生达不到条件，就连行医的资格都无法获得。从保护非物质文化遗产的角度考虑，这是一个值得注意的问题。

赵：目前我国民族医药医生队伍的人数急剧下降，这是传统医药“非遗”发展的一个很重要的问题，您认为怎样可以改善这种现状？

诸：应适当放宽行医资格。民间草医经过一般的考察允许他行医，可以规定他们的行医专业，还可以对其行医的地域进行限制，要求他们只能在本地行医。能治蛇伤的民间草医就专治蛇伤，接骨好的医生就诊疗接骨。对民间草医，授权给地方政府进行管理，不要由中央卫生部门直接管理。地方卫生部门对当地民间草医的情况比较了解，他们可以根据《中华人民共和国民族区域自治法》的有关规定或实施细则，直接负责民间草医草药的继承发展。

赵：您也提到了“非遗”民族药发展遇到的问题，怎么解决这些问题，推进民族药“非遗”的可持续发展？

诸：民族药药物的可持续发展，我认为应该解决三个问题：(一)坚持以医带药，医药结合，防止废医存药。药品生产一方面受到医学理论的指导和临床需求的引领，一方面受到经济规律的支配。但如果一味强调“中药西做”，发展经济，越来越疏离其本源，成为一种单纯的植物药和由植物中提取的化学药品，那就可能最终失去中药民族药的功能和特点。(二)提高民族药的质量，珍惜民族药的信誉。原料货真价实，投料正确足量。从投料到工艺流程，层层抓好。(三)保护药材资源。加强栽培引种和人工饲养，防止乱采乱捕。药材资源短缺，将成为我国传统医药发展的瓶颈。

赵：您是怎么看待“非遗”保护与产业化之间的关系？

诸：“非遗”产业化可以分成三类，分必须产业化、不宜产业化和暂不产业化三种情况。如藏药中有一种“珍宝药”，制作过程相当复杂，原料中有很多是珍稀濒危类药材，我认为这个药不能大批量生产，虽然产业化的效益非常大，但是建议不产业化。

民族医药的产业化发展一定要慎重。近20年来，有些地区提出要把民族医药作为本地经济的支柱产业和新的经济增长点，有些地方政府发展民族医药的兴奋点集中在药品开发方面，这对当地药材资源的开发利用当然有积极的一面；但如果对民族医药的继承发展缺乏全面规划，没有看到药的发展必须要有医的带动，光从经济着眼，废医存药，那是没有前途的。其次，少数民族都在边远地区，以西部最多，而西部大部分地区的生态环境十分脆弱，发展民族药不能以破坏生态为代价。第三，有些民族药，有的原料珍稀，有的工艺复杂，是不宜于大规模工业化生产的。因此，单一的经济观点不但无助于民族药的发展，甚至可能给民族药的发展造成毁灭性的后果。

赵："非遗"保护的产业化要分类发展，不同的问题要具体分析，以免破坏了"非遗"的本真性，对于"非遗"保护发展还有那些需要注意的地方？

诸：保护"非遗"，尤其是对于"非遗"发展的问题，一定要十分慎重，（一）文化政策要放宽。承认文化的多样性，对民族文化、草根文化更要包容和宽容。接受多元文化是文化自信的表现。像盛唐时代，就有很多舶来文化，滋养了全民文化的发展。民族文化、民族的信仰、民族的爱好是多种多样的，不能用统一的标准替代人民的文化钟爱。在保护"非遗"中提出要保护精华是可以的，但是不要忘记我国的历史经验。长期以来，我国的精华和糟粕是用非常时期制定的政治标准来衡量的，几十年来不知吃了多少大亏。因此判断什么是精华、什么是糟粕，不同的判断标准，会影响"非遗"的保护。我们必须分外慎重。（二）"非遗"保护分四级：国家级，省级，地市级，县级。我建议国家级要从严评审。县级可相对宽容，允许某些文化遗产能够存在，留给历史去做进一步的取舍，不要轻易否定。（三）"非遗"名录的项目要有退出机制。对于已经不合乎标准的"非遗"项目，让它退出名录。（四）保护"非遗"，首先是政府的责任，需要政府主导。但有些民间博物馆做的很好。所以保护和发展应该多元化，要允许民间资本进入"非遗"保护工作。（五）"非遗"保护工作本身需要专业队伍。传习所要有专业指导，培养专业人才是做好"非遗"保护的百年大计。

赵：随着世界性的"中医热"，以及欧洲逐渐将中医药标准纳入药典，您觉得是否可以借此机会，使传统医药"非遗"国际化？

诸：我觉得"非遗"保护还是国内的事情。传统医药国际化概念并不明确。化者，彻头彻尾彻里彻外之谓也。国际上以西方的角度选择我们，对我们的医学进行评价和补充引用，称作补充医学或替代医学，因此作为学术交流和服务贸易是可以的，要“国际化”就空泛了一点。目前传统医学在国内尚有各种认识问题，一到西方，更存在学术观点的分歧、医学模式的差异和经济利益的冲突，“国际化”可以实践，但不可能一蹴而就。

（2012 年 5 月）

建设非物质文化遗产传承机制

一、重温非物质文化遗产的定义和范围

关于非物质文化遗产的定义，联合国教科文组织通过的《保护非物质文化遗产公约》(2003)(下称《公约》) 和《中华人民共和国非物质文化遗产法》(2011)(下称《非遗法》) 在表述上是有一定区别的。

国际《公约》规定："非物质文化遗产，是指被各社区、群体，有时是个人，视为其文化遗产组成部分的各种社会实践、观念表述、表现形式、知识、技能以及相关的工具、实物、手工艺品和文化场所。" 具体内容分 5 个方面：

1. 口头传统和表现形式，包括作为非物质文化遗产媒介的语言；
2. 表演艺术；
3. 社会实践、仪式、节庆活动；
4. 有关自然界和宇宙的认识和实践；
5. 传统手工艺。

《遗产法》规定："本法所称非物质文化遗产，是指各族人民世代相传并视为其文化遗产组成部分的各种传统文化表现形式，以及与传统文化表现形式相关的实物和场所，包括：

1. 传统口头文学以及作为其载体的语言；
2. 传统美术、书法、音乐、舞蹈、戏剧、曲艺和杂技：
3. 传统技艺、医药和历法；
4. 传统礼仪、节庆等民俗；
5. 传统体育和游艺；
6. 其他非物质文化遗产。"

简单地说，非物质文化遗产是各族人民世代相承、与群众生活密切相关的各种传统文化表现形式和文化空间。根据我国国情和多年来的实践经验，将非物质文化遗产项目分为 10 类。

（一）传统文化表现形式，包括：（1）民间文学。（2）传统音乐。（3）传统舞蹈。（4）传统戏剧。（5）曲艺。（6）传统体育、游艺与杂技。（7）传统美术。（8）传统技艺。

（二）文化空间：形成民俗的各种文化表现形式的综合体，包括：节庆（节庆、节气）、祭奠、庙会（庙会、社火、花灯、灯会、书会）、歌圩、婚礼、民间药市、习俗、服饰。

（三）有关自然界和宇宙的知识与实践，包括对人类生命的认知与实践，例如传统医药（中医药、民族医药、民间医药）及其传统制药技艺、老字号药店的人本主义经营理念，其他有关自然界和宇宙的知识与实践。

在传统医药方面，有几点值得注意的地方：

（一）将传统医药明确列入非物质文化遗产项目，是中国的一个特点，是中国对非物质文化遗产内涵的发展。

（二）从国际《公约》看，传统医药似应包含在“有关自然界和宇宙的知识和实践”中。我国的《非遗法》则将“传统技艺、医药和历法”作为一项，等于给传统医药列入“非遗”一个明确的概念和身份。

（三）在《非遗法》出台以前，我们曾开创一个项目，叫做“中医生命与疾病认知方法”，从而将中医学和非物质文化遗产很好地联系了起来。

（四）无论“技艺”和“方法”都将传统医学从“学”的层面降低到了“术”的层面。实际上，传统医学是“人类对生命和疾病的认知和实践”。注重传统医药的“一方一药”是表象的、技艺性的、容易操作也比较容易庸俗化、商业化的；而传统医药的精髓是它的与时俱进的原创思维、精神价值和民生意义，它以特有的文化纽带提高了民族的认同感和持续感，增强了对文化多样性和创造性的尊重，体现了各个民族的生命力和创造力。

二、非物质文化遗产代表性项目的代表性传承人的特点

《非遗法》对传承人的条件做了规定，这些传承人具有共同的特点：

（一）原创性：非物质文化遗产蕴含着中华民族特有的精神价值、思维方式、想象力和文化意识。继承和持有这种原创精神，是传承人的基本特征，如果只注意传承人的传统技艺是片面的。

（二）继承性：由先辈创造，有传承脉络可见。

（三）草根性：来自民间草根一族，带有浓郁的泥土气息，甚至具有医巫不分的胎记，大都是非高雅文化和非庙堂文化，但不失其自然、质朴、优美

的本色。

（四）技艺性：具有个人智慧和手工操作的特点。

（五）多样性：其内容之丰富，不亚于生物的多样性。认识和尊重文化的多样性，是非物质文化遗产保护的基础。对各个民族的不同文化，我们同意费孝通先生的话，应“各美其美，美人之美，美美与共”，反对“文明冲突论”和各种形式的文化歧视。各持其美，各承其美，共扬其美，正是传承人的基本任务。

三、传承人分类分级管理

（一）共性的文化地位：根据传承项目的历史、文学、艺术、科学价值和本人实际情况，给予相应的学术地位和社会地位，并赋以相应的学术称号，如“大师”之类。

（二）行业职称：根据行业特点，建立职称系列，与相关的技术职称系列相并列。首先，要在文化部门进行规划和协调，传统医药还要和国家中医药管理局协调。另一方面，要得到教育部门的认可。在既有体制和习惯势力影响下，要让有学历的大牌科学家和技术专家承认草根一族的职称是困难的。因此要建立自己的高级职称评委，实行同行评议。

（三）业务等级：根据师徒的不同资历与水平，也根据集体项目中的主角和配角区分，分为若干等级。如韩国，其传承人分三个层次：保有人（持有人，即我国的传承人）、传承人（相当于传习所的学生）、履修人（地位最高的一层）。

（四）分类指导：由于非物质文化遗产内容丰富，门类众多，在共性原则下，每一个门类都应该有自己的“一套”富有特色的管理系统。

四、建立非物质文化遗产的教育体系

建立非物质文化遗产的教育体系，培养专业人才，是一项百年大计，这个教育体系，可分三种形式：

（一）师承教育：传统的跟师学习，但要纳入学历教育。

（二）继续教育：教育学院、传习所（长期）、培训班（短期）。

（三）院校教育（以培养研究、管理型人才为主）和高等职业教育（以培养专业人才为主）。

五、体制机制建设

《非遗法》第六至八条，对非物质文化遗产的保护、保存工作的责任任务和执法主体都有明确规定，“县级以上人民政府应当将非物质文化遗产保护、保存工作纳入本级国民经济和社会发展规划”“国务院文化主管部门负责全国非物质文化遗产的保护、保存工作；县级以上地方人民政府文化主管部门负责本行政区域内非物质文化遗产的保护、保存工作”。此外，再做五点建议；

（一）建议国务院在“非物质文化遗产保护工作部际联席会议”制度的基础上，建立“国家非物质文化遗产保护委员会”。

（二）坚持政府主导、文化部门主管，协调各方面力量，根据四级名录制度，层层落实。

（三）充分动用民间力量参加非物质文化遗产保护，同时制定相应的管理措施，防止一哄而起、过度保护、过度开发。

（四）充分发挥专家的作用。

（五）加强综合协调。使自然遗产保护、文化遗产保护、非物质文化遗产保护形成合力。把图书馆、博物馆、文化馆、纪念馆、科技馆统一调动起来投入“非遗”保护工作。让民俗学、社会学、人类学、民族学、文学、传统医学等各个学科加强沟通，共同为保护和抢救非物质文化遗产而奋斗！

（2012 年 6 月 29 日）

中国传统医药的非物质文化遗产特征

约在47亿年以前，荒凉的地球从星云尘埃的混沌中脱颖而出。三四十亿年以前，地球上出现了生命。与宇宙的弘大叙事相比，人类的历史太短暂了。一直到750万年之前，非洲大陆出现了属于古猿属的最古老人类。到300万年之前，才有了现代人类。人类是大自然的杰作，人的生命是寂寞无垠的宇宙中最曼妙的旋律。

人类发现、美化、保护和保存了许多如诗如画的人间山河，赋予它文明的血脉和审美的含义，有的今天已成为自然遗产。同时，人类在漫长的历史行程中，还创造了大量的物质文化和非物质文化。可惜，创造至伟，损毁也巨。特别是在工业革命以后，经历两次世界大战的破坏，人类痛定思痛，提出保护自然遗产、保护文化遗产、保护非物质文化遗产的任务。这些文化的原始生命，是文化多样性的熔炉，又是人类可持续发展的保证，中国的传统医药，占有一席之地。

一、传统医药列入非物质文化遗产保护是一个创举

2003年10月17日，联合国教科文组织大会通过了《保护非物质文化遗产公约》(以下简称《公约》)。《公约》指出:“非物质文化遗产，是指被各社区、群体，有时是个人，视为其文化遗产组成部分的各种社会实践、观念表述、表现形式、知识、技能以及相关的工具、实物、手工艺品和文化场所。”并解释说，“这种非物质文化遗产世代相传，在各社区和群体适应周围环境以及与自然和历史的互动中，被不断地再创造，为这些社区和群体提供认同感和持续感，从而增强对文化多样性和人类创造力的尊重。”简单地说，非物质文化遗产是指被人们（或个人）视为文化遗产的各种社会实践、观念表述、表现形式、知识技能、相关工具和文化场所。这种非物质文化遗产世代相传，不断地再创造，为人们提供认同感和持续感，从而增强对文化多样性和人类创造力的尊重。

在履行《公约》义务的同时，我国国务院办公厅于2005年3月26日发布了《关于加强我国非物质文化遗产保护工作的意见》，建立了由文化部牵头的“非物质文化遗产保护工作部际联席会议”制度，在全国范围内开展了非物质文化遗产普查工作。2011年2月25日全国人大通过了《中华人民共和国非物质文化遗产法》，并于同年6月1日起施行。

《中华人民共和国非物质文化遗产法》(以下简称《非遗法》)第二条规定:“本法所称非物质文化遗产，是指各族人民世代相传并视为其文化遗产组成部分的各种传统文化表现形式，以及与传统文化表现形式相关的实物和场所……其中包括传统技艺、医药和历法。”

中国将传统医药保护列入《非遗法》，具有鲜明的中国特色。这是因为，第一，中国的传统医药是传统文化的重要组成部分，它具有悠久的历史和丰富的内涵，人民群众视其为理所当然的非物质文化遗产，这是中国的国情。第二，“中医药作为中华民族的瑰宝，蕴含着丰富的哲学思想和人文精神”。既有文化遗产，又有非物质文化遗产。既属于自然科学，又属于人文科学。在“非遗”领域，不妨谓之“两栖科学”，其人文背景和人文基础，深刻地影响着中国传统文化。第三，非物质文化遗产主要是口头的、无形的草根文化，族群主体是原住民，体现了中国民族医药的基本特点。我国的壮族、苗族、土家族、侗族等少数民族都没有文字，但民族医药资源非常丰富，而且都是口传心授。第四，《非遗法》将传统医药和传统历法放在一起，显然与“藏医和天文历算”属同一学科有关。第五，尽管传统医药在历史上为本民族人民的繁衍昌盛做出了巨大贡献，今天仍然是重要的卫生资源，但在工业化、科学化、现代化大潮中，正面临日益衰败的危险，有的处于濒危状态，亟待保护和抢救。

国际《公约》关于“非物质文化遗产”的内涵，包含“有关自然界和宇宙的知识和实践”“社会实践”“节庆”“传统手工艺”等，给“传统医药”留下了广阔空间，但并没有直接地、具体地列入“传统医药”一项。这一点，可能与国际上西方医学的影响甚广、传统医药的力量较小，对传统医药了解不深有关，也可能与传统医药的“两栖”性质有关。

在联合国教科文组织支持出版的《人类非物质文化遗产代表作》(邹启山主编)中，有《安第斯卡拉瓦亚的宇宙信仰形式》一文，是一个典型的传统医药项目。卡拉瓦亚族群分布在玻利维亚国拉巴斯以北的包提斯塔·萨维德拉(Bautista Saavedra)山区。“卡拉瓦亚一词的意思是‘医生之国度’或‘来自神圣医药国度之草药医生'"。卡拉瓦亚人的主要活动便是利用祖传医术行医，而这一祖传医术又与各种祭祀庆典连为一起，构成当地经济的基石。这一代表作所表述的非物质文化遗产，实际上是草医草药与宗教信仰的结合，与中国的传统医药不完全一样。这样的"非遗"代表作列入世界"非遗"名录，本意还在于反映一种原生态的民间文化。所以说，中国将"传统医药"列入《非遗法》，成为单独的一个门类，应是对《公约》的一个补充和发展，也是一个突破和创举。

二、中国传统医药的"非遗"项目分类

自2005年国务院办公厅发出《关于加强我国非物质文化遗产保护工作的意见》以来，我国的"非遗"保护、调查、研讨、审评工作逐一展开。根据我国的实际情况，"非遗"项目分为10类，即:（一）民间文学;（二）传统音乐;（三）传统舞蹈;（四）传统戏剧;（五）曲艺;（六）传统体育、游艺与杂技;（七）传统美术;（八）传统技艺;（九）传统医药;（十）民俗。

根据世界卫生组织的定义，"传统医学是指传统中医学、印度医学、阿拉伯医学等医学系统及一切民间疗法的统称"（世界卫生组织称"传统医学"，不称"传统医药"——引者）。我国的传统医药由三部分组成。一是中医药，它是我国古代长期以来的主流医学，具有举国公认的学术地位和社会地位，是我国传统医药的当然代表。二是民族医药，即少数民族的传统医药，如藏医药、蒙医药、维医药、傣医药、壮医药、苗医药、瑶医药、土家医药、侗医药等等。民族医药不是近代新发现的、统一的、包罗万象的医学体系，而是多种民族医药成分集合在一起的一个学术统称和工作定义。三是民间医药。这里所说的民间医药，指流散在民间的草医草药，它既无明确的民族文化背景，也不属于《黄帝内经》主流一脉的中医学学术体系。它与体制外的集体所有制或个体行医的民间医生队伍，是两个不同的概念。

从近几年公布的传统医药"非遗"项目，大致可分7类。

第一类：对生命和疾病的认知与实践。这是传统医药"非遗"内涵的一个总纲和"观念表述"。西医和中医的区别，本质上是对生命和疾病的认知与实践各不相同。《公约》中"有关自然界和宇宙的知识和实践"一条，传统医药基本上包含在这个范围之内。对生命和疾病的认知和实践，就是从这里衍化而来的。中医和西医，从两个不同的角度、不同的层次看待生命。西医以解剖学、生理学、生物化学为基础，对人体的认识是微观的、实体的；中

医对人体的认识是宏观的、功能的，它提出脏腑、经络、气血等生理概念，并用阴阳五行理论加以阐明，这就是中国古人的智慧和创造力。《黄帝内经》曰："正气存内，邪不可干。邪之所凑，其气必虚。"朱丹溪说："阳常有余，阴常不足。"叶天士说"温邪上受，首先犯肺，逆传心包"，都是对人体生理和病理的深入观察和精确表述，反映了古代医家的原创思维。

第二类：传统养生文化。传统医药的精髓，首先在于养生，在于"治未病""方技者，乃生生之具""天地之大德曰生"。养生与无病早防有关，养生与健康长寿有关。传统养生文化，中医很多，民族医也很多；上层社会多，广大民间更多。我国很多的长寿县，都在少数民族地区，如新疆的和田（维吾尔族）、广西的巴玛（瑶族、壮族）、海南的澄迈（黎族）。养生首要是守神（"上守神""独立守神"），心胸开阔，心意恬静，淡泊名利，力戒虚妄。其次是生活规律，起居有常，饮食有节。再次是各种养生方法，如锻炼养生（太极拳、八段锦、五禽戏、散步、静默、各种养生操）、气功养生、饮食养生、药疗养生、浴疗养生，等等。

第三类：诊疗技艺，分诊断技艺和治疗技艺。诊断技艺如中医脉诊、耳诊、藏医尿诊、壮医目诊。治疗技艺如方药、针灸、推拿、正骨、熨贴，以及多种外治疗法。

第四类：制药技艺。如饮片炮制技艺，各种剂型及成药制剂技艺。这种技艺带有别具一格的原创性、高人一筹的先进性、谱系明晰的传承性。有些丸散膏丹，名义尚存，制作技术已经现代化了，那就失去了"非遗"的意义。

第五类：中药老字号的企业文化或企业精神。这是中药企业特有的创业精神和经营理念，一种以"仁"为核心的全面的、综合的经营生态。如北京同仁堂的"品味虽贵，必不敢减物力；炮制虽繁，必不敢省人工"的店规，突出质量第一。杭州胡庆余堂的后厅挂一块"戒欺"匾额，旁跋云："凡百贸易均着不得欺字，药业关系性命，尤为万不可欺。余存心济世，誓不以劣品弋取厚利，惟愿诸君心余之心，采办务真，修制务精，不致予以欺世人。"做生意都要"戒欺"，医药是特殊行业，"药业关系生命，尤为万不可欺"，强调药业"戒欺"的特殊性和极端重要性。广州潘高寿药厂的产品早年吃过被人冒假之苦，所以在药品包装盒上，印上"劝人莫冒潘高寿，留些善果子孙收"，并在报刊上讽刺假冒他的药品的人，"一二三四五六七，忠孝仁爱礼义廉"，意指"忘八""无耻"。这算得上是一种特殊的教育方法，令人无法忘却，也保证了他自身绝不作假。这种"不敢""不欺""不假"的经营思想，是我国中药行业极其珍贵的文化传统，也是传统医药非物质文化遗产的内容之一。

在第一批和第二批国家级非物质文化遗产名录中有“同仁堂中医药文化”“胡庆余堂中医文化”“九芝堂传统中药文化”等项目。有些专家认为某个“非遗文化”项目称为“某某文化”，过于庞大，过于笼统和宽泛，缺乏明确性和指向性。项目不具体，就不知道要保护什么。比如“同仁堂中医药文化”，这是一个大题目，有企业精神、质量要求、制作技艺等等内容，几乎是一切项目成果的综合，里面可以分许多个具体保护项目。制作技艺中涉及每一种饮片、每一种成药的制作技艺；还有有关设备工具，每一种传统工具后面都有故事，都有文化，该保护的是“哪一个”？“非遗文化是文化”，逻辑上有循环重叠、概念互注之弊。这个意见不无道理，值得在今后评审中加以注意。

第六类；传统卫生习俗、节庆、药市。例如端午驱虫辟瘟习俗、除夕掸尘、饮屠苏酒（如有孑遗的话）、少数民族地区的民族药药市等。

第七类：其他（包括与其他门类交叉的项目）。

三、传统医药“非遗”保护应注意的问题

非物质文化遗产蕴含着中华民族特有的精神价值和思维方式、想象力，体现着民族的生命力和创造力。这是非物质文化遗产的灵魂，是我们深入发掘和竭力保护的文化精髓。许多技艺、表现形式、表现空间都体现了这种精神。

传统医药是我国医学科学的一部分，也是我国卫生事业的一部分。其中，中医、藏医、蒙医、维医、傣医、壮医、彝医、朝医、哈医等分别由各级政府主导，列入国家建设，其他的尚留在民间。传统药部分，民营企业占多数，以藏药、苗药、蒙药、维药、彝药为主的民族药企业，绝大部分是民营的。大致说来，对“非遗”工作的重视程度，中医药部门不如文化部门，国营部门不如民营部门。公立医疗、教学、科研部门关心的职称是主任医师、教授、研究员，对非物质文化遗产“传承人”的桂冠不太重视。当了“传承人”，缺乏相应的待遇。即使有一点，也不足道，必然影响到该项事业的传承和发展。

从总体上讲，传统医药的“非遗”保护工作，首先是要加强规划，不能自流。不能光凭谁有积极性就保护谁。因为“非遗”项目，基本上是社会的公共财富。其历史价值、文化价值、科学价值是集体的认知，不完全是传承

人个人的文化财富。规划之前要做好调查工作，对传统医药的种类、数量、分布状况、生存环境及存在问题进行普查，做到心中有数，掌握重点。其次，要正确贯彻“保护为主，抢救第一，合理利用，传承发展”的指导方针。传统医药的特点是实用性强。让其活着，放开使用，就是传承。原则上都是“生产性传承”。保护要有计划、有措施、有检查；要克服“重申报，轻保护”现象；要合理利用，把根留住，防止过度开发和滥用。第三，注意协调，把保护非物质文化遗产与传统医药事业建设结合起来。在传统医药领域，有一部分“非遗”项目尚无合法地位，有的民族民间医生没有行医资格，文化部门和卫生部门的看法不尽一致，需要从政策层面和技术层面协调配合，做好工作。

（2013 年 11 月 3 日）

非物质文化遗产记录工程传统医药类要素表（建议）

一、项目概述

（一）历史发展

中医药、各民族医药、各民间医药的发生缘起（包括相关传说）、历史沿革、具体项目的传承脉络（一般应有百年以上的传承历史，历史上无文字的少数民族医药可追索三代以上）。

（二）相关文献

1. 汉、藏、蒙、维、傣、朝、彝、哈萨克等历史上有民族文字的民族，可提供与非物质文化遗产有关的医药文献及档案（包括医案）、历史记载（其他史料）、地方志、碑刻、手抄本等。

2. 历史上无通用文字的少数民族，以口述资料为主，包括用汉文记录整理的手抄本、刻印本、手稿和出版物。

3. 民族医药除藏医药、蒙医药、维医药、傣医药有国家建立的医疗、教育、科研机构以外，基本上都是民间医药。汉族民间医药是指非《黄帝内经》主流一脉的、流散于民间或传播于某一地区的传统医药，包括历史上称为“铃医”“串雅”及医药领域一技之长者，它们除了少量专著、手抄本以外，很多散见于历代笔记和其他著作中。

（三）自然环境

传统医药与自然环境、自然生态、药材产地、疾病谱、地方病有密切关系。民族医药有民族性，一般应用于本民族地区。民间医药有地域性，常见于单方、偏方、验方。它们有逐步传播流散之势，但作为非物质文化遗产项目，应突出其原来的地域性和民族性。

（四）特点与类型

1. 传统医药非物质文化遗产的主题是对人体生命和疾病的认知。这种认知是多元的，是与各民族的文化认同、宗教信仰、生命观、医学观有关的。

2. 在一般概述基础上，指出该“非遗”项目的文化特点、民族特点、学术特点及其历史价值、文化价值和社会价值，并确定其项目类别。

3. 在中药行业，有一些中药老字号企业，它们有特殊的企业精神和企业文化，值得继承发扬。

（1）治病救人，造福人民的服务精神。如同济、同仁、达仁、永安等企业名称，“但愿世间人无病，不惜架上药生尘”。

（2）讲究诚信。如杭州胡庆余堂主张“戒欺”（祖传“戒欺”匾额），许多老字号悬有“货真价实”“童叟无欺”等匾语。

（3）讲究质量。如北京同仁堂的“修合无人见，存心有天知”“炮制虽繁必不可省人工，品味虽贵必不敢减物力”。

（五）传承与发展

立项保护情况，四级保护申请，经费保证，未来发展等。

二、代表性传承人

（一）传承人

简历、从医过程、家族情况、传承人级别。

（二）传承谱系

师承关系（师徒传承、父子传承），传承方式（个体传承、集体传承）。

（三）传承习俗

拜师仪式，师徒关系，师承规范。

（四）社会贡献

传承弟子技艺、荣誉、影响及代表性著作。

三、代表性技艺（核心技艺）

（一）传承人的代表性技艺（医学方面）

1. 诊法。如中医的脉诊、藏医的尿诊、壮医的目诊，等等。

2. 疗法。如针灸、推拿、拔火罐、刮痧、正骨，等等。

3. 保健方法。如太极拳、八段锦、五禽戏、各种医疗气功（静功、动功），等等。

4. 食疗。如药膳、健康食谱。

5. 长寿经验。如养生格言、卫生制度。

6. 医疗用具和保健器材的制作技艺。

（二）传承人的代表性技艺（制药方面）

1. 中药、民族药、民间药加工、炮制技艺。

2. 成药制作技艺（尤其是著名品牌的关键技术）。

3. 炮制辅料的配伍和制作工艺。

4. 相关器具。

（三）场所（空间）

1. 某些医事活动、制药工艺实施的场所、形式、程序。

2. 民间卫生习俗。

3. 卫生节庆。

四、传承现状

（一）活态存在状况

（二）传承人活动状况

（三）保护措施

（四）抢救意识和抢救措施

（五）存在问题

五、未来发展

（一）非物质文化遗产保护发展规划

（二）人才培养状况

（三）保护制度

（四）经费落实情况

（2013 年 12 月 15 日）

非遗数字化保护中的传统医药

我国的非物质文化遗产积淀丰富，门类繁多，形式多样，项目众多。随着现代化、市场化、城镇化的发展，非物质文化遗产面临高速消失、过度开发、瞬息变异的危险，保护任务极其繁重。近几年来，非物质文化遗产的数字化保护工程取得很大进展，文化部门正在制订非物质文化遗产数字化保护的基础标准、技术标准、管理标准和工作标准，其中包括传统医药非物质文化遗产保护的各项标准在内。对此，笔者就传统医药非物质文化遗产的概念和保护问题，谈一点粗浅的意见，以供参考。

一、传统医药包括三个部分

我国是一个历史悠久的多民族国家，每个民族都有自己的传统文化和传统医药。根据我国存在医药文化多样性的实际情况，《中华人民共和国宪法》第 21 条规定："国家发展医疗卫生事业，发展现代医药和我国传统医药。"

我国的传统医药，包括中医药、民族医药和民间医药三个部分。

中医药是以汉文化为背景，以《黄帝内经》《神农本草经》《伤寒论》《金匮要略》《温病条辨》为基本经典的传统医药，是中国社会长期以来的主流医学。

民族医药是中国少数民族的传统医药，经过 30 年的发掘整理，已有近 40 个少数民族发掘整理出版了本民族传统医药的代表性著作，其他少数民族在历史上也或多或少都有自己的医药创造和医药积累。在 20 世纪 80 年代以前，许多人把民族医药归于中医药的一部分，认为民族医药是中医药的某个分支。在我们这样一个历史上长期统一、汉文化作为主流文化具有巨大影响力的国家，民族文化形成"多元一体"格局。我们既要看到"一体"性的集中共识一面，也不能忽视"多元"性的千姿百态一面。不少少数民族的传统医药，尤其是人口不多又无民族文字的少数民族，其传统医药可能受中医药影响较深，民族医药与中医药交叉互鉴，是文化交流中的普遍现象。但既是一个单独的民族，文化上必有区别于其他民族的根本之点。民族医学和中医学相比较，在民族文化背景、医学基本理论、方药医技等方面都有显著性区别。例如，中医学是以道家思想和儒家思想相统一的儒道文化为背景的（在东汉以后也受佛教文化的影响），而藏医学是以藏传佛教文化为背景的。中医学以阴阳五行、五脏六腑、经络、气血、四诊八纲、四气五味为基本理论，藏医学则以土、水、火、风、空“五原”和隆、赤巴、培根（可勉强译为中医的风、胆、痰）“三因素”等为基本理论。中医学以《神农本草经》《本草纲目》所载药物为基本用药，其中包括一部分称为“南药”的进口药，并以此组成方剂，常用汤药；藏医学则以青藏高原特产的某些植物、动物、矿物入药，并吸取了部分南亚生产的药物，组成方剂，不用汤剂，反映了与印度古典医学的联系。因此，说藏医学是我国传统医学的一部分是合理的，硬要说藏医学是中医学的一部分或中医学的一个分支就不符合事实。蒙医学、维医学、傣医学等也是如此。所以我们说，民族医药不是中医药的一部分，在学术上，中医药和民族医药是平等相待的姊妹。

民间医药有两个概念，一是在体制上以公私来分，民间医药是指非公有制的民营医疗机构和民间医生；二是在学术上以朝野来分，民间医药是指当代中医教育体系之外不属于《黄帝内经》一脉的流散于民间的草医草药。如云南的“黄氏医圈”、陕西的“太白七药”、某些道家医学和佛家医学，以及一些既不属于主流医学，又无特殊民族文化背景的草根一族。古代有一种“为国医所不道”的“走方医”“草泽医”，或叫“铃医”“串雅”，就属于这一类（见清代赵学敏著《串雅内外编》)。传统医药中的民间医药，指的就是这类学术性民间医药。有的学者曾经把这一类民间医药作为中医药的初级阶段，但后来发现他们纵使“上升”一格，也并不属于以《黄帝内经》为代表的主流一脉，而且自成体系，自称“另类”，仍然“为国医所不道”。于是出于对文化多样性的认知和尊重，在传统医药内给它留下位置，称它为“民间医药”。

“黄氏医圈”是以“中生万物”“人乃首命”为哲学基础的一种医学理论，以“万物有圈圈为界，万物有网网相连”揭示人体各部分功能的内在联系。黄氏家族从唐五代延续至今，祖籍福建邵武（王国维先生有考据），世代传承。其一支转辗迁徙，后在云南昭通巧家落户，今于云南昆明行医，有《黄氏医圈》（黄传贵编著）一书传世。

“太白七药”（又称“秦岭七药”）是以“七”字命名（如桃儿七，红毛七）的一类草药，约有115种，主要分布于陕西秦岭山脉，以“四梁八柱”理论指导临床应用，是藏在深山老林的另一处土著医学宅邸。今人已出版《秦岭七药》（毛水龙主编）、《太白七医研究与应用》（宋小妹、刘海静主编）等著作，其他的民间医药包括民间的一技之长，在此不一一列举。

二、传统医药的非遗内容

中医药与藏医药、蒙医药、维医药、傣医药、壮医药、苗医药、瑶医药以及其他民族医药和民间医药都属于中国传统医药，它们各有所自、各有所长，尽可以各展其美、各美其美；相互之间，更应该美人之美、学人之美，以达到美美与共。

从非物质文化遗产的角度看，各医种的“非遗”内容基本上可分总纲、医养、药物、习俗、其他五个部分：

（1）总纲，或称总题。如传统医药对生命与疾病的认知方法；

（2）养生及医疗。包括养生、预防、诊法、疗法；

（3）药物。如药材、饮片炮制技艺、成药制作技艺，中药老字号企业文化；

（4）习俗和节庆，如清明辟瘟习俗，除夕扫尘、饮屠苏酒，祭拜药王爷、民族地区传统药市（过去汉族地区也有，后来规范成坐商了）。

（5）其他。

中医药分五部分，民族医药也分五部分。为了留有余地，加了“其他”一类。如藏医是和天文历算连在一起的，就可以把“藏医与天文历算”归于其他一类。医学和天文连在一起，在各类传统医药中甚为普遍。中医有五运六气，彝医和太阳历关系密切，这是各类医药文化共遵“天人相应”和互相交叉的内在因素决定的。中医的气功、太极拳、五禽戏、八段锦、药膳与传统体育、传统手工制作技艺（包括烹饪）有交叉；传统医学养生文化与传统音乐、传统舞蹈也有交叉，都可以归于“其他”一类。

“传统医药对生命与疾病的认知方法”是一个重要命题，但有人认为失之于虚，言之于玄，令人难以理解。事实上，各民族、各医学对生命和疾病的认知各不相同，每一种认知都是打开生命奥秘的一扇窗户和一把钥匙。苗族有苗医生成学，湘西土家族苗族自治州花垣县已故老苗医龙老六曾口述《事物生成共根源》一书，公认是苗医的哲学基础。傣文经书《嘎牙山哈雅》（意译为《人体解说》），就是一本讲“生命起源和人体生长发育的书”。彝医有

《娃娃生成书》，是从彝族毕摩经《作祭献药供牲经》中摘录的，描绘了人体生长的全过程。以西医和中医来说，西医将人体分为运动系统（肌肉骨骼系统）、消化系统、呼吸系统、泌尿系统、生殖系统、循环系统（心血管系统）、内分泌系统、神经系统、感觉器系统等九大系统，即九大生理解剖功能，这是对人体生命的一种微观观察和精确认识。中医将人体分为阴阳、脏腑（五脏六腑）、经络（十四经脉）、气血（卫气营血）几大功能部门，是对人体生命的宏观认知和动态把握。传统医药从不同角度、不同信仰、不同层面认识人的生命，并引伸出不同的养生方法、诊断方法和治疗方法，各有所见、各有所长，为人类的医疗保健提供了多样化的选择。

在传统药部分，一般都重视饮片和成药的制作技艺，因为手工技艺是“非遗”的重要内容之一。但在商言商者过分重视形而下的“物”和“术”，容易忽视制作技艺的原创精神、思维特点、无形价值和文化内涵。在古代，民族地区商品化程度极低，药品都自采自制自用，无古老的民族药药店，谈不上什么经营思想。但中药店古代就有，于是形成一种中药“老字号”企业文化和经营理念，蕴含着独具特色的价值观和人文精神，如北京同仁堂的“炮制虽繁必不敢省人工；品味虽贵必不敢减物力”。前一个“必不敢”，是“不偷工”；后一个“必不敢”，是“不减料”，合起来是“不敢偷工减料”。上面还有一层，叫“修合无人见，存心有天知”，冥冥中由老天在监督着人们如何做，这就涉及到中国人的信仰形式，如天命、天意、天地良心、天经地义。人在做，天在看。这信仰形式就是非物质文化遗产的重要内容。此外如杭州胡庆余堂的“戒欺”（堂匾）店规，“药业关系生命，尤为万不可欺”。广州陈李济的股份合作，“同心济世”，原文是“本钱各出，利益均沾，同心济世，长发其祥”。还有许多老字号药店在制作名贵中成药时有意在稠人广众之中公开投料（公开若干种贵细原料），招摇过市，以昭信誉。如做全鹿丸时抬着大鹿游街，做人参再造丸时晚上点着黄金大蜡烛在众目睽睽之下投料配料，其目的都是为了袒露诚意，取信于民。药品是救死扶伤的特殊商品。同样一个“货真价实”，其责任、其权重、其作用、其后果，在药店和在别的行业是不一样的。这就是中药老字号的企业文化。当然，其企业文化和企业精神，最终得体现在产品质量上。所以，以老字号为代表的中医药文化，主要包括两个方面，一是老字号的企业精神，二是传统中药的制作技艺。前者称“老牌”，后者叫“名牌”。在数字化处理的时候，“企业精神”比较虚泛，难以表现；特别是老字号基本上都经过技术改造，传统手工艺很少保留。于是传统名药制作技艺中的若干关键环节，若干“绝招”，成了传统中药“非遗”保护的重点。前几年评审“非遗”项目时，出现过“某某中医药文化”等项目。后来有专家指出，这种“某某文化是非物质文化”的命名方式，内容过分笼统宽泛，逻辑上有循环往复之嫌，应该换一种项目名称来表述。这个意见不无道理。但并不是说中药老字号的中医药文化就不存在了。相反，这正是一种值得珍惜的企业精神，是现代社会缺失或濒危的非物质文化遗产，需要继续发掘、保护，并发扬光大。

三、传统医药作为“非遗”的特点

联合国教科文组织通过的《保护非物质文化遗产公约》(2003年)指出：“非物质文化遗产是指各社区、群体、有时是个人，视为其文化遗产组成部分的各种社会实践、观念表述、表现形式、知识、技能、以及相关的工具、实物、手工艺品和文化场所。”“非物质文化遗产”的内容包括以下五个方面：(1)口头传统与表现形式，包括作为非物质文化遗产媒介的语言；(2)表演艺术；(3)社会实践、仪式、节庆活动；(4)有关自然界和宇宙的知识和实践；(5)传统手工艺。我国加入了世界《保护非物质文化遗产公约》，并于2011年2月25日通过了《中华人民共和国非物质文化遗产法》。

“有关自然界和宇宙的知识和实践”具有丰富而深刻的内容。《人类非物质文化遗产代表作》(邹启山主编，大象出版社2006年版)中的“安第斯卡拉瓦亚的宇宙信仰形式”即属此类。其实，世界上的传统医药都可以包括在“有关自然界和宇宙的知识和实践”之内，非物质文化遗产属于文化。按照当代社会的语境和一般认识，文化属于社会人文科学，而中医归于自然科学。但中医有丰富的哲学思维和人文精神，既是自然科学，又是社会科学，是“两栖”的人类生命科学。中国的传统医药把“中医生命与疾病认知方法”作为重要内容，扩大并深化了“非遗”的内涵，最能够体现“非遗”的精神和灵魂，是传统医药非物质文化遗产的总纲。具体地说，非物质文化遗产传统医药门类的资源对象，主要是：(1)生命与疾病认知的内涵及其表现形式和表现空间；(2)代表性的养生理念和养生方法；(3)代表性的诊法和疗法(或合称诊疗法)；(4)中药老字号企业文化、经营理念和传统配本；(5)手工制剂技艺即传统饮片炮制技艺和成药制作技艺；(6)有关传统医药的习俗和节庆；(7)传统医药传承人的生平、业绩及技艺表演等等。如此梳理下来，传统医药类的“非遗”项目，无论申报和保护，都有大量的工作等待我们去做。传统医药的数字化保护工作，也显得更为重要。

根据我国国情，我国的非遗项目共分10个大类，即民间文学、传统音乐（民间音乐）、传统舞蹈（民间舞蹈）、传统戏剧、曲艺、传统体育游艺与杂技、传统美术（民间美术）、传统技艺（传统手工技艺）、传统医药、民俗。我国的非遗保护起步较晚。在2005年非遗申报和评审初期，原则上是申报什么，评审什么；谁先申报，谁占先机。申报项目是自发的，评审工作也是摸着石头过河。经过近10年的工作，积累了不少经验。现在，进入深化改革时期，要求“加强顶层设计和摸着石头过河相结合”。这对非物质文化遗产保护工作加强规划性、减少随意性，加强主动性、减少拉动性，具有现实的指导意义。

非物质文化遗产数字化保护工程正在制订采集方案，编写数字资源采集实施规范和数字资源著录规则，为相关行业标准的制订提供条件。但是，非物质文化遗产领域的行业标准的制订，可以分三种情况：一种是应该标准化而且可以标准化的，一种是应该标准化但一时难以标准化的，一种是不能够或不应该或不必要标准化的。因为在文化意义上有许多模糊的、感性的、瞬息万变、移动不居的内容，为模糊数学认可的东西。行业标准是比较高的规范，是一个圭臬。但人文学科尊重独创和唯一。标准化以后，它可能成为一块板结的土地，一个“闲人莫入”的篱笆。所以，给一点宽容，留一点空隙和余地，是“文以载道”应有的担当，是“厚德载物”题中的含义，是非物质文化遗产数字化保护制订行业标准时应该注意的。

* 本文发表于《中国中医药报》2014年1月6日。

同仁堂中医药文化的生产性保护

人类的历史，至少有300多万年。人类在历史上建设的各种文明，创造了很多，也破坏了很多，丢失了很多。积聚起来的只是其中的一小部分。特别是第二次世界大战以后，人们痛定思痛，开始了一系列关于世界新秩序的建设，其中包括如何保护自然遗产、文化遗产和非物质文化遗产。

一、文化多样性和非物质文化遗产

人类的文化是多样的，人们的思想是丰富的。正像地球上的生物是多样的，各种鲜花的颜色是五彩缤纷的。面对普鲁士政府的思想统制和书报检查令，马克思愤怒地指出："你们赞美大自然令人赏心悦目的千姿百态和无穷无尽的丰富宝藏，你们并不要求玫瑰花散发出紫罗兰一样的芬芳，但你们为什么却要求世界上最丰富的东西——精神，只能有一种存在的形式呢？"世界上各个民族都有自己的文化创造，都有自己心爱和心仪的东西。对每一种民族文化，我们应该尊重、了解、宽容。"各美其美，美人之美，美美与共，世界大同"（费孝通语）。

人们对非物质文化遗产的认识，一直比较滞后。因为非物质文化遗产的特点是口头的、无形的、存在于传承人头脑中的文化记忆。它容易人亡艺绝，随风飘逝。丢失以后只剩下一声惋惜，从此被人遗忘，很难留下长远的痕迹。例如，"二泉映月"的作者阿炳（华彦钧），他创作了曼妙无比的音乐，日本指挥家小泽征尔说"这种音乐只应该跪着听"。1950年秋，当音乐家杨荫浏等去给他录音的时候，因为他久不拉琴，又身体有病，只录了三首二胡曲和三首琵琶曲，准备当年寒假或1951年暑假期间再去录音。结果，1950年12月阿炳突然去世，他留下的六首曲子成了"感天动地的生命绝唱"。阿炳走了，他的更多、更好的音乐也就没有了。

对非物质文化遗产的抢救，首先就是从民间文学、民间音乐、民间绘画开始的。

1972 年 11 月，联合国教科文组织大会第 17 届会议通过了《保护世界文化和自然遗产公约》。该《公约》说，“注意到文化遗产和自然遗产越来越受到破坏和威胁，一方面因年久腐变所致，同时变化中的社会和经济条件使情况恶化，造成更加难以对付的损害和破坏现象”。

1977 年 3 月，非洲地区的法语国家在中非首都班吉通过了《成立非洲知识产权组织（ARIPO）的班吉协定》（简称《班吉协定》）。这是世界上第一个对民间文学艺术进行保护的区域性国际条约。《班吉协定》指出，民间文学艺术是指“由团体或个人创造并保存的、被认为是满足这些团体愿望的、以传统艺术遗产特有因素构成的产品，包括民间故事、民间诗歌、民歌、民间器乐、民间舞蹈、民间娱乐活动及宗教仪式的艺术表达形式及民间艺术产品”。

1982 年，联合国教科文组织（UNESCO）和世界知识产权组织（WIPO）联合推出了《保护民间文学艺术表达形式，防止不正当利用及其他侵害行为的公约草案》，首次使用了“民间文学艺术表达”一词。

1989 年 11 月，联合国教科文组织第 25 届大会通过了《保护民间传统文化和民间文学艺术建议案》，指出非物质类的文化遗产是人类的共同遗产，是促进各国人民和各社会团体更加接近以及确认其文化特性的强有力手段。

1997 年 11 月，联合国教科文组织第 29 届大会通过了建立人类口头与非物质遗产代表作的决议，“口头与非物质遗产”的概念由此确认。

2001 年 11 月，联合国教科文组织第 31 届大会通过了《世界文化多样性宣言》。《宣言》“重申应把文化视为某个社会或某个社会群体特有的精神与物质、智力与情感方面的不同特点之总和；除了文学和艺术外，文化包括生活方式、共处的方式、价值观体系、传统和信仰”“文化多样性是交流、革新和创作的源泉，对人类来讲就像生物多样性对维持生物平衡那样必不可少。从这个意义上讲，文化多样性是人类的共同遗产，应当从当代人和子孙后代的利益考虑予以承认和肯定”。

2003 年 10 月，联合国教科文组织第 32 届会议通过了《保护非物质文化遗产公约》。该《公约》对非物质文化遗产的定义做了如此表述，“（一）‘非物质文化遗产’，指被各社区、群体、有时是个人，视为其文化遗产组成部分的各种社会实践、观念表述、表现形式、知识、技能以及相关的工具、实物、手工艺品和文化场所。这种非物质文化遗产世代相传，在各社区和群体适应周围环境以及与自然和历史的互动中，被不断地再创造，为这些社区和群众提供认同感和持续感，从而增强对文化多样性和人类创造力的尊重”。按上述定义，“非物质文化遗产包括以下方面：

（一）口头传统和表现形式，包括作为非物质文化遗产媒介的语言；

（二）表演艺术；

（三）社会实践、仪式节庆活动；

（四）有关自然界和宇宙的知识和实践；

（五）传统手工艺”。

2004 年 8 月，我国加入《保护非物质文化遗产公约》。

2011 年 2 月，第十一届全国人民代表大会常务委员会第 19 次会议通过了《中华人民共和国非物质文化遗产法》。《非遗法》第二条指出：“本法所称非物质文化遗产，是指各族人民世代相传并视为其文化遗产组成部分的各种传统文化表现形式，以及与传统文化表现形式相关的实物和场所。包括：

（一）传统口头文学以及作为其载体的语言；

（二）传统美术、书法、音乐、舞蹈、戏剧、曲艺和杂技；

（三）传统技艺、医药和历法；

（四）传统礼仪、节庆等民俗；

（五）传统体育和游艺；

（六）其他非物质文化遗产。”

2005 年 10 月，联合国教科文组织第 33 届大会通过了《保护和促进文化表现形式多样性公约》。该《公约》指出：

（一）确认文化多样性是人类的一项基本特性。

（二）认识到文化多样性是人类的共同遗产，应当为了全人类的利益对其加以珍爱和维护。

（三）意识到文化多样性创造了一个多姿多彩的世界，它使人类有了更多的选择，得以提高自己的能力和形成价值观，并因此成为各社区、各民族和各国可持续发展的一股主要推动力。

（四）忆及在民主、宽容、社会公正以及各民族和各文化间相互尊重的环境中繁荣发展起来的文化多样性对于地方、国家和国际层面的和平与安全是不可或缺的。

由此看来，今天我们对自然遗产、文化遗产和非物质文化遗产采取的每一个保护措施，联合国教科文组织通过的每一个相关保护文件，都一步一步地留下了人类前进的脚印。

二、中国传统医药作为非物质文化遗产的组成部分

中国是一个历史悠久的多民族国家，自然遗产、文化遗产和非物质文化遗产都十分丰富。根据国情，中国把非物质文化遗产分为10项，即民间文学；传统音乐；传统舞蹈；传统戏剧；曲艺；传统体育、游艺与杂技；传统美术；传统技艺；传统医药；民俗。在《保护非物质文化遗产公约》中，提出了七个相关的概念，即社会实践、观念表述、表现形式、知识技能、工具实物、手工艺品、文化场所。其中“有关自然界和宇宙的知识和实践”及“传统手工艺”两项，与传统医药有关。只是对传统医药代表性著作项目，一直缺乏全面的摸底调查。

传统医药列入“非遗”，是中国特色也是中国贡献，这是因为中国有丰富的传统医药存在，《中华人民共和国非物质文化遗产法》第二条就列有“传统技艺、医药和历法”，藏医就是和天文历算联系在一起的。中国的传统医药包括中医药、民族医药和民间医药三个部分。中医药是以汉文化为背景的传统医药，民族医药是少数民族的传统医药。民间医药是指既非《黄帝内经》主流一脉，又无少数民族文化背景的流散于民间的医药体系和草药草药。《中华人民共和国宪法》第21条规定，“发展现代医药和我国传统医药”，用的是“传统医药”这个概念。它不仅指中医药，还涵盖各民族、各地区的传统医药，而且在总体上与世界传统医药接轨。传统医药作为非物质文化遗产的一项内容，与文化领域的非遗项目不完全相同。因为传统医药既有医学，又有药学；既有物质文化，又有非物质文化；既属于自然科学，又属于社会科学。它是一种“两栖文化”。以中医药来说，中医药作为中华民族的瑰宝，蕴含着丰富的哲学思想和人文精神，是我国文化软实力的重要体现。它有许多自然科学内容，又有明显的哲学社会人文科学背景。这里我们以“同仁堂中医药文化”为例，着重谈中医药的非遗问题。

三、同仁堂中医药文化

2006年，“同仁堂中医药文化”和“胡庆余堂中医药文化”列入国家级非物质文化遗产名录。有的专家认为，某个非物质文化遗产项目名曰某个文化，在逻辑上有概念互注和概念重叠之嫌。而且，非物质文化遗产的项目应该是具体的，而不宜笼统庞杂的；传承人应该是相当专业的，而不是空大万能的。所以后来的“非遗”名录，就不直接用某某文化来表述。但其实，“同

仁堂中医药文化”是一个相当恰当的文化概念，只是能够如此打包成形的项目不多，如此庞大的文化概念也不宜多用。同仁堂是一个典型的传统中药企业。“同仁堂中医药文化”的内涵具有历史性、综合性和代表性。同仁堂创始于清康熙八年（1669年），雍正元年（1723年）开始供奉御药，经历八代皇帝，直至1911年清朝灭亡，负责独家向太医院供药188年。东家乐凤鸣在《同仁堂朝叙》中庄严承诺：“遵《肘后》，辨地产。”它是一家标准的官商，但正派，大气，有规格，讲质量，有信誉，成为北京著名的、具有代表性的老字号中药企业。改革开放以后，同仁堂形成传统制药（也引入现代制药技术）、商业零售、医疗服务三大板块的产业格局，加上药材基地、医疗基地、教育基地、文化基地，成为集农工商、产供销、医教研于一体的庞大企业集团。

作为传统企业文化，同仁堂有两大亮点：一是“医乃仁术”的同仁精神，如“修合无人见，存心有天知”的自律精神；“炮制虽繁必不敢省人工，品味虽贵必不敢减物力”的质量观念；“但愿世间人无病，不惜架上药生尘”的慈善思想。二是大量传统的、独特的制药技艺。这些技艺保存在许多关键性的工艺流程中，保留在传承人的头脑里和手艺里，本来属于民间手工艺人的知识产权，是一种非常珍贵的非物质文化遗产，例如同仁堂安宫牛黄丸制作技艺，等等。

中药老字号的企业精神，是中医药界优良的人文传统。中药传统制作技艺，充满了大国工匠的原创思维，值得我们永远尊重和全面继承。

古人说，无商不奸。企业总是以获取最大利润为目的的。医药企业经常处于高尚和卑劣、理想和牟利的矛盾之中。尽管以救死扶伤、扶危济困、不私不欺自诩，但总得从养家糊口、薄利多销、维持简单的扩大再生产开始，只是把钱争得光明正大而已。今天的国营医药企业也还得按现代企业制度办事，必须完成上缴的税收任务，为地方的GDP做出贡献。正因为如此，坚持医药行业、企业的特殊性质，是一个非常值得研究的问题。坚持与保护非物质文化遗产的精神价值、思维方式、想象力、创造力，保护非遗的原创性和灵魂，保持其长期处于活态状态而不枯竭萎缩，也显得更为重要。其中，生产性保护是一条重要途径。

四、同仁堂非物质文化遗产生产性保护示范基地建设

2014年，“同仁堂中医药文化（传统中药材炮制技艺）”获批第二批国家

级非物质文化遗产生产性保护示范基地，要在行业内外，起示范带头作用。

“非物质文化遗产生产性保护”是中国式保护的新概念。因为在当今国际国内新形势下，非物质文化遗产受到现代观念、现代科学、现代生产的强力冲击，有意无意地受到国家现代化建设的边缘化，形成“非遗”保护意识淡薄，“非遗”项目大量消失，“非遗”传承人高龄化且后继无人，人们需要对“非遗”的活态保护寻找现实的有效途径。2012 年 2 月，文化部发布了《关于加强非物质文化遗产生产性保护的指导意见》(下称《意见》),《意见》指出：“非物质文化遗产生产性保护是指在具有生产性质的实践过程中，以保持非物质文化遗产的真实性、整体性和传承性为核心，以有效传承非物质文化遗产技艺为前提，借助生产、流通、销售等手段，将非物质文化遗产及其资源转化为文化产品的保护方式。”文件指出，这种“生产性保护是指在具有生产性质的实践过程中”。如果这个“非遗”项目原来的实践过程并无生产性质，应排除在外，至少暂不考虑。并进一步明确，“目前，这一保护方式主要是在传统技艺、传统美术和传统医药药物炮制类非物质文化遗产领域实施”。还特别强调要“坚持正确导向”“始终把保护放在首位，坚持在保护的基础上合理利用”“反对擅自改变非物质文化遗产的传统生产方式、传统工艺流程和核心技艺”。这是一个在新形势下为保护非物质文化遗产寻找出路、规范行为的指导性意见。既名正言顺地指明出路，又小心翼翼地防止误入歧途。字里行间透露出一种苦心孤诣、措辞谨慎、界线分明、防范有加的心态。根据我个人的理解，生产性保护是社区、群体或个人在适应周围环境以及与自然和历史的积极互动中，为了保持其活态生存，争取成为当代的文化产品（包括精神产品和物质产品，这里主要指物质产品），甚至不断地再创造的一种保护方式，以利于继续存在，世代相传，合理利用。也就是说，非物质文化遗产的表现形式和表现空间在原有的物质生产的基础上，利用新的生机和生存空间，使一批具有活力的“非遗”项目在不断生产中得到继承发展，使一部分濒危项目在开发利用中得到抢救。但这是一步险棋。牢记初心，积极实践，不断总结，砥砺前行，显得非常必要。在当前不少非物质文化遗产项目面临困境、文化产业向市场化奔突前进的情况下，某些经济部门、旅游部门瞄准“非遗”项目，一拥而上，任意包装，夸大宣传，盲目开发、过度开发、逐利性开发，擅自改变“非遗”核心工艺，把原生态的、原本纯真无邪的“非遗”项目打扮得花枝招展、不伦不类，是非常可能的。对此，我们应该有足够的警惕并加以预防。

鉴于中医药自身的学术优势和临床优势，得到“中西医并重”的政策保护，纵向而言，当前基本上处于发展态势。只要承认文化的多样性，采取“百花齐放、百家争鸣”的方针，承认中医与西医各有所长，各得其所，主管部门对中医药不歧视、不排斥、不取缔，按中医药发展的内在规律办事，允许中医自由执业而不受干扰，并最终以立法形式加以保护，中医就不会消亡，中药也不会消亡。尽管我把这个要求降得很低，但从历史经验来讲，确是如此。中医中药不靠恩施吃饭，只靠本领吃饭。社会公平，竞争自由，中医药和同仁堂就能生存，还能发展。《中医药发展战略规划纲要（2016—2030年）》指出：“中医药作为我国独特的卫生资源、潜力巨大的经济资源、具有原创优势的科技资源、优秀的文化资源和重要的生态资源，在经济社会发展中发挥着重要作用。”我们不妨称之为“五项资源论”，这说明中医药的继承和发展，不仅是保护非物质文化遗产，具有重大的文化意义，而且是现实的物质资源和医学力量，具有重要的学术意义和光明的发展前景。在总体上说，它早已在生产性保护的范围之内。因为，同仁堂作为中医药企业，它从来就是一个生产经营单位。它的存在，本身就是生产性保护。尤其是“传统中药材炮制技术”“安宫牛黄丸制作技艺”，都是非常重要而具体的制药工艺、是一直实践着的非遗代表性项目，理应成为非遗生产性保护的代表性示范项目。因此，我们建议：

（一）必须进一步明确保护“传统中药材炮制技艺”的目的和意义

非物质文化遗产，大都属于文化项目，很少参与物质生产。有一些“非遗”项目，或者是因为它属于纯粹的精神产品（如民间音乐），或者是因为它的生存条件和传承条件过于苛刻（如黑龙江赫哲族鱼皮制作技艺），或者是掌握该“非遗”项目的传承人过于稀少（如某些传统戏曲），保护和传承的难度比较大，已经处于濒危状态，应该采取特殊的抢救措施。而《意见》中列举的传统技艺、传统美术、传统医药药物炮制类非遗项目，本来就以创造物质财富的技艺为前提，本来就有生产设施、流通渠道、销售方式及人群需要。他们活着、干着，就等于生产着、保护着，同仁堂中医药文化及传统药物制作技艺就是如此。

以中药炮制来说，这是中药生产特有的工艺环节，是中药生产的核心技艺之一。从药材采集、修治、加工、炮制，到制成饮片。炮制过程，其辅料、用水、火候、翻动、晒凉，或闷发，或发酵，或重复，每一步都有传统技艺和独特经验。在中药炮制问题上，中医和西医有较大分歧。中药讲四气五味，西药讲化学成分。中药充分利用药材的自然属性，西药强调天然药物的有效成分。中药重视药材的产地、采集、加工、炮制。药材要地道，采集要适时。远志要去心，枇杷叶要去毛。炮制改变药性，增效减毒。天下万物，莫不为利，莫不为害，只看你有没有这个胆识去化毒为利。犹如食物本无害，只看你吃的量和进食的方式合适不合适。对这些中药理论，西药学的观点往往不以为然。认为中药这么做，没有必要、没有意义。2003年春天，发生龙胆泻肝丸事件，说龙胆泻肝丸对肾功能有损害。但后来弄清楚了，一是龙胆泻肝丸本方用的是木通科的木通，而当时大量用的是马兜铃科的木通。这种木通，叫关木通，含马兜铃酸，对肾功能是有害的。二是中医用龙胆泻肝丸泻肝胆实火，清三焦湿热，基本上是一种急症用药，不宜多用久用。而当时有人把它当作通便药长期服用，形成积蓄中毒。龙胆泻肝丸的问题，是投料不正确、用法不恰当的问题，也说明中药的使用必须遵循中医药理论。西学东渐以来，同仁堂坚持中医药理论指导生产，坚持中药制剂传统工艺，坚持保护非物质文化遗产，取得了良好的社会效益和经济效益。“非物质文化遗产生产性保护”的目的和意义，就是在原有的基础上，以生产求保护，以保护促生产，推动传统文化的繁荣发展，满足人们的精神文化和物质文明需求。这种生产性保护，在文化部门的某些文化门类，可能是一项重大措施，但对同仁堂而言，无非是发挥固有的“自身活力”，乘势而上，顺势而为，是每日功课而已。推进保护，是理所当然的事情。

（二）重点是保护非遗代表性项目的核心价值

《意见》指出，“以保持非物质文化遗产的真实性、整体性和传承性为核心，以有效传承非物质文化遗产技艺为前提”“尊重非物质文化遗产生产方式的多样性，坚持传统工艺流程的整体性和核心技艺的真实性”，这就需要我们对同仁堂生产方式的多样性、真实性、整体性和传承性有一个全面了解。

同仁堂中医药文化的内涵，概括地说，一是同仁济世，“但愿世间人无病”的企业精神；二是“遵《肘后》、辨地产”、依法炮制、严守规范的核心技艺；三是“不可省人工”“不敢减物力”的质量观念。三者统一，互相支撑，融为一体。同仁堂不但自己要做好，还要在行业内外，起示范基地作用。时代在前进，科学在发展。企业必须与时俱进，一成不变，是不可能的。但以不变应万变者，是百年老店的精气神。这里会遇到一些棘手的问题，例如现代科学思想和先进制药技术对传统制药技艺的冲击，同仁堂传统中药配本的全面恢复生产与国家药品审批制度的矛盾，销量不大的中药小品种扶持性生产与经济效益的矛盾，著名中成药的二次开发和原定成药标准的矛盾，中药生产前处理造成的污染与城市管理的矛盾，“非遗”传承人的学术地位及物质待遇和现行职称制度的矛盾，等等。这些矛盾，带有技术性，但更具有政策性。内部，主要靠科技（包括传统技艺和现代科技）来解决；外部，主要靠政策来解决。政府一贯强调，对中医药事业的管理，必须遵循中医药发展的内在规律。“非遗”的生产性保护，必须贯彻“保护为主、抢救第一、合理利用、传承发展”的方针，坚持以人为本、活态传承的原则，把社会效益放在首位。从保护非物质文化遗产的角度来看，根据历史发展和当代国情，根据建设中国特色社会主义医药卫生事业的总体要求，根据用中国办法解决中国医改问题的思路，采取一些特殊政策和因地制宜的实际措施，许多问题是可以解决的。

（三）关键在于健全传承机制

非物质文化遗产的特点是口头的、保存在传承人脑海里的无形文化，容易人亡艺绝。在过去，凭家传、凭师承、凭个人的兴趣、执着、追求，凭责任和担当，也凭天赋和努力。但这些传承机制，依靠人治经验，受大环境、大气候的影响，常常因人而异，缺乏体制性、制度性保障。

同时，非物质文化遗产的种类非常复杂，其传承方式和传承情况各不相同。在今天的经济社会生活中，应根据非物质文化遗产的不同种类，按照其自身发展规律，建立传承机制，定项目、定任务、定制度、定保障条件。制定传承人培养计划，物色人才，或集体办班、办传习所，或名师带徒，师承为主，或综合进行，并定期考核，建立激励机制。总之，传统文化、传统医药的传承人培养，必须放眼长远，因事制宜，因材施教，不拘一格，把兴业和育人紧密结合起来。

根据《非遗法》第29条规定，非物质文化遗产代表性项目的代表性传承人应当符合下列条件：（1）熟练掌握其传承的非物质文化遗产；（2）在特定领域内具有代表性，并在一定区域内具有较大影响；（3）积极开展传承活动，“同仁堂中医药文化”有传承人14人，同仁堂“安宫牛黄丸制作技艺”有传承人8人，但还有一些文化领域与核心技艺尚待物色和确定传承人。在同仁堂长期的生产经营中，传统文化和传统技艺一直是中心议题。广义来讲，大家都有传承的责任，大家都是传承人。但犹如孔夫子三千子弟，贤者七十二人。既有大众子弟，又有非凡贤人。非物质文化遗产“代表性项目的代表性传承人”是贤者，必须严格把握条件，考察遴选，认真培养。培养一个，巩固一项，带动一片。

（四）保护同仁堂的真实性、整体性和传承性

改革开放以来，同仁堂快速发展，为发展中医药事业和繁荣北京经济做出了重要贡献，但也受到某些客观条件的制约和非理性思维的摆弄。同仁堂的历史价值、文化价值、科学价值是无与伦比的。它与首都城市功能、现代高科技中心建设、京津冀协同发展相互匹配，不但毫不逊色，而且相得益彰。前处理是中药生产的重要环节，也是中药生产的一大特点。中药饮片生产和中成药生产前处理中的污水、废物处理，比起其他化学污染来要轻得多，治理也容易得多。前处理部分、后生产部分，本来是一体两端。两部分离得太远，产业链容易脱节。子公司各自发展，都在外地，首尾相隔太远，可能影响整体性。由于同仁堂是非物质文化遗产生产性保护示范基地，对全国的“非遗”保护工作影响巨大，更应该认真谨慎地做好这一工作。

1949 年 10 月中华人民共和国成立以后，北京的城市改造和城市建设有成功的经验，也有沉痛的教训。保留文物，保存古迹，保持风貌，保护传统，一直是一个重大的历史问题和政治问题。《意见》要求“合理规划布局。加强对非物质文化遗产生产性保护的调查研究与整体规划，编制促进非物质文化遗产生产性保护的行动计划，将非物质文化遗产生产性保护纳入本地区经济社会发展规划”。在人民积极进取、加速建设国家的热情十分高涨的时候，对同仁堂的发展和建设，应该有一个冷静的、长远的思考，有一个高屋建瓴的顶层设计。它的农工商、产供销、前中后相结合的内在联系，不可割断。在北京地区，应该保存同仁堂完整的产业链。正如《非遗法》所规定的那样，保护同仁堂的真实性、整体性和传承性。在世界各地和全国各地，同仁堂门店林立，处处都有同仁堂，在北京地区则保留一个完整的、文化的、核心的同仁堂。北京有一个同仁堂，不是装点门面、显示古老，而是传统文化的血脉、历史的文明的标记、创新发展的根基。

盛世丰碑，同仁堂应是其中的一个。

（2016 年 6 月 1 日）

传统医药类非遗的数字化保护问题

一、什么是传统医药

（一）传统医药的定义

1.“传统医药”概念出台的历史背景

“传统医药”（Traditional Medicine）是20世纪70年代流行起来的一个医学概念，大体上是指世界各民族在历史上创造的医药知识和医学体系。中国人把它称作“传统医药”。这个概念既反映了中国的实际情况，又符合当代的中文语境和语言特色。

西方文艺复兴（14—17世纪）以后，建立在解剖学、细胞学、细菌学（显微镜）基础上的现代医学迅速发展，到19世纪成为世界先进医学科学的唯一代表。第二次世界大战之后建立起来的联合国世界卫生组织，在学术上是一个以现代医学主导的国际组织，传统医学在其中本来是没有地位的。

20世纪70年代，世界卫生组织提出“2000年人人享有卫生保健”的目标，但实施过程中发生许多困难。世界上很多地方，人民生活贫困，医药资源匮乏，卫生条件很差，没有或很少有现代医学服务，人们经常用草医草药解决医疗保健问题。于是，世界卫生组织于1978年在阿拉木图召开的国际初级卫生保健会议上，通过了“阿拉木图宣言”，提出“需要各类医务工作者和传统医生的问题”。当时的世界卫生组织总干事马勒说，“从1976年起，传统医学事业已经成为世界卫生组织工作计划的一个组成部分”（世界卫生组织编，《传统医学和卫生保健工作》，人民卫生出版社，1985年版，第4页）。从此，传统医学在世界卫生组织中有了合法地位。这是一个重大的变化，等于在最科学、最先进的、唯我独尊的西方医学一统天下的天幕上，拉开了一个口子，给了传统医学以一席之地。

于是，传统医学在世界范围内“死灰复燃”。在中国、印度等传统医学大国，传统医学的地位得到巩固或提升，传统医学事业的发展受到鼓舞和支持。

2. 传统医学的定义

世界卫生组织对传统医学（世界卫生组织用的是“传统医学”一词，不用“传统医药”）有过三次定义。

（1）当初，“传统医学这个词的含义相当模糊，它泛指在正规现代科学医学即对抗疗法应用于保健之前业已存在的古老的并与一定文化有关的医疗手段。传统医学这个词是不能令人满意的，因为它笼统地指传统医学的一些分支、流派所共有的某些理论、知识和技能。它也不能区分包括一切医疗保健手段在内和复杂医疗体系，如印度草药医学和简单的家庭疗法。世界各地不同程度地使用传统医学，根据文化情况，传统医学包括非洲医学、亚洲医学和中医学”（同上，第 6 页）。

（2）2002 年，《世卫组织 2002—2005 年传统医学战略》对传统医学下了明确的定义。“什么是传统医学？传统医学是传统中医学、印度医学及阿拉伯医学等传统医学体系以及各种形式的民间疗法的统称。传统医学疗法包括药物疗法（若使用草药、动物器官 / 或矿物）和非药物疗法（如在基本不使用药物的情况下进行，比如针刺疗法、手法治疗及精神治疗），在主要卫生保健系统基于对抗疗法或传统医学尚未纳入国家卫生保健系统的国家，传统医学经常被称为‘补充’‘替代’或‘非常规’医学”。

（3）2014 年，《世卫组织 2014—2023 年传统医学战略》提出，“传统医学有很长的历史。传统医学是在维护健康以及预防、诊断、改善或治疗身心疾病方面使用的种种以不同文化所特有的无论可否解释的理论、信仰和经验为基础的知识、技能和其实践的总和”。

2014 年的定义有 4 个要点：

①传统医学有很长的历史（历史短是没有资格称传统的）。

②传统医学是防治疾病的知识、技能和实践的总和。

③这种知识是以不同文化所特有的理论、信仰、经验为基础的。

④不管这种理论可否解释清楚。

同时，世界卫生组织在阐明传统医学的定义和地位的时候，

第一，它总是把传统医学摆在主流医学和常规医学的对立位置，表明传统医学是“非主流”“非常规”医学。而在中国，国家发展现代医药和传统医药，国家实行“中西医并重”的方针，中医学是主流医学和常规医学的一部分。

第二，世界卫生组织把传统医学的功能定位在初级卫生保健范围内。而

在中国，中医一直是参加高级卫生保健的。在中央保健局的专家库内，既有西医，也有中医。

第三，世界卫生组织常常提醒人们，要“提高传统医学的安全性、有效性和质量”。这个提醒是一种暗示，也是一种明示：传统医学的安全性、有效性和质量是受到质疑的。

关于这三点，反映了世界卫生组织对传统医学的看法，也代表了西方医学、广大西医对传统医学的看法。对此，我们无意指责。但我国传统医学工作者自己必须清醒，站在世界的角度，我们对自己应有实事求是的评估，既不妄自尊大，也不妄自菲薄。打着我们的痛处，我们应该反思，不能麻木。例如对安全性、有效性和质量的提示，是今后我们科研的重点。

3. 中国对传统医药的认识

中国历史上有中医、藏医、苗医、草医、土医、医匠（土家族），但没有一个统称。《中华人民共和国宪法》第 21 条规定，“国家发展医疗卫生事业，发展现代医药和我国传统医药”。《宪法》的这个规定，首先把中医和西医摆在同等重要的地位。其次，《宪法》采用“传统医药”这个概念，包括中医药，也包括民族医药，还包括其他一切传统医药，使各种多元的古代医学有了统称。这既符合国情，适合中文语境，又能与世界接轨。这个概念由《宪法》提出来，显示了它的权威性，得到汉族和少数民族的一致认同。

因此，我们可以下这样一个定义：中国传统医药是中医药、民族医药和民间医药的统称。它是中华民族大家庭中各族人民在历史上创造和积累起来的具有多样性的医学知识或医学体系。

（二）中国传统医药的内涵

1. 中医药　中医药是中国历史上以汉文化为背景的传统医药，它是中国传统医药的当然代表，具有无可争议的学术地位和社会地位。

2. 民族医药　民族医药是中国各少数民族的传统医药，如藏医药、蒙医药、苗医药、壮医药等。根据近 30 年的发掘整理，已有文字记载的民族医药有 40 种，其余 15 种在继续发掘整理当中。

这里需要说明的是，民族医药并不是近代新发现的、新创立的、凌驾于各民族医药之上的、完整独立的医学体系，而是各少数民族医药聚集在一起的一个学术总称和工作定义。

3. 民间医药　民间医药是指既非中医《黄帝内经》主流一脉，又无特定民族文化背景的，流传于民间的传统医药，如古代之铃医、串雅。现存之

“黄氏医圈”“太白七药”“佛门医药”“道家医药”等等。清代《本草纲目拾遗》的作者赵学敏在《串雅·自序》中说：“昔欧阳子暴利几绝，乞药于牛医；李防御治嗽得官，传方于下走。谁谓小道不有可观者欤！亦视其人之善用斯术否也！”

在当前，“民间医药”也指与公立医疗机构相对应的民营医疗事业，民间医药人员也指体制外（国家编制外）的医药卫生人员。

（三）中医药、民族医药、民间医药的区别

1. 文化背景不同。

从历史传统而言，中医学是以儒道佛统一的汉文化为背景的传统医药，藏医学、蒙医学是以藏传佛教文化为背景的传统医药，维医学是以伊斯兰文化为背景的传统医药，傣医学是以上座部南传佛教文化为背景的传统医药。各个民族都有自己的民族文化背景，支持和发展各自的医药创造和医药事业建设。

2. 医学理论不同。

中医学是以《黄帝内经》《神农本草经》《伤寒论》《金匮要略》和《温病条辨》为基本经典，以阴阳五行、五脏六腑、经络气血为生理基础、以四气五味、归经、升降浮沉为药物性能，以四诊八纲、中药、针灸等为诊治手段的传统医学。

藏医学是以土水火风空五元学说为基础，隆、赤巴、培根三因为核心的传统医学。它的经典著作是《四部医典》《月王药诊》《晶珠本草》等。

维医学是以水火土气四大物质学说、气质学说、四体液学说（胆液质、血液质、黏液质、黑胆质）为基础理论的传统医学，这个理论可远溯到伊本·西纳的《医典》和古希腊医学。

朝医学又称四象医学，是19世纪末由朝鲜传入中国的《东医寿世保元》（李济马著）为基础发展起来的传统医学。它以“天、人、性、命”的整体观为理论指导，以“四维之四象”结构为主要形式，以辨象施治为主要内容，形成一种有别于中医学的医学体系。

壮医学是以阴阳为本，天地人三气同步，脏腑、骨肉、气血、三道（气道、谷道、水道）、两路（龙路、火路）及巧坞（脑）主神为基础理论的传统医药。

苗医学认为，气、血、水是构成人体的基本物质。病因分内因外因及劳伤，外因为水毒、气毒、火毒所犯；内因为情感、心念所动；也因劳累损伤所致。苗医将病分为症和疾“两类”，证分热和冷“两纲”。病有“五经”，即冷经、热经、半边经、快经（包括哑经）、慢经；疾病分三十六大症、七十二疾，一百零八小症，四十九翻，形成“纲、经、症、疾”的基本理论。

……

壮族和苗族本来没有文字，他们的传统医药没有文献记载。新中国成立后创制的拼音文字未得通行，民族医药的文字记载基本缺如。以上是近30多年来通过调查研究以后用汉文总结和表述的医学理论与实践经验。其中难免借用或套用中医或西医的观点，我们可以把它当作初步的梳理和总结，以便日后修正和补充。

3. 医技方药不同。

中医诊断用四诊八纲。四诊是望、闻、问、切四种方法，八纲是阴阳、表里、寒热、虚实八类疾病性质。当然还有一些其他的诊断方法。中药常用药为400～600种，还有针灸、推拿等非药物疗法。中药“一方吃全国”，所用药物是本国生产的植物、动物和矿物，只有一小部分是进口药，通称“南药”。

藏医除了望诊、问诊以外，也有切脉，其寸关尺部位与中医大体相同，读音也与汉语相似。验尿诊断是一大特点。从病人的尿液中，即时观察其清浊、热气、浮悬物、沉淀物。冷却后再做观察和比较，以诊断病情。治疗所用药物，大多是青藏高原所产的植物、动物和矿物。植物药以高原草本植物为多。其中有一味藏药阿鲁拉，即中药诃黎勒（诃子），产于南亚和中国南方。藏医认为其味涩，性平，用于调和人体功能、保持生理协调、滋补强身，称之为“药中之王”，用途极其广泛。而中药属于收涩药类，用于涩肠止泻、敛肺止咳，并不常用。

在历史上，中医药和民族、民间医药文化互相影响，互相交流，从善如流。许多医药知识，大都是相同或相似的。也有因时因地而有所不同，如某种草药，中医用其根、藏医用其花、傣医用全草；对药物性味的认识，也有区别，从而扩大了药物使用范围，深化了药物使用功能。但总体上看，各个民族（民间）医药体系之间，存在原则区别。民族医药、民间医药各有自己的来龙去脉，各有自己的本相和特色。它们尽管受主体民族的影响较大，但不是中医药的某个分支，或中医药的地方化和民族化。中医药和民族医药、民间医药在学术上是平等相待的姊妹。在非物质文化遗产保护的代表性名录中，中医药、藏医药、蒙医药、苗医药，等等，在学术地位上是平等的，在表述上是平等并列的。

二、传统医药类非物质文化遗产的特点

我国的非物质文化遗产项目，共分 10 个大类，即民间文学、传统音乐、传统舞蹈、传统戏剧曲艺、传统体育游艺杂技、传统美术、传统技艺、传统医药、民俗。传统医药类非物质文化遗产与其他九类非物质文化遗产有三个共同点、三个不同点和三个差异点。

（一）传统医药类“非遗”与其他类“非遗”的共同点：

1. 共同的文化性　“中医药作为中华民族的瑰宝，蕴含着丰富的哲学思想和人文精神，是我国文化软实力的重要体现”（《国务院关于扶持和促进中医药事业发展的若干意见》，2009 年 5 月 11 日）。中医药是如此，民族医药、民间医药也大多如此。

2. 共同的传承性　中医药有大量文献资料，1911 年辛亥革命以前的中医古典文献达 1.3 万余种。中药是物质资源。但传统医药有大量的口头文化，深藏在民族、民间医药当中。尤其是历史上没有文字的少数民族，其传统医药全凭口传心授，是典型的非物质文化遗产。

3. 共同的濒危性　西学东渐以来，中医药呈衰败趋势，抢救的呼声不绝于耳。在 55 个少数民族中，除藏、蒙、维、傣、朝、哈、回、彝（部分使用）、满（经常不用）、纳西（丢失不全）和若干跨境民族（俄罗斯、乌兹别克、塔吉克、柯尔克孜、塔塔尔）以外，有 40 个民族没有文字、没有医药文献，民族医药人员得不到合法执业的条件，其传统医药面临日趋消亡的危险。

（二）传统医药类非物质文化遗产与其他“非遗”类的三个不同点：

1. 历史的延展性　凡遗产皆有历史，但历史有长有短。中医药从古代到现代，从理论到实践，从主流到流派，传承发展，一以贯之，体系明晰。民族医药也是如此。

2. 性质的两栖性　中医药既是物质文化，又是非物质文化；既是自然科学，又是社会科学；既有文传文化，又是口承文化。民族医药更是如此。

3.“非遗”的独特性　医是思维和技艺，药是物质加技艺。传统医药列入非物质文化遗产加以保护，《中华人民共和国非物质文化遗产法》将“医药和历法”单独列为“非遗”内容，是中国“非遗”的一个特色和一大发展。其他国家的“非遗”项目中，传统医药非常少见。

（三）传统医药类非物质文化遗产与其他非遗类的三个差异点：

1.“学院派”与基层看法不一致　前者重视理论，后者强调实际经验。

2.中医与民族医看法不一致　前者要求医学体系完整，后者强调因地制宜和民族特色。

3.卫生部门与文化部门看法不一致　文化部门重视文化，卫生部门重视专业。

三、传统医药类非物质文化遗产的基本内容

（一）中医药类非物质文化遗产

在传统医药中，相对来说，中医药历史更为悠久，理论体系更为完整，诊疗方法更为多样，制药技艺更为丰富。由于中药的商品化出现较早，程度较高，所以有“老字号药店”，于是存在“百年老店的企业精神”。中医药作为非物质文化遗产，它包括以下内容：

1.对生命和疾病的认知与实践

对生命的叩问，是一个古老的命题。屈原在楚辞《天问》中问道：“延年不死，寿何所止？”（那里的人长年不死，到什么时候可能终止？）联合国教科文组织《保护非物质文化遗产公约》中“有关自然界和宇宙的知识和实践”一项内容，从传统医药来看，就是对生命和疾病的认知与实践。这是传统医药作为非物质文化遗产的总纲。人类在生存发展进化过程中，一直在认识自然，认识生命，认识自身。传统医药的任务，就是认识和保护生命，实践对疾病的诊治，延长人的寿命。中医学提出的“天人相应，阴阳和合”“正气存内，邪不可干”“阴平阳秘，其病乃治”，都是对生命和疾病的认知。中医诊断疾病，望闻问切，谓之“四诊”。“四诊”有神圣工巧之分。望而知之谓之神。一般人认为脉诊最玄。中医认为，脉诊乃“四诊之末”。要做出正确诊断，必须“四诊合参”，望诊放在首位。望诊之中，望形态、望神色、望舌质，都有丰富的理论和经验支持。非物质文化遗产保护，首先要保护非物质文化遗产的原创性、本真性、整体性和精神价值。中医讲，“医者，意也，在人思虑”。这个“意”，不是随意性，不是想当然，是医生的思考，是医生的悟性，是医生的才情，是医生的应变能力和突发能力。这里面有很多“非遗”的内容，值得深刻体味。习近平总书记最近在“为建设世界科技强国而奋斗”的讲话中说，“要尊重科学研究灵感瞬间性、方式随意性、路径不确定性的特点，允许科学家自由畅想、大胆假设、认真求证”，这一点对中医也很重要。

面对病人，大别阴阳，细分虚实，立时做出诊断。处方用药，加减化裁，必须丝丝入扣。人类对生命的求索永无止境。目前得到的知识，还非常有限。我们需要学习前人探索生命奥秘的原创精神，需要保护这种原创精神存在的条件，并予以继承发扬。

2. 养生和医疗的知识与技艺

中医学重视养生，尤其重守神。《黄帝内经》说："上古之人，知其道者，法于阴阳，和于术数，食饮有节，起居有常，不妄作劳，故能形与神俱，而尽终其天年，度百岁乃去""是故圣人不治已病，治未病；不治已乱，治未乱；此之谓也。夫病已成而后药之，乱已成而后治之，譬犹渴而穿井，斗而铸锥，不亦晚乎！"在"预防为主"思想指导下，创造了一系列养生理论和养生方法。养生理论就是天人相应，勿伐岁气。人和大自然和谐相处，人与社会相容相应，人的内心世界宁静和平。至于养生方法，首先是起居有常，饮食有节，劳作有度，医疗技艺分药物疗法和非药物疗法两种。药物疗法以口服汤药、中成药为代表，非药物疗法以针灸、推拿为代表。

3. 药物及其制作技艺

古代传说神农尝百草，是药物疗法的开始。《周礼》曰："医师聚毒药以供医事。"古代把治病的药称作毒药，把可以长服、久服的药用来延年益寿，列为无毒的上品。当前的"非遗"项目，集中在某些饮片和著名中成药的制作工艺方面。这些关键性的制药工艺，很多保存在老药工的头脑里和手艺里，是典型的无形的非物质文化遗产。

中药分中药材、中药饮片、中成药三个部分。有的中药材可以直接煎煮成汤剂饮用，有的中药材是不能直接入口的，必须加工炮制成饮片以后才能入药。"是药三分毒"，实际上是一部分中药有毒，还有是"药性多偏"，一些草药有偏性、有异味、有腥臊之气。中医从不否定中药的毒性，炮制的目的在于去除或降低毒性，增加药效，即去毒增效。配方中的中药，每一味药都是饮片。饮片是中医的"处方药"。历史上最早的药物学著作《神农本草经》，共载药365种，分三卷，分别载上品、中品、下品三类药。"上药一百二十种，为君。主养命以应天。无毒。多服、久服不伤人。欲轻身益气、不老延年者，本上经""中药一百二十种为臣。主养性以应人。无毒有毒，斟酌其宜。欲遏病补羸者，本中经""下药一百二十五种为佐使。主治病以应地。多毒，不可久服。欲除寒热邪气，破积聚，愈疾者，本下经"。这是中医理论中非常重要的原创思维，明确一部分中药有毒，不否认、不回避，不是"谈毒色变”，而是认真研究其毒，辨别其毒，大胆使用其毒，用炮制之法令其减毒增效，化害为利，为人类健康服务。所以中药炮制是重要的“非遗”项目。

中成药部分，主要是传统工艺，尤其是关键制药步骤，制药成功与否，在此一招。如北京同仁堂有“十大王牌药”（安宫牛黄丸、苏合香丸、再造丸、大活络丹、牛黄清心丸、紫雪散、女金丹、虎骨酒、参茸卫生丸、局方至宝丹），除了虎骨酒因虎是濒危动物不生产以外，其他9种中成药均是名牌产品，都有若干弥足珍贵的关键工艺，属于非遗保护之列。重庆桐君阁传统“丸剂制作技艺”是一个代表性广泛的非遗项目。中药制剂，古代主要有丸散膏丹四种，以丸剂最多，最有代表性。这个非遗项目不是某一个中成药的制作技艺，而是一大类药（丸剂）的制作技艺，保护的内容非常丰富。

4. 中药老字号的企业精神

中医学是中华民族长期以来的主流医学。“一方吃全国”，自古就有药材贸易。古典小说《水浒传》《金瓶梅》中，描述宋代的药业十分发达。药品是治病救人的物质。它需要生产，必须流通，成为商品，但不是一般意义上的商品，药店也不是一般意义上的商店，它特别需要突出与众不同的经商理念，于是出现了中药老字号的企业精神。以北京“同仁堂中医药文化”为例，同仁堂创始于清康熙八年（1669年）。雍正元年（1723年）开始供奉御药，经历八代皇帝直至1911年清朝灭亡，负责独家向宫廷供药188年。宝贵的企业精神，精湛的制药工艺，形成同仁堂独特的企业文化。同仁堂企业精神的核心，一是突出一个“仁”字，即“医乃仁术”的同仁理念；二是“修合无人见，存心有天知”的老天信仰和自律精神；三是“炮制虽繁必不敢省人工，品味虽贵必不敢减物力”的质量观念；四是“但愿世间无人病，不惜架上药生尘”的慈善思想。

中药老字号的企业精神和企业文化，不仅同仁堂有，其他老字号企业都有。如杭州胡庆余堂的“戒欺”堂匾，意思是“药业关系生命，尤为万不可欺”，广州陈李济的“同心济世，长发其祥”等。每一个中药老字号企业，开业的宗旨总是与创业者的理想结合在一起的，其中很大一部分是老中医相信自己的疗效，不满市场上的饮片质量，于是自己开药店，然后前店后厂，采购道地药材，如法炮制饮片，精制自己品牌的中成药。他们的初衷或旗号是“龙凤图案”（龙可携来圣水，凤可衔来仙草），“道地药材”“遵古炮制”“货真价实”“童叟无欺”。当众选配名贵药材，宰杀梅花鹿做全鹿丸、宰杀乌骨鸡做乌鸡白凤丸，开门设炉升火，关门炼制膏丹，搞得既张扬，又神秘。

5. 医药卫生的习俗和节庆

传统医药卫生习俗很多，但大都组合在其他节庆民俗活动之中，很少独立出现。例如春节扫尘，清明节门上挂艾叶、石菖蒲，给儿童额头点朱砂等，都和一些重大的节气节日掺和在一起。端午节以后，南方天气转热，梅雨季节到来，虫类繁殖，蚊虫增加，驱邪辟瘟，非常重要。所以端午是吊祭屈原的节日，也是讲卫生、除虫害的节日。古时除夕有饮屠苏酒习俗。方法是按方配一包草药，装入布囊，泡在井里。除夕之夜，取井水置酒樽中，阖家老少共饮，以防瘟疫，祈求平安。屠苏酒功效如何，姑且不论，但对提醒人们的防疫意识，意义重大。自唐以来，此俗长盛不衰，颇有雅意。陆游《剑南诗稿·除夜雪》云："半盏屠苏犹未举，灯前小草写桃符。"今日很少有人饮井水，屠苏酒也不见了。但我们可以从这个公共卫生的原创思维中得到启示，在某种传染病大流行期间，在自来水里放某种草药，集体预防，应该说是一个不错的主意。

6. 其他

凡上述 5 点以外的内容，归入其他一类。

（二）民族医药类非物质文化遗产保护项目的基本框架

1. 民族医药对生命和疾病的认知与实践

民族医药是和中医药相并列的传统医药项目，由于不少少数民族没有文字，其非物质文化遗产更具典型性。在非物质文化遗产层面上，和中医药一样，民族医药对生命和疾病的认知与实践也是总纲。每一个民族都有基于自身文化基础上的对生命的认知，都会问及人是从那里来的？人为什么会生病等哲学思考。答案尽管各式各样，但总有一个公认的圆满解释。西汉刘向在《说苑》中说："吾闻古之为医者曰苗父。苗父之为医也，以菅为席，以刍为狗，北面而祝，发十言耳。诸扶之而来者，举而来者，皆平复如故。"俗话说，楚人尚鬼。王逸在《解楚辞》中说："昔楚南郢之邑，沅湘之间，其俗信鬼而好祀。"顾炎武也说："湘楚之俗尚鬼，自古为然。"苗父治病的故事，就是巫医治病的生动描述。湘西土家族苗族自治州花垣县已故老苗医龙老六（1905—1988 年）曾口述《事物生存共根源》，是苗族的"生成学"，被公认为是苗医的哲学基础。"事物生成共根源"又称"三本一体论"，说的是天地形成和生命起源是"形、气、神"三者的统一。现代学者从苗语译成汉语，把它译为"能量、物质、机构三本一体是事物生成的正理"。龙老六回忆说，"在旧社会，用敬神、祭鬼等苗巫传统方法治病，约有三分之一的病人用这些方法治愈”。对其中有些病人，巫医也是用了草药的。苗医称为“神药两治。”这些，都反映了传统医学的童年，也反映了民族医学早期对生命和疾病的探索。任何一种认知，都可能是打开生命奥秘的一扇窗户，可惜科学解释常使这个神秘的学说失去了它的古意。

《人类非物质文化遗产代表作》中有“安第斯卡拉瓦亚的宇宙信仰形式”一文。“玻利维亚安第斯卡拉瓦亚的宇宙信仰形式”于2003年被联合国教科文组织宣布为人类口头和非物质文化遗产代表作，属于传统知识和技巧类别，这个项目和中国的传统医药有一定相似之处。

卡拉瓦亚族群分布在南美洲玻利维亚的拉巴斯以北的包提斯塔·萨维德拉（Bautista Saavedra）山区。“卡拉瓦亚”的意思是“医生之国度”或“来自神圣医药国度之草药医生”。卡拉瓦亚人的主要活动便是运用祖传医术行医，这种医术与各种祭祀庆典连在一起，与宗教信仰紧密结合，由神话、宗教仪式、价值观和艺术表演等组成一个整体，形成一套传统的程式，其中也用一些草药。这种活动，相似于中国农村的庙会。卡拉瓦亚人以此为生，成为当地经济的基石。

与其说这是一种医药卫生活动，不如说是一种信仰的表述，传达了这里的山区人民对生命和疾病的认知。这种认知科学不科学，不是由卫生部门来评定，而是山区人民认为其是他们的传统文化的组成部分。这个活动世代相传，有一定的临床疗效。由于卡拉瓦亚医生走村串户给病人看病，传播了多种多样的草药知识。卡拉瓦亚药典记载了980种草药，他们自认为是世界上最丰富的药典之一（邹启山主编，人类非物质文化遗产代表作，大象出版社，2006年版，38页）。

这个例子对我们从非遗的角度理解传统医药，特别是民族医药，很有启示。

2. 民族医药养生长寿及疾病诊疗方法

我国有许多长寿县和长寿乡都在民族地区，如新疆的和田地区（维吾尔族地区），广西的巴马地区（瑶族自治县，亦有不少壮族），海南的澄迈地区（黎族地区）。这些地区人民长寿的基本经验是：空气新鲜的自然环境，优质的水源，合理的饮食，适当的劳作，乐观的人生态度，有规律的生活起居，良好的卫生习俗，无烦恼，无陋习，无攀比。大体是这10条。这些条件，与熙熙攘攘的都市生活、紧张繁忙的工作压力、浮躁不安的心理状态、迟睡晏起的起居节奏、烟酒不禁的旧规陋习，形成鲜明对照。

民族医药的诊疗方法，极其丰富。诊断方法以问诊为主，触诊次之，也有脉诊（如藏医）。民族医药常用药物疗法，当地到处可见草药资源，随手拈来，一般鲜用，不仅口服，且用于泡洗、药浴、熏蒸、铺垫、捣烂外敷。民族医药多外治疗法，如刮痧、按摩、拔罐、针挑、点灸、烧灯火等。

3. 药物炮制及制作技艺

民族药多用鲜草，但亦重视炮制，包括清炒、麸炒、灰炒。据记载，现在已收集到 40 多个民族的 1100 多种药物的 30 多种炮制方法。尤其是藏药，炮制工艺特别精细。如藏药珍宝药用汞反复炼制，其工艺名曰“佐太”“赛太”。蒙药炮制多用牛奶制、羊奶制；苗族、土家族炮制药物常用童便制；还如米炒红参（赣南）、姜汁煨肉豆蔻（土家族）、萝卜煨水银（维吾尔族、哈萨克族）、米粉炒仙人掌（壮族）、青稞炒大戟（藏族）等（见田华咏、瞿显友、熊鹏辉主编，中国民族医药炮制集成，中医古籍出版社,2000 年 9 月版）。

4. 民族医药的节庆和习俗非常多。在云南、贵州、广西、湖南等地，逢五逢十，或初一十五，或周六周日，人民赶集赶墟，集上都有草药摆摊，民间民族医生边卖草药边看病。后来，有的被禁止、被取缔了，有的被压缩规模，“规范”在一定地点、一定范围了。总之，已经被取缔得差不多了。广西壮族自治区靖西市每年端午有“靖西药市”，有一百多个摊位，二三百种草药。贵州省黔东南苗族侗族自治州首府凯里市，仍保留有一个街区的草药药市，附近还有草药店和民间诊所。

5. 其他

（三）传统医药类国家级非遗代表性项目

到 2014 年 11 月止，国务院共公布国家级非物质文化遗产传统医药类项目名录共 23 项（同仁堂、胡庆余堂两个“中医药文化”合并在“传统中医药文化”中，实为 21 项），子项目 134 项。其中，中医传统制剂方法 36 项，中医诊疗法 19 项，中医正骨疗法 14 项，藏医药 14 项，传统医药文化 7 项，中药炮制技术 7 项，蒙医药 5 项，维医药 5 项，针灸 4 项，苗医药 4 项，中医养生 3 项，回医药 3 项，哈医药 3 项，彝医药 2 项，畲医药 2 项，傣医药 1 项，壮医药 1 项，瑶医药 1 项，侗医药 1 项，布依医药 1 项，中医生命与疾病认知方法 1 项。

“中医药传统制剂方法”（即“传统中成药制作技艺”）36 项，“传统医药文化”（即“中药老字号企业文化”）7 项，“中药炮制技术”7 项，这三个子项目共计 50 项，占 37.3%，反映企业在申报非物质文化遗产方面的积极性比较高。“中医诊疗法”19 项，“中医正骨”14 项，针灸 4 项，都属于医疗技术，共计 37 项，占 27%。民族医药共 45 项，涉及 13 个民族，占 33.6%。其中以藏医药项目居多，为 14 项。其次为蒙医药 5 项，维医药 5 项，苗医药 4 项，其余各 1 项。民族医药除藏、蒙、维、傣、朝、哈等民族以外，大都是口头的、无形的非物质文化遗产。

四、传统医药类非物质文化遗产的数字化保护中应注意的几个问题

（一）正确掌握《行业标准》

《行业标准》对采集过程要求如下：

——尽量对实物进行全面拍摄，以便保存。拍摄叙述尽量平实，客观体现其事实的本来面貌，不可夸大也不可忽略真实内容；

——预先拟好脚本；

——如果难以把握，建议多角度拍摄，后期筛选。

这里有两个要点，一是客观公正，实事求是。我们在发掘整理民族医药的时候，曾总结过几条经验：客观全面，实事求是；不夸大，不缩小；不拔高，不遗漏；不轻信肯定，不轻易否定。二是采集之前，做好准备。充分掌握既有材料，然后动手，“不看到一点就写”。

（二）明确基本概念

例如：什么是传统医药？什么是民族医药？那些文化形式和文化空间属于非物质文化遗产？什么是非物质文化遗产的原创思维和精神价值？什么是人类对生命和疾病的认知与实践？涉及民族、信仰、宗教及原始文化形态的非遗项目如何对待？如何在非遗保护工作中排除科学主义和文化虚无主义的干扰？

要了解传统医药作为非遗的特点，即它与其他文化类非遗项目的共性和特性。

（三）加强协调配合

文化部门与卫生中医药部门看问题角度不同，各有自己的内部工作规范，在工作中应互相配合、互相协调、互相衔接。文化干部要了解传统医药，传统医药工作者要学习文化工作，懂得什么是非物质文化遗产保护，在评审时邀请中医药（或民族医药）专家参加。

（四）灵活处理技术层面出现的问题

传统医药门类非遗项目主要包含传统医药文化、传统养生、传统诊疗方法、传统炮制技术、传统制药技艺五个专项。在非物质文化领域，有一些条件是刚性的，有一些做法是柔性的。如有的药物炮制技艺和制作技艺，属于保密的工艺。最好的办法是制定制度，用资料保密来保证工艺保密。否则，一旦人亡艺绝，这个非遗项目就失传了；还有养生的静态和动态，并不是养生项目的基本区别，关键是掌握其要领；拍摄工作照时，要求代表性传承人应穿工作服，其实，民族民间医药人员是没有工作服的。

（2016 年 6 月 30 日）

对《中国非物质文化遗产大辞典》辞条的补充意见

一、基本概念“45 中华文化”之后，加：

中华文化“多元一体格局”：这是费孝通提出的一个文化概念，得到学术界（包括少数民族）的认同。中国文化是多元的，各民族文化是平等的，而且是在中华大地上互相交流、互相补充、共同发展的。但由于汉族是长期以来的主体民族，汉文化有悠久的历史和丰富的积淀，影响尤其深远。特别是在 2200 年以前的秦代实行了“书同文”，对民族团结、国家统一发挥了巨大作用。在各个历史时期，在国家统一时期，或是在国家分裂和混乱时期，或是在少数民族主政全国时期，汉文化始终起着共享共用、凝聚稳定的作用。因此，在多民族文化存在的同时，中国有一个公认的、共赏的、通用的汉文化，从而在中华文化的大背景上，形成了“多元一体”格局。这是历史形成的文化现象。

二、专业术语“178 民间医药”之后，加

草药

铃医

三、专业术语“179 中医养生”之后，加

胎教

四、专业术语“197 瑶医药”之后，加

朝医药

以上意见，供参考。

（2017 年 10 月 16 日）

对《杨继洲针灸》项目的评价

中国针灸历史悠久。明万历年间（1601年），杨继洲著《针灸大成》问世。在这本针灸书里，杨继洲倡导天人合一的哲学思想，阐发对宇宙间生死、寿夭、永暂、阴阳的辨证观点；重视基础理论，循经取穴，穴少而精；讲究手法操作，尤以“下手八法”“十二字分次第手法”最为著名，奠定了杨继洲针灸在中医史上的特殊学术地位。

浙江衢州是杨继洲的故乡，衢州市中医医院作为杨继洲针灸非遗代表性项目保护单位，在2014年入选国家级项目以后，建设了杨继洲针灸馆，加强了针灸门诊（年门诊量达5万人次）；举办中医适宜技术培训班，年培训各层次针灸人才300余人次。同时，广泛收集古籍，获得“乾隆版”和“光绪版”的《针灸大成》；深入临床研究，扩大针灸治疗范围，积极参与新冠肺炎防治；定期开展针灸科普活动，让针灸进校园、进课堂、进社区。在此期间，衢州市政府共投入573万元，保证传承活动正常开展。

许多传统医药非遗项目，符合人群之所需。只要允许其存在，不加取缔，便成活态，即可传承。杨继洲针灸在当代中医临床中十分活跃，应用广泛，活态保护卓有成效，对保护人民健康发挥了重要作用。与此同时，他们收集古籍，弘扬传统文化，深入学校和社区普及针灸知识，促进国际交流。非遗保护为继承发展提供了基础，针灸临床、科研、培训的发展又动态地实现了非遗保护的目的，本项目的保护措施具有针对性、实效性和示范性。

（2020年7月9日）

《闻药制作技艺》评价

《××× 闻药制作技艺》评价如下：

（一）《闻药制作技艺》于 ×××× 年批准为国家级非遗代表性项目。项目保护单位内承传统，外宣弘扬；对闻药的配方与发展做了研究，取得一定成绩。本项目的核心是传统制作技艺，保护单位也做了有益探索。

（二）闻药的原创思维，至少有两千年的历史，东汉张仲景在《金匮要略》一书中即有“内（纳）药鼻中”的记载。

（三）“××× 闻药”的诞生，是中医思想和西方文化碰撞的结果。据传承人 ××× 介绍，“闻药通过鼻腔吸闻特制粉末状药剂以达到治病防病的效果，属于外用方法。闻药的主要成分包括晒烟、香药、鲜花以及其他各式传统药材。我们所使用的烟草在传统医药中也属一味药，叫金丝薰（醺）。制成的闻药依据配方不同，有着不同效用，但总体上来说其有行气止痛、解毒杀虫、提神醒脑的作用”。这里提到的闻药主要成分晒烟，叫金丝薰（醺），金丝醺是烟草的异名（见《中华本草》）。闻药中有烟草，是限定这个项目的基本原因。

（四）闻药通称“鼻烟”。烟草作为中药，最早收载于明代兰茂的《滇南本草》，后详述于清代赵学敏的《本草纲目拾遗》。鼻烟的烟草，本产于南美洲。1503 年，西班牙修道士帕尼随同哥伦布第二次到美洲探险，发现印第安人有一种奇特的习俗——吸闻鼻烟，并随之将鼻烟传入西班牙。1561 年，法国驻葡萄牙大使尼古特将鼻烟带入法国，受到法国皇后的青睐，鼻烟很快在欧洲大陆的皇室中流行起来，成为贵族阶层的时尚。路易十四时期，法国贵族们认为吸闻鼻烟是优雅、娇美、高贵的象征，而用烟斗抽烟是下层阶级粗俗的行为。这一点，对认识中国的闻药和鼻烟最初流行于上流社会，至关重要。

（五）大约在明代中后期，烟草转由欧洲传入我国。明代著名医家张景岳在《本草正》中记载，“此物自古未闻也，近自我明万历时出于闽广之间”。

清代文人赵之谦在《勇庐闲诘》中也说，“鼻烟来自大西洋意大里亚国。明万历九年（1581年），利玛窦汎海入广东，旋至京师献方物，始通中国”。

（六）闻药本来是中医通嚏、宣肺、提神醒脑的一种疗法，久为民间串雅所用。晚清旗人金受申著《老北京的生活》一书中，对北京旧社会的“五花八门”有详细描述。北方的“挑薰子汉的”，就是专卖闻药的铃医一类。原来的闻药，用各种花叶碾成，有荷叶闻药、薄荷闻药等。烟草和鼻烟传入中国以后，随即为民间医生所利用。他们将烟草与某些中药花叶相配伍，制成新的闻药。旧闻药与新闻药（鼻烟）的区别，就在于前者无烟草，后者有烟草。

（七）鼻烟是一种特殊的烟草制品。以富含油分且香味浓郁的高级晒烟叶，加入某些芳香化浊、行气止痛的中药，再加入香料、甜料，磨成粉末，装在密封的容器里陈化多年，成为药末。闻吸时，用手指蘸上烟末送到鼻孔，轻轻吸入，也有直接闻吸其气味的。《本草纲目拾遗》引《广大新书》的“造鼻烟法”云：“香白芷二分，北细辛八分，焙干；猪牙皂角二分，焙干；研薄荷二分，冰片三厘；干烟丝为君。干（烟）丝一钱，必配福烟六七分许。上药各为细末，酌量配合，不必拘分量。以色如棕色者佳。”这里特别指出“干烟丝为君”，在若干味中药中，烟草居君药地位，而且质量要好（福烟）。国内另一种鼻烟的品牌称“神仙粉”，其组成：“烟草50%，沉香（或檀香）10%，蜂蜜5%（阴制成块状），曼陀罗5%（果实需暴晒一至两天），麒麟竭5%（血竭之一种，岁数越大越好），竹茸5%，党参2%，干菊2%，金银花2%，天麻2%，当归2%，草乌2%，人参3%，梧桐叶5%”。值得注意的是，这个方子烟草占50%，也是以烟草为君药。有些鼻烟方中有沉香、檀香、麝香等名贵香料，价格就更加昂贵了。

（八）鼻烟传入闽广，再入京师，以及天津。清朝顺治年间（1644—1661年），鼻烟最早出现在皇宫。顺治皇帝觉得鼻烟既新鲜，又过瘾，于是舍弃水烟，闻起鼻烟，还把它赏赐给大臣。皇亲贵族之间，也以嗅闻鼻烟来招待宾客，表达友谊和尊敬。之后，鼻烟逐渐流入民间。康熙四十九年（1710年），天津出现闻药庄；乾隆九十五年（1795年），北京出现常春堂药店，二者均以经营闻药为主，这段历史，是和鼻烟传入中国的时间相衔接的。

（九）由于各种鼻烟配方不同、功用不同，鼻烟的名称和品牌也不同。闻药的主打产品茉莉花香型鼻烟，据说其原材料主要是雪茄烟的烟叶（当代的介绍是用晒烟），先将其加入鲜茉莉花入缸发酵。一缸鼻烟要进行七八次发酵以后才算基本成功，再将这些鼻烟密封保存以使“泄劲”，四年以后才可出售。出售前还要再用新鲜的茉莉花进行“提味儿”。2018年电视台“中华医药”栏目播出专访节目“闻香祛病”，重点介绍了茉莉花香型鼻烟的制作过程，以及用酒调和、敷贴脐部、调理肠胃的另一种外用剂型及功能。据野史记载，康熙年间，一次无意之中，宫内看烟库的太监把几十盆盛开的茉莉花放在烟库内串了味。康熙皇帝闻了，不仅没有怪罪，反而很高兴，命人用茉莉花熏洋烟，并起名“御制露”。这大概就是茉莉花香型鼻烟的原型。

前面提到的精制（“炮制”）过程、“泄劲”和外用，都是在避免烟草的副作用，但无法消除人们对烟草的疑虑。

（十）由于闻药为上流社会所欣赏，用玻璃制成的鼻烟壶及内画工艺相应问世，形成紧密相关的产业链。内画鼻烟壶是中国特有的传统工艺，内画以中国画为基础，拓展了国画的创作空间，使一幅国画布局在精美玲珑的鼻烟壶内，具有一定的艺术价值和收藏价值。自清代嘉庆年间（1796—1820年）内画鼻烟壶制作问世以来，历经200余年，形成北京的京派、山东的鲁派、广东的姚江派等三大内画流派，具有独立的艺术地位。

（十一）闻药的另一个品类和传播途径是“西藏鼻烟”。在近代（1950年代以前），拉萨受英国文化影响颇深。西藏鼻烟用麻黄烧成炭或烟叶磨成粉制成，与西方文化不无关系，“经闻药企业派人前往四川阿坝州马尔康藏区深入村寨访查藏区吸食鼻烟的情况，得知藏族人民吸食鼻烟历史悠久，吸鼻烟是他们祖上传下来的生活习惯。马尔康地区90%以上是藏民，其中一半以上的藏民都吸食鼻烟,40岁以上吸食比例高，女性多于男性，老年人多于年轻人”。但西藏鼻烟，总得在烟草传入中国和亚洲以后才有。

（十二）在申报闻药制作技艺作为优秀保护实践案例的材料中，使用了“传承闻药精华，探索创新发展”的案例名称，意在“传承精华”“探索”“创新发展”上着力，极力回避闻药的烟草成分，甚至回避闻药与鼻烟的关系。在2019年5月提供的“闻药制作技艺”材料中，曾有过这样的表述，“闻药俗称鼻烟，是民间通嚏疗法之一。该药选用优质烟草研磨细粉，掺入茉莉花、麝香、丁香、檀香等药材，熏制后将闻药密封在陶缸中，陈化数年乃至数十年，出售前再用鲜茉莉花熏制一次而成”。这些话语，在现在的申报文本中已经不见。除了有两名管理人员成为世界鼻烟壶协会和台湾鼻烟壶协会会员，与德国普世鼻烟生产企业合作，以此打开中国传统医药闻药（鼻烟）的国际市场以外，几乎看不到闻药和鼻烟的联系。网上有关闻药的宣传资料，凡制作工艺中的烟草成分，以及闻药成瘾性的报道，均已删除。

（十三）结论

闻药制作技艺是非物质文化遗产保护代表性项目之一。作为一种外用的、经鼻吸入的中药剂型，其制作技艺的某些核心部分，值得继承发展，加以保护。闻药在预防、医疗、净化环境，美化生活方面前景广阔，具有开发潜力，也值得深入研究。但现有闻药主要品种涉及烟草成分。烟草成分是鼻烟的基本配方和重要特征，暂时难以改变。从非遗的文化价值和科学价值来看，从卫生部门对吸烟的评价来看，不宜大力推广。

参考资料：

①［清］赵学敏．本草纲目拾遗［M］．北京：人民卫生出版社，1983：30.

②国家中医药管理局《中华本草》编委会编．中华本草 7［M］．上海：上海科学技术出版社，1999：281.

③作者待考，论文“闻药——加入中药的鼻烟”，摘自闻药研究论文·浙江江南征文，2018 年 9 月 5 日。

（2020 年 7 月 9 日）

对“樟帮”炮制技艺的评价

中药炮制技艺是传统医药非遗的重要内容之一。中药分三个部分，即中药材、中药饮片和中成药。有相当一部分中药，从药材到饮片有一个炮制过程，必须经过炮制才能应用。炮制有特殊的理论、复杂的工艺、丰富的经验、严格的标准，体现了劳动者的原创思维和精神价值。

从前，中药炮制作为一门技艺，师徒相传。在药材产地、中药集散地和医药需求集中的城镇，工匠手艺人结成行帮。漳树位于江西中部，赣江东岸，自古以来是“南北川广药材之总汇”。樟树药材市场以品类丰富、质地优良、信息灵通、饮片精美著称，至今仍是国家批准的全国17个药材市场之一。樟树帮生产的饮片，从炮制工具、软化处理、饮片切制、炮制方法、火候掌握、辅料应用各个环节，在炒、浸、泡、炙、烘、晒、切、藏各个步骤，形成了特色鲜明的炮制技艺。可惜在现代化、机械化进程中，这些手工技艺逐步被机器生产所替代。而其精细精华部分，又无法由机器生产来继承。许多身怀绝技的老药工相继去世，炮制技艺后继无人。

樟树在饮片炮制技艺非遗保护工作中，首先明确保护单位，成立“樟帮研究传习中心”:（一）返聘老药工，评定职称，提高工资待遇，培训青年接班人。从2008年起，面向全国举办“全国中药炮制技艺培训班”，仅2015年至今，就办了15期，全国各地来樟树学习的学员达700人次。（二）樟树地区掌握传统炮制技艺的老药工仅存三四十人。从2007年起，将健在的老药工全部聘为顾问，请他们对炮制关键技术进行指导。（三）整理出版历史资料，收集有关中药加工炮制的工具和实物，加强文化宣传，扩大社会影响。（四）和上海、大连、江西等地的高校和研究机构合作，开展中药炮制的科学研究和标准化试点。

这些保护措施都具有针对性和一定程度的实效性，在全国起了示范作用，从中也看出江西的艰苦努力和尽力而为。全国中药常用品种400～600味，其中200余种常用大宗药材实现了规模化种植养殖。至2018年，全国中药材种植面积已接近一亿亩。全国现有饮片加工企业1238家。如此发展速度，“如法炮制”和“遵古炮制”已很难做到或无法做到，中药饮片质量下降已成既定之势。在此状况下，江西对中医炮制的非遗保护实在是难能可贵。

（2020年7月10日）

《传统中药制剂》项目评价

××素有“植物王国”和“动物王国”之称，药物资源非常丰富。中药饮片和中成药生产历史悠久，技艺精良，质量上乘，久负盛名。1956年公私合营期间，82家老字号药铺和43家行商合并成立“公私合营市中药材加工厂”。截至2013年12月，保留并生产140个传统中药品种，销售省内外。由于集全市中药老字号于一身，生产品种较多，产品质量较好，所以在评审传统医药非物质文化遗产保护项目的时候，同意其继承、发展、保护“几乎是一揽子的传统中药制剂”，而不是一个两个中药制剂。据总结，这打了包的大量的非遗项目有“七种文化内涵”。

近几年来，该保护单位搬迁新址，更新设备，建设新的生产线，提高了生产效率，这是生产发展、社会进步的表现，是中药生产现代化的进展。这些做法和非遗保护不但不矛盾，而且如果是建立在传承基础之上的守正创新，这种发展将更符合中医药自身发展规律，更具有中国特色。但是，该单位在非物质文化遗产保护方面，除了征集档案资料和恢复师带徒制度以外，很少保护传统中药制剂的内涵，却把重点放在“非遗现代化”上，认为“技术标准化是非遗现代化的基础”“加速中药生产现代化步伐，提高了中药工艺技术质量，生产技术标准化开展得越好，受众越多，非遗技艺就越有活力”。自以为“企业逐步找到了中医药非遗走向现代化、产业化的实现途径”，并大言不惭地说，“本项目是我国中医药非遗保护的缩影，具有典型性”。

从2014年“传统中药制剂”被评为国家级非遗代表性项目以来，该保护单位一直坚持“现代化是中医药非遗生产的必由之路”“不断推进中医药非遗产业化和现代化”作为非遗传承保护的基本经验，而且认为“传统中药制剂生产传承是中医药非遗产业化和现代化的样本”。

《中华人民共和国非物质文化遗产法》规定，“非物质文化遗产是指各族人民世代相传并视为其文化遗产组成部分的各种传统文化表现形式，以及与传统文化表现形式相关的实物和场所”。传统医药非物质文化遗产，涉及“有关自然界和宇宙的知识和实践”“这种非物质文化遗产世代相传，在各社区和群体适应周围环境以及与自然和历史的互动中，被不断地再创造，为这些社区和群众提供认同感和持续感，从而增强对文化多样性和人类创造力的尊重”（联合国教科文组织《保护非物质文化公约》）。“我国非物质文化遗产所蕴含的中华民族特有的精神价值、思维方式、想象力和文化意识，是维护我国文化身份和文化主权的基本依据”（国务院《关于加强我国非物质文化遗产保护工作的意见》）。非物质文化遗产领域的传统医药制作技艺，主要是指保存在传承人头脑中的人本理念、原创思维、工艺流程、关键技术及其文化价值和科学价值。我们要贯彻“保护为主，抢救第一，合理利用，传承发展”的方针，正确处理保护和利用的关系，坚持非物质文化遗产保护的真实性和整体性，在有效保护的前提下合理利用，防止对非物质文化遗产的误解、歪曲或滥用，防止对非物质文化遗产的商业炒作和“现代性破坏”。

这一次国家级非遗优秀项目的遴选工作，要求遴选一批工作理念正确、保护措施有效、保护成果显著的国家级非遗代表性项目。“传统中药制剂”的非遗保护，抽去了非遗保护的核心价值，违背了非遗保护的正确理念，把非遗项目捆绑在现代化、产业化的列车上，与非遗保护的原意背道而驰。

从针对性看，它的保护措施针对的是现代化，而不是传统文化。

从实效性看，它的保护措施无益于传统技艺，而是用现代技术顶替传统技艺。

从示范性看，这个案例引导非遗走向现代化、产业化的道路，而不是保存、保留、弘扬传统技艺之路。

这是当前非遗保护工作中的一个倾向性问题，值得我们警惕和重视。

（2020 年 7 月 13 日）

“金霭英——同仁堂中医药文化”评审意见

“金霭英—同仁堂中医药文化”代表性传承人记录工程，不同于一般性的传承项目，不是常规的传承方式和技艺传承，而是非遗传承、文献整理和产业发展的综合性研究。它分别从三条主线展开：一是金霭英个人的特殊经历，二是中药发展的历史机遇，三是同仁堂供御药的文献研究。在国家级非物质文化遗产代表性传承人的记录及研究中，金霭英把它定名为“现代传承”，这个保护和传承之所以成功，主要有三个因素：

一、代表性传承人的素质

金霭英本人不是中医出身，不是老中医，不是老药工。她1964年毕业于北京农业大学，学的是植物生理生化专业。之后，在“以阶级斗争为纲”和十年动乱年代，当过中学和技工学校的老师，教过化学、微生物学。在北京生物化学制药厂工作期间，当过生化实验室化验员和四环素提炼车间技术员。1978年进入北京市药材公司同仁堂制药厂，成为中药生产的质量管理人员和传统中药老字号企业的经营管理者。

金霭英进入中药厂，正逢我国中医药事业拨乱反正、发展振兴的关键时期，面临传统医药继承和发展两大难题。首先要继承，必须按中药生产的自身规律办事，不能走样；其次要发展，使中药生产符合当代社会的需求，不能停滞。同仁堂生产的中成药是我国传统出口产品。20世纪80年代初，日本、韩国等国家和香港、台湾等地区提出同仁堂中成药的细菌数超标和重金属含量超标问题。金霭英撇开其中的政治因素不谈，老老实实地按世界卫生组织提出的质量要求和卫生部等有关部委规定的具体标准，通过与其他科研单位协作攻关，解决了中成药细菌数超标问题，研究并阐明了中成药中重金属含量的合格控制及合理避让问题，为传统中药的保护和发展开拓了前进之路。

同仁堂中药的生产，主要是保护和发展问题。对中药新药的开发研制，金霭英也有明确认识和坚守的底线。有一次，国家中医药管理局的领导和专家到同仁堂调查。有人提出我国近十几年来的中药开发，没有一个中药新药不是按开发化学药的思路来进行的，即开发中药新药必须按西药标准，首先从研究化学成分开始，而不是按中医的"证"来研究和开发。于是提出，是不是索性把"按证开发"这个标准取消算了。金霭英说："这不能取消，辨证论治是中医的特色，尽管坚持去做真的很难。我们现在在新药开发上也没有做什么尝试。但是，'按证开发'无疑是一条正路。如果把这条正路关了，大家就只能走旁门左道。你一定要把这个口留下来。不论经历多少沧桑，相信会有人去突破这坎坷的路，按这个路去走！"这个专家感慨地说，只有金总你能站在中医药发展的高度来给我们提建议，不让中药走偏，实际上现在走偏的情况还是挺让我们担心的。

二、群体性生产性传承

同仁堂药业的发展，是北京市中医药产业集约化的过程，同仁堂老字号是今日同仁堂集团的核心。从非物质文化遗产保护的角度来看，同仁堂中医药文化拥有大量的专有品牌、精湛的传统技艺、深刻的经营理念和丰富的文化内涵。

同仁堂中医药文化具有真实性和完整性，具有其他中药企业无可比拟的独特性、历史形成的权威性和难以替代的代表性，是全国中药行业传承发展的领头羊，其文化内涵集中体现在六个方面：

（一）"可以养生，可以济人者，以医药为最"的价值观。

（二）"炮制虽繁必不敢省人工，品味虽贵必不敢减物力"的质量观。

（三）"讲信义，重人和"的经营理念。

（四）"童叟无欺，一视同仁"的职业道德。

（五）"修合无人见，存心有天知"的自律意识。

（六）"处方独特，选料上乘，加工精湛，疗效显著"的现代总结。

这些文化理念，在300多年的生产经营实践中，已融化为同仁堂职工的自觉行动和劳动习惯，而不仅存在于领导管理层中。中药分中药材、中药饮片和中成药三部分。所谓"药材好，药才好"！在制成饮片和成药之前，药材有一个前处理过程，高质量的产品必须从原料抓起。在同仁堂药厂当过12年处理车间主任的张莲凤说，前处理的药材有200余种。原料进厂，把关小组必须到场，一一检查，看质量、看杂质、看水分、看等级。全部合格了，做好记录，小组签字，才可放行。原材料加工，里边有石头、土、小砂粒、一个一个都得扒拉出来。然后清洗、烘干、切段、切片、切块、打碎。整理完了，去炮制，用清炒、麸炒、醋炒、盐炒、蜜炙、煅制。几十道工序，每一道工序都有它的控制点。每一点上，老工人说话算数，有一点不合格，就得返工。金霭英说，有一个老工人叫陈英，她不是领导，不是质量管理人员，什么职务也没有，但只要她在车间，一切可以放心。谁都服她的管。这种传承制度和规矩，不是贴在墙上的，而是流动在生产线上的，是一种融化在血液里的无形的文化烙印。

三、深厚的历史积淀

同仁堂原是家族企业。

第一代同仁堂人是一位乐姓铃医，浙江宁波慈水县人，明永乐年间随民间百工从南京迁到北京。

1669 年，康熙八年，乐氏第四代传人乐显扬正式进入药业，开办药室，由康熙赐的一块匾为证。

1702 年，康熙四十一年，乐氏第五代传人乐凤鸣在北京前门大栅栏建同仁堂药店，标志同仁堂药店正式问世。

1723 年，雍正元年，同仁堂开始供御药，直至 1911 年，共 181 年。

同仁堂中医药文化的特殊之处，在于供御药 181 年，这是任何一个中药老字号企业无法比拟的。

由于供御药，同仁堂不仅扩大了前店后厂，更有一条完备的产供销渠道。

由于供御药，同仁堂药的私营体制，具有明显的官商背景。

由于供御药，药品质量必须上乘，质量意识深入人心，管理水平明显提高。

由于供御药，药品供应必须及时。供药及时是不折不扣的工作质量概念。

由于供御药，和太医院关系密切，在遣方用药和制作技艺上医药合作，互相促进。

由于供御药，药品价格稳定，不能变动，使企业信誉稳定，反过来造成经营十分困难。

由于供御药，企业地位和店主身份高人一等。祁州药市开市，同仁堂不到不得开市。选择地道药材和优质药材，同仁堂有优先权。

由于供御药，店主以身家性命作为担保，不敢造次，不敢玩忽职守。职工的责任感、使命感、荣誉感、自豪感、蒙恩感、特权感，融于一身。

在供御药的181年中，同仁堂遇到御药房拖延结算、迟迟不付账；御药房官员贪污、沾光、敲诈；药价几十年不变，企业入不敷出，负债累累，濒临破产。从乐家六世至乐家九世，同仁堂有90年的低谷时期。

在本项目中，181年同仁堂供御药的经营状况如实呈现，还历史以本来面目，成为文化遗产与非物质文化遗产结合研究的同仁堂中医药文化，并以生产性保护为主，得到保护、传承与弘扬。

（2020年8月18日）

“刘氏刺熨疗法”评审意见

传承人刘光瑞深得乃父串雅之道。他刻苦学习，知识面宽。奇思妙想，多才多能。学识博而返约，杂而专精。一腔江湖豪气，饱受人间沧桑，归于悬壶济世。

刘氏刺熨疗法是针灸、拔罐、按摩相结合，手法、理疗、疏导相统一的民间中医综合疗法。传承人运用中医基本理论，探究天人合一之道，深知民情民病之苦，采用简便验廉之法，对某些疾病的治疗疗效显著。

本记录综合实践部分，手法简要，图像清晰。人们看得懂，信得过，容易学。采访人唐成林的总结性口述既全面，又有高度。对民间医生、民间疗法的评价，正确而得体。

刘光瑞是中国社会20世纪80年代出现的一个传奇人物，他是一个祖传的民间医生，是四川江油、遂宁一带扶阳派针灸火熨疗法第14代传人。2008年，刘氏刺熨疗法被评为国家级非物质文化遗产代表性项目，他作为传承人被定格为民间医生，实际上他既是一个医生，又是一个文化人、一个杂家、一个社会学家。

由于20世纪50至70年代中国社会特殊的政治历史背景，刘光瑞的经历坎坷而复杂。1957年以后，父亲遭难，家道中落，12岁时候就站在高板凳上随父亲陪斗。他没有上过高中，自幼吃不饱饭，流浪于长江边上黄家码头，早年当过汽修厂木料工人。他勤奋读书，自学成才，当过电影评论员，制作过小提琴，当过雕刻师，写过川剧剧本，写过大量中医药科普文章，编写《中国民间医药丛书》《乡村草医草药丛书》，系列丛书发行量超过200万册。他长于发明创造，把小方小药小器材做成制剂、保健品和化妆品，获得不少发明专利。他既做临床又搞科研，创办少林堂医馆和神农中医药研究所。他创办中国民间医药博物馆，藏品三万三千余件，集医史、医道、医药于一体，是当时中国唯一一家民间中医药博物馆。他发现古代的匾额的价值，以极少文字蕴含大量信息，每块匾额表述的文章哲理、地域文化和民风民俗，隽永深刻，令人在屏息凝神间，靠近一段厚重的历史，凝聚一股强大的力量。而这些文物，有的当了踏板，有的拦了猪圈。于是，他踏遍巴山蜀水，远及云南、贵州、内蒙古、福建、广东等地，寻访得明代至民国年间的匾额 3000 多块，于 2004 年成立匾额博物馆，取名“瀚匾园”，后被文化部门定名为“重庆渝中区名匾文化艺术博物馆”。

在一些现代科学家的眼里，刘光瑞不过就是一个江湖郎中。医术比较单一，理论有些粗糙，言行有些夸张。但是，从保护文化遗产和非物质文化遗产的角度来审视刘光瑞的事迹及贡献，其视野远大宽广，内容广泛深刻，价值高贵罕求，远远超过一个民间医生的职责和能力，其他人难与比肩，也无可求全责备。我们应该用历史主义看待这一切。如果有所不足，乃是历史的局限，时代的亏欠。刘光瑞的刺熨疗法、古籍收藏、匾额展览，其历史价值、文化价值、科学价值，值得永远记忆、保护、传承和发扬。

（2020 年 8 月 19 日）

"包金山蒙医正骨疗法"评审意见

包金山是传统蒙医正骨的正统继承人，也是当代传统蒙医正骨医术的整理者和蒙医正骨学科的建设者。蒙医正骨是历史上创造的、民间长期存在的治疗骨伤、骨折、脱臼等骨伤病的知识技艺，经民间萨满的实践而丰富起来，成为萨满文化的一部分。从清末到现代，经包氏家族的总结提高，由包金山系统整理，形诸文字，建设学科，传于后世。

我国北方以蒙古族、满族为代表的少数民族，长期游牧为生，称之为"马背民族"。他们的生产生活环境，骨伤病特别多，骨伤防治知识也比较普及。同时，游牧民族的饮食以牛羊和野牲为主。他们对动物骨骼及其解剖功能的了解，日积月累，十分熟悉。联想到人体自身，取类比象，习以为常。蒙古地区旧时习俗，人死以后，由马拉勒勒车到远处野外，直到把尸体颠簸在地才停止。这个地点，就是死者命中注定的葬身之地。三四天后，尸体被野兽秃鹫吃光，剩下骨骼，表明灵魂已经升天。这些尸骨，萨满会去查看。久而久之，助长了对人体解剖的研究，有利于骨伤科知识的积累。这些医药知识，形成蒙古草原亘古绵延的草根医学。萨满教是我国北方广泛存在的原始宗教，草根医学当然也是萨满文化的一部分。但在元成吉思汗以前，蒙古族没有文字，正骨技艺作为一种非物质文化在民间代代相传。成吉思汗以后，元帝国全面接受了藏传佛教。藏传佛教文化渗透覆盖到蒙古社会的方方面面。藏医学也随之传入蒙古地区，并与原来的萨满文化、草根医学渐趋调和。经过几代专家学者的共同努力，藏医学与蒙古草原的传统医学相结合，创立了现代的蒙医学。蒙医正骨也是如此。晚清时期，蒙古科尔沁草原孛儿只斤（包氏）家族出现了一位具有传奇色彩的正骨之神娜仁·阿柏，她就是包金山的曾祖奶奶，包金山是她的第四代传人。

包金山1939年7月生于内蒙古科尔沁草原，在传承技艺只允许家传单传的年代，7岁被叔父定为祖传正骨接班人，15岁即可以独立行医。1963年包金山大学毕业，因不是医学专业，分配至哲里木盟一所中学任教。但其时身怀正骨医术，已小有名气。“文革”开始，1968年包金山被诬为“内人党”，打成牛鬼蛇神，关进“牛棚”，他不得不逃到阜新一农民家里躲藏。1972年，科尔沁左翼右旗政府批准他到旗医院骨科工作，正式成为一名骨科医生。

从20世纪70年代开始，包金山不断总结临床经验，认为包氏正骨不是中医正骨，也不是西医骨科，而是蒙古民族独特的正骨技艺。1973年，他编写出版了《蒙医正骨术的形式与方法》一书，把以包氏正骨为主的蒙古民间正骨医术定名为“蒙医正骨”。

随着改革开放的发展，包金山参加了许多中西医骨伤医学学术讨论会，与同行广泛交流临床经验，发表文章；参与《中国医学百科全书·蒙医学卷》“正骨学”部分的编写，逐步整理出“三诊”“六则”“九结合”等蒙医正骨理论；对蒙医正骨“喷酒”的作用做了合理解释，使流传于民间的“蒙医正骨”为医学界所认知，并以此建立学科，进入大学课堂。在政府支持下广泛设立专科和专科医院，加强临床实践和学术研究。

2008年，包金山被评为蒙医正骨非物质文化遗产国家级传承人。从这里，我们看到在一个具体的学术领域，形势造就了人才，个人在历史上发挥了巨大作用。本项目尽管遇到传统医药与现代医药的矛盾，也遇到汉文翻译转换的困难，存在一些行文粗糙的地方，但基本上体现了蒙医正骨的历史面貌、发展脉络和现实状况，为非物质文化遗产保护提供了范例。历史难以重复，资料不可多得。没有最好，很难更好，是为甚好！

（2020年8月21日）

《中国非物质文化遗产大辞典》辞条（6条）初稿

传统医药　CHUANTONGYIYAO

（Traditional Medicine）

传统医药是指人类在历史上创造和积累的对人体生命的认知及其相关的社会实践、表现形式和知识技能。

传统医药是和现代医药相对而言的。14—16世纪西方文艺复兴以后，随着现代科学技术的发展，以微观的解剖学、生理学、实证学为基础产生了现代医学，并逐步替代和废弃古代传承下来的、宏观的、草根的、被认为“不科学”的传统医学。长期以来，西方国家秉持现代医学为世界主流医学的观念，从体制上否定和排斥传统医学。直到1978年，世界卫生组织为了实现“2000年人人享有卫生保健”的任务，考虑到亚洲、非洲、拉丁美洲等国家和地区广大民众依然用传统医学医治疾病，于是将传统医学纳入初级卫生保健工作计划。从此，传统医学在部分国家的卫生体制中占有了一席之地。1982年《中华人民共和国宪法》第21条提出，“国家发展医药卫生事业，发展现代医药和我国传统医药”。中国的中医学、印度的阿育吠陀医学、阿拉伯医学成为世界传统医学的主要代表。

医药是人类与生俱来的需求。人类在生存生活中经常遇到创伤、疾病、难产、衰老、死亡并因之而产生疼痛和痛苦，需要寻找解救的方法。这种方法除了药物以外，还有按摩、推拿、捏脊、熨贴、按跷、针灸、拔罐等外治疗法以及心理暗示、精神慰藉等精神疗法，这是传统医药产生和存在的根本原因。传统医药一般都采用简便的方法、身边的草药、半农半医的非专职医生来医治疾病，具有简便验廉的特点，在历史上对保障人民健康和民族繁衍发挥了重要作用。

传统医药具有鲜明的历史性、地域性、民族性和草根性，它是历史文化、地域文化和民族文化的一部分。传统医药对生命和健康的认知受本民族的生命观、宗教观的影响，被当地民众认为是治病救人的知识技能，采用适合当地生产力水平和生活习俗的行医方式，依靠前辈的经验和记忆代代相传。大部分属于口头的、无形的非物质文化遗产，一部分记载在各民族的医学文献中。

中国的传统医药包括中医药和民族医药两部分。中国是一个多民族的国家，在 56 个民族中，汉族人口占绝大多数，是中国社会的主体民族，其传统医药是以汉文化为背景的中医药。民族医药包括各少数民族的传统医药，如藏医药、蒙医药、维医药、傣医药、壮医药、苗医药、瑶医药、土家医药、侗医药、仫佬医药等，它们都有各自的民族文化背景。因此，中国传统医药是多种民族医药成分综合在一起的学术统称和工作定义，它并不是一个新发现的、统一的、独立的医学体系。

民族医药 MINZUYIYAO
（The traditional medicine of ethnic minorities）

民族医药是中国各少数民族传统医药的统称，以区别于汉族的传统医药中医药，在中国当代语境中，“民族”是“少数民族”的简称。

我国有 55 个少数民族，在历史行程中，每个民族都有与生俱来的医药需求，也都有自己的医药创造和医药知识的积累，创造了各自的民族医药，如藏医药、蒙医药、维医药、傣医药、壮医药、苗医药、瑶医药、彝医药、土家医药、侗医药、仫佬医药等。

由于每个民族所处的自然条件和社会环境不同，生产水平和文化程度也不一样，医药资源及传统医药状况有很大差异。有一部分少数民族在历史上创造了文字，他们的医药知识经验得以记载积累，并不断总结梳理，著成医学文献，例如藏医药、蒙医药、维医药、傣医药等。这一部分民族医药，医药典籍比较丰富，医药队伍比较稳定，采药行医为群众所熟知，有较好的历史存在感。在现代条件下，面对现代医学的竞争，不容易被否定和取缔，从而得到较好的继承发展。另一部分民族医药，由于没有民族文字，完全属于口头的、无形的非物质文化遗产。其中有些民族的传统医药资源也很丰富，原来的民族民间医药队伍相当庞大，群众的草医草药知识比较普及。经过近 30 余年的发掘整理，用汉文编写了本民族的医学史、诊疗技术、临床经验和药物学，使没有文字的民间医学成为有文字记录的医学知识，民族医药事业建设也有一定进展，例如壮医药、苗医药、瑶医药、土家医药、侗医药等。但毕竟因为历史上没有民族文字，没有医药文献，缺乏医药理论和临床实践的记载，行医队伍文化水平不高，较难得到现代科学体制的支持和认可，传承发展比较困难。

民族医药整体上是众多民族传统医药汇集在一起的民间医药的统称，它不是一个统一的、单一的医学体系。尽管它们与中医药有许多共同共通之处，但在学术上，各个民族医药与本民族的民族文化一样，是相对独立的。因为从历史渊源、民族识别、文化背景、医学理论、医技方药等诸多方面考察，民族医药并非中医药的一个分支。

在文化背景方面，中医药以道家文化、儒家文化、佛家文化相结合的汉文化为背景。藏医药、蒙医药以藏传佛教文化为背景，维医药以伊斯兰文化为背景，傣医药以南传上座部佛教文化为背景。在医药理论方面，中医药的基本理论以天人合一、阴阳五行为生命观，以脏腑经络气血为生理基础，以四气五味、升降浮沉归经为药理基础，以四诊八纲、辨证论治为诊断纲领，以阴平阳秘、精神乃治为诊断标准。藏医药的基本理论以土水火风空“五原学说”为生命存在的物质基础，以隆（相当于中医的气）、赤巴（相当于火）、培根（相当于水和土）“三因学说”为生理病因病理，以切脉、察尿为诊断特色，以适应游牧生活的散剂丸剂为主要内服药和以放血疗法、药浴疗法等外治疗法形成临床特色。在医技方药方面，各个民族医药都有就地取材的优势和特点，寻医问药和他们的生产生活紧密结合。中医常用中药 400 ～ 600 味，“一方吃全国”，道地药材来自全国各地。民族药则不同。藏药主要是青藏高原的植物、动物和矿物，与中药交叉不多。蒙药与藏药相似，又充分利用了蒙古草原的植物、动物。维药来自中亚和西亚一带的植物、动物，包括许多进口的香料药。傣药多来自云南南部以及南亚地区的自然资源，鲜草药用得很多。

这一切说明，中华民族文化具有多元一体格局。各民族文化是独立的、平等的，但又都包容在中华民族文化统一的格局之中。中医药和各民族医药同属于中华民族文化大家庭中的传统医药，但又充分尊重各个少数民族独有的医学体系，承认中医药和民族医药之间、各民族医药之间存在明显差别。在中国非物质文化遗产传统医药类项目中，藏医药、苗医药、仫佬医药等民族医药是与中医药并列并重并存的。

中医药 ZHONGYIYAO

（Traditional Chinese medicine ）

中医药是中国人民在长期的生产生活中积累起来的对人体生命、健康和疾病的认知。二千多年来，在中国古代的道家思想、儒家思想及佛家思想影响下，中国古人从宏观的、系统的、动态的角度，观察人与自然的关系，观察人体生命现象，观察人与社会交融的生活方式，结合临床实践的不断总结，医学理论的梳理提升，发展成为具有中国原创思维的医学知识体系，并成为世界传统医药的代表之一。

中医药认为，人是自然的一部分，天人合一是人类生命的基本生态。人的健康是建立在天人相应、大德曰生、阴阳平衡的基础上的。中医药本质上是生命科学和健康医学，具有深刻的哲学思维和人文精神，是人类社会珍贵的文化宝藏和非物质文化遗产。

在古代缺乏微观工具的条件下，中医用大体解剖、取类比象、司外揣内、逻辑思维等方法，建立了阴阳五行、五运六气、三因致病为纲要的自然观，以脏腑、经络、气血相统一的生理学，以四诊八纲、辨证论治为核心的诊断系统，以四气五味、升降浮沉、归经引经为内容的中药理论，以阴平阳秘、以平为期、七情和合为要求的疗效标准，以正气存内，邪不可干和治未病为目标的养生之道。

中医药主张预防为主，防患未然，不治已病治未病；强调未病先防，既病防变，病后康复；要求起居有常，食饮有节，劳逸有度，心胸有量；推行五禽戏、八段锦、太极拳等锻炼方式，提倡顺应自然的养生之道。中医药以特有的哲学思维，究天人之际，处健病之变，动员正气，燮理阴阳，扶正祛邪，治病救人。一方面充分利用自然界的植物药、动物药和矿物药，制成汤剂和成药，调整人体内部的不平衡状态；另一方面用针灸、推拿、捏脊、拔罐等外治疗法，以针药治其外，神气应乎中，达到内病外治的目的。

在中医药悠久的历史上，出现了许多伟大的医学家，如扁鹊、华佗、张仲景、孙思邈、李时珍、叶天士等，同时留下了大量医学文献著作。自古代至 1911 年，中医药古籍文献达 8663 种，其中包括《黄帝内经》《伤寒杂病论》《神农本草经》《本草纲目》《温病条辨》等经典著作，《黄帝内经》《本草纲目》已成为联合国教科文组织的“记忆遗产”。

随着中西方文化的频繁交往，中医药已经传播到世界 183 个国家和地区。中医药的健康理念、学术思想、针灸药物，正在为世界人民的健康服务。

诊法 ZHENFA

（Diagnostic method）

诊法是指传统中医诊察疾病的方法。这种方法，是医生直接向病人或家属询问病情病史，通过医生自己的感觉器官如眼耳鼻观察病人的神态、外形、声音、肤色、气味、伤口、排泄物，用手按摸病人的脉搏、腹部和肌肤。基本上是一种徒手诊察。通过长期的经验积累和总结，中医将诊法归结为望、问、闻、切四种，称为“四诊”。

望诊是观察病人的神、色、形、态、舌象、络脉、皮肤、五官九窍及排泄物、分泌物，对小儿患者还要看其指纹。在望诊中，以面部望诊和舌诊最为重要。面部望诊可察知全身状况。舌诊包括观察舌质、舌形、舌苔、舌色等，以了解体内脏腑的变化。

闻诊包括听声音和闻气味两方面。从病人的语声、呻吟声、喘息声、咳嗽声中，从病人的体味、汗味、口臭、呕吐物、排泄物的味道中，诊察病人呼吸道、消化道的病变和病人全身情况。

问诊是直接向病人或知情人询问病情、收集病史。“一问寒热二问汗，三问头身四问便，五问饮食六问胸，七聋八渴俱当辨，九问旧病十问因，再兼服药参机变。妇女尤必问经期，迟速闭崩皆可见。再添片语告儿科，天花麻疹全占验”，这首“十问歌”基本上概括问诊的内容。

切诊就是按脉。切脉时，医生必须态度认真，呼吸均匀，注意力集中，然后用食指、中指、无名指的指腹分别按在病人左右手掌后高骨（桡骨茎突）内侧桡动脉的寸、关、尺部位（正对腕后桡骨茎突为关部，关之前为寸部，关之后为尺部），进行触、摸、按、压，了解脉动情况，分辨脉搏的浮沉（重按轻按可得）、迟数（快慢）、滑涩（血液流动状态）、结代（不整齐），察知病情、病位、疾病性质及转归。这个按脉部位，谓之“寸口”。在中医的经络学说中，寸口为手太阴肺经之动脉，为气血会聚之所。“独取寸口”，是一个简便通用的诊脉方法。原来古代诊脉，凡动脉裸露搏动处，均需按脉，称“三部九候”法。后来抓住要领，避免繁复，改为“独取寸口”。中医将健康人的正常脉搏称为平脉，将病人的脉象称为病脉。病脉有 28 种，称 28 脉。但常用的是几种主要的病脉脉象，如浮沉迟数虚实（或浮沉迟数滑涩），称“六纲脉”。

在望闻问切“四诊”中，切脉能直接探知血流的动态、心气的盛衰、气血的盈亏。但心中了了，指下难明，较难掌握，故脉诊处于“四诊之末”。中医在诊病时主张“四诊合参”，把望闻问切得到的信息，综合起来，通盘考虑，得出结论。故诊法不仅仅是方法，而是和诊察判断，理法方药联系在一起的思维过程。

疗法　LIAOFA

(Therapeutic method)

中医临证时，经过望闻问切，“四诊”合参，综合分析，明确病证，进入治疗阶段。首先确定治疗原则，在治则的指导下采用疗法（或称治法），然后遣方用药。

中医的疗法，十分繁多。一个证有一个证的疗法，一个病有一个病的疗法。有内治法，有外治法。到清代以后，渐趋统一于“八法”。就是汗、吐、下、和、温、清、补、消。其他治法，都由这八法化生开去。

汗法，即发汗法、解表法。是通过发汗的方式治疗疾病，主要用于外感表证或有表证的其他疾病。

吐法，就是催吐。使停留在咽喉、胸膈、胃脘的毒物、痰涎、宿食及时从口中吐出。

下法，就是通便。通过泻下，起到除积、泄热、排泄、荡涤、攻逐的作用。

和法，有和解、调和之意。中医认为病邪入侵，由表入里，逐步深入。先是表证，然后半表半里，然后成为里证。当病在半表半里，或脏腑阴阳表里失和之证，采取调和阴阳、调和营卫、调和气血、调和脏腑、调和表里得以缓解。和为圣度。中和是不偏不倚。和法是中医治病的高明之法。

温法，温里驱寒之法。包括温中（指中焦、脾胃）散寒，温经散寒，回阳救逆，因此，温法也是补阳法，与补法有一定交叉。

清法，是清除里热之邪的一类治法。通过清热、泻火、解毒、凉血，使实热、热毒、痰热、郁热得以清除。

消法具有消食导滞、行气活血、化痰利水、驱虫除积等作用。使气、血、痰、食、水、虫、积、满等有形无形之邪得以消散化导，常用于饮食停滞、气滞血淤、癥瘕积聚、水湿内停、痰饮不化、疳积虫积以及疮疡痈疽初期。

补法，即补虚之法。虚证是中医对人体健康状态的特有分析，表现为虚弱、虚损、无力、无欲、耗气、失血、伤阴、脱力等未病或病愈未复状态，于是给予补益，令其强健。补法有补阴、补阳、补气、补血和气血双补之分，药物有补阴、补阳、补气、补血之别，方剂有补阴、补阳、补气、补血之设。这是中医治疗的特色之一。

在八法之外，还有许多综合之法和衍生诸法，如理气法、理血法、祛湿法、祛痰法、安神法、开窍醒脑法、固涩法、正骨法、割治法等。在一些外治法中，外病内治，辨证论治。故常在八法的基础上，针对脉证，知犯何逆，随证治之，使法中有法。

中药炮制 ZHONGYAOPAOZHI

（The processing of Chinese Materia Medica）

中药炮制，古称炮炙，是原生中药材成为配方饮片之间的加工程序，是我国传统制药特有的加工工艺。其基本的炮制工艺包括修治、水制、火制、水火共制和其他制法（不用水火）多种。

修治：包括纯净、粉碎、切制三道工序，如枇杷叶刷去毛，蝉蜕去头足等。

水制：是用水或其他辅料处理药材，如水泡多润，易于切片和蒸煮。

火制：是将药物经火加热处理。如炒、煅、煨、炙，烘焙，以改变药性。

水火共制：是既用水又用火，或加入辅料共同处理药物。如蒸、煮、炖、淬等。

其他制法：是指以上 4 类制法以外的特殊制法，如发酵、发芽、制霜等。

炮制某些药物，要加入酒、醋、盐、姜、麦麸、蜂蜜等辅料，如酒制大黄，酒炒常山；醋制甘遂、大戟、延胡索；醋淬自然铜、鳖甲；蜜制麻黄、甘草。麸炒枳壳。有的以药制药，左右药性，提高疗效，如黄连汁淬炉甘石、姜汁制半夏，金银花水煮川乌、草乌等。

因为这些加工工艺大体离不开水火，故称炮制。古人把炮制经验积累起来，著成炮制规格标准，如宋代雷敩撰的《雷公炮制论》、明代缪希雍撰的《炮炙大法》等。按照这些权威著作的规范进行炮制操作的，称“遵古炮制”或“依法炮制”。

中药炮制的目的基于中医学的基本理论，使其充分发挥中药的四气五味、升降浮沉、归经走向和减毒增效作用。特别是某些有毒中药和“药性多偏”的中药，更需要通过炮制予以矫治。具体来说，中药炮制的目的，是为了减低或消除药物的毒性或副作用，增强药物功效，改变药物性能，纯净药材原料，矫除药物异味，便于贮存和制剂。其中有一些特殊的工艺环节，是老药工独特的知识技能，代代相传，为无形的非物质文化遗产。

中医卧薪时，该尝什么胆

我们处在一个历史大变革的时代，一个充满文化冲突的时代。一百多年来，西学东渐。中国从闭关自守到“师夷长技以夷制夷”，到“中学为体西学为用”，到崇洋媚外全盘西化，到独立自主文化自信。我们走了很多弯路，摔了很多次跤。而且到头来，照样是向西方现代科学学习，照样要现代化。许多领域，实际上是全盘西化。中国的西医，就是引进的西方医学。中国的医药卫生事业，建设伊始，其基本盘或基本面，就是全面西化的，中国的卫生部就是西医部。

引进西医，本来不是坏事。但不公正地对待中医，就难免引起上百年之久的不平之鸣。辛亥革命推翻了清王朝，1912 年建立民国政府，其国体政体均循西方模式。民国政府一上台，教育部制定全国教育计划，开辟西医教育，废除中医教育，一直担负着废止中医急先锋的角色。1929 年设立了卫生部，召开第一次全国卫生会议，就通过余云岫提出的以“医学革命”为旗帜的《废止旧医以扫除医事卫生之障碍案》。这是消灭中医的完整的纲领性文件，是挑战中医、取缔中医的响亮的号角，之后任何一篇废止中医、否定中医的文章文件，均无出其右。在这里我郑重推荐，中国的中医人和卫生干部必须认真阅读余云岫的提案。如果你是一位中医，对近百年来中医的遭际痛心疾首，于是想卧薪尝胆，振兴中医，那么，这个苦胆，就是《废止旧医以扫除医事卫生之障碍案》。你每天早晨用舌头去舔一下，必将勇气倍增。如果你是一位卫生部门的干部，对中医的命运和抗争不甚理解，请读一读《废止旧医以扫除医事卫生之障碍案》。那么，你对一切所作所为，遵循有自，一目了然。

我无意批评卫生部。反之，我非常理解卫生部。因为这不是卫生部一家的事情。1894 年甲午战争之后，中国的先进知识分子都极力主张学习西方，直至把“现代化”作为国家发展方向和目标。现代化和全盘西化在本质上是不一样的，我本人也是现代化的支持者和受益者。但有些人看来，它的内涵是同一码事。中国的卫生事业，学习西方，以现代医学为蓝图，不无道理。中医有深厚的历史文化底蕴，西医有强大的科学技术优势，“中西医并重”的方针政策是正确的，中西医互相学习、互相补充是必要的。

问题在于，文化如江河运行，奔腾入海，能容乃大。文化是发展的、传承的、递嬗的，并不是不破不立、前后新旧绝对对立的。各种文化是交融的、多元的、和谐的、美美与共的，而不是清一色的、你死我活地互相冲突的。以人类创造的医学来说，许多民族在历史上都有自己的传统医药。这些传统医药是人类对生命与健康的认知，是人类在不同时期、不同地点、不同角度，不同生产水平、不同生活需求下，用自己的哲学观、生命观、方法论认识世界的一部分。这是人类进化过程中积累起来的难能可贵的知识和知识体系，中医学就是其中的一部分。

问题在于，你认为西医科学，但没有理由，更没有权利歧视中医。

你主张学术自由。那么，中医也应该享有同等的学术自由。

你承认文化的多样性。中医就是医学文化多样性的表现之一。

你以全人类文明继承者自居，那么，你应该承认中医学是人类文明的一部分。

政府是民主政府，那么，民主政府就没有权力取缔人民需要的中医。

中医的意见，无非是争取学术自由、执业民主、教育平等、竞争公平。如此而已。

而历史的经历是，政府以革命的名义，把中医作为“医事卫生之障碍”的旧医，精心筹划消灭和取缔中医。新中国成立以后，医药卫生西医化的基本盘没有变，于是用中医政策来调整。政策一直很好，局面改变很难。因为现代化是时代的大势所趋、国家的大政方针。卫生、教育、科技部门、综合部门有共同的、基本指导思想，有应对一切的一定之规。他们一心一意发展西医，支持西医；有意无意废止中医、“漏列”中医；西医在朝，中医在野；西医发展快，中医发展慢；中西医发展的差距越来越大，都是公认的历史事实。

当然中医本身也有问题，主要是缺乏理论自信和道路自信。新中国成立前，老一辈中医如陆渊雷、章次公、张山雷、张锡纯等，都做过不少探索，为中医寻找出路。新中国成立以后，这种探索的舆论环境不是很好。“文化大革命”期间，中医队伍是受到打击的重灾户。我的二伯父诸少山是一位有名的中医，一直在无锡农村行医，出身中农，什么历史问题也没有。1970 年我去看他，他已 70 多岁。革委会不准他从事中医，被分配在公社血防站工作，每天给血吸虫病患者打针。当时，他戴着老花眼镜，手有些发抖，颤颤巍巍做肌肉注射十分困难。所以，中医的问题，不是哲学问题，不是概念问题，是政治问题。面对西医的基本盘，用“中西医并重”的政策来调整，用心良苦，却难以挽回颓局。如今，到了新的历史时期，中医遇到天时地利人和的大好形势，中医人理当抓住机遇，奋发自强。但光说不行，还得有重大的观念转变和改革措施，才能使中医振兴起来。

（2019 年 8 月 1 日）

后　　记

20世纪之初，我祖父在沪上开业，挂牌“金针诸锦山”于老西门内。二伯父诸少山传其衣钵，毕生在无锡老家一个偏僻的乡村行医。姑母诸杏芳长于小儿推拿，青年时在上海执业。1937年抗日战争爆发，落难老家农村，专业几乎荒废。而我从来不说我出身于中医世家。因为我本人学习中医，既非祖传，也非初心。

但从1959年起，我在青海省西宁市卫生部门有缘接触中医古籍，系统学习中医和针灸，在农村卫生院从事中医临床近十年，深知中医之博大精深，自信苦学之心智有得。出于工作需要，又学习了大量西医教材，特别是卫生防疫知识与实践教育。事敬其业，心知其意，对从事中医工作大有裨益。

中医之学，是中国人民对生命和疾病的认知。在久远的年代，先民圣贤游行天地之间，视听八达之外。纵观天地，俯察世俗，内省人身，体恤生老病死。外窥内视，取类比象。认识到天人相应，大别阴阳；正气存内，邪不可干；虚邪贼风，避之有时；观其脉证，随证治之；药石之用，中和而止。有两三素心人把它记录整理，用当时的哲学思想予以抽象总结，在生存生活经验中传承下来。对于以解放全人类为己任、要吸取前人的一切知识成果武装自己的头脑、站在巨人的肩上向前瞭望的人来说，中医学无疑是打开人体生命块垒的钥匙！

人类的历史300万年。300万年个日日夜夜，人类观察宇宙的窗口，何止一个两个！人类认识生命的光熙，何止一缝一线！人类进化的前景，光明而遥远。人类与大自然相拥抱、与微生物相周旋、与性命寿考相守望，与疾病呻吟相伴随，永远处在山重水复光阴荏苒之中。

中西医学的差异，是东西方历史文化邂逅的一页。世界太平，海阔天空；人类和谐，思想奔放；学术自由，天愿人从。他何必禁锢，我何必突围！

在中西医学的际遇之中，我总是想起已故的陆广莘先生。他关于生生之道的医学原理，关于生态医学健康医学的论述，关于正气存内邪不可干的理解，关于中医中药治病机理的假设，关于中西医学取长补短的评论，关于医学目的医学模式的探讨，为前世医家所未逮，为当代医家所不问。本书中收录了陆广莘医学思想的几篇文章，可为引玉之砖，其弟子李海玉为本书的编辑校印，竭诚心力，也本于此。

投石问路，路在何方？突围之说，供仁智共商。愚者千虑，乃先辈之遗训，现状之困顿，问题之导向，未来之翘望也。不敢自弃，不敢藏私。盛世放言，坦然如此。

（2020 年 9 月 8 日）